Mama WORKOUT

Verena Wiechers

REKTUSDIASTASE vorbeugen und behandeln

Die besten Übungen für Schwangere und Mütter, um die Körpermitte nachhaltig zu stärken

riva

INHALT

Mama WORKOUT

Verena Wiechers

REKTUSDIASTASE
vorbeugen und behandeln

Bibliografische Information der Deutschen Nationalbibliothek
Die Deutsche Nationalbibliothek verzeichnet diese Publikation in der Deutschen Nationalbibliografie.
Detaillierte bibliografische Daten sind im Internet über http://d-nb.de abrufbar.

Für Fragen und Anregungen
info@rivaverlag.de

Wichtige Hinweise
Dieses Buch ist für Lernzwecke gedacht. Es stellt keinen Ersatz für eine individuelle medizinische Beratung dar und sollte auch nicht als solcher benutzt werden. Wenn Sie medizinischen Rat einholen wollen, konsultieren Sie bitte einen qualifizierten Arzt. Der Verlag und die Autorin haften für keine nachteiligen Auswirkungen, die in einem direkten oder indirekten Zusammenhang mit den Informationen stehen, die in diesem Buch enthalten sind.

Ausschließlich zum Zweck der besseren Lesbarkeit wurde auf eine genderspezifische Schreibweise sowie eine Mehrfachbezeichnung verzichtet. Alle personenbezogenen Bezeichnungen sind somit geschlechtsneutral zu verstehen.

Originalausgabe
1. Auflage 2024

Türkenstraße 89
80799 München
Tel.: 089 651285-0
Fax: 089 652096

Redaktion: Simone Fischer
Umschlaggestaltung: Sonja Vallant
Umschlagabbildung: © Olga Stricker
Fotos: alle Bilder im Innenteil © Verena Wiechers, außer: S. 6: Sabrina Nieland; S. 73: Martina König, Yvonne Fries, Eloisa Goerner, Julie Kiepe; S. 74: Elisabeth Unger, Susanne Weber, S. 87: Sonja Hornung; S. 127, 161: Kaiserschlüpfer; S. 142: Ksenia Gaevert, S. 151: Yvonne Fries, Frauke Faas; S. 162, 169: Maurice und Sarah Söldner; Shutterstock: S. 10 Evgeny Atamanenko; S. 13 Tetiana Mandziuk; S. 52 Natalia Deriabina; S. 64 Natalia Lebedinskaia; S. 71 Improvisor; S. 75 Nejron Photo; S. 80 Jacob Lund; S. 115 Serghei Starus; S. 148 Serhii Yevdokymov; S. 162 SNeG17
Illustrationen: alle © Verena Wiechers; außer: S. 54–56 Verena Koch; Shutterstock: S. 15 Artemida-psy, S. 18–20 VectorMine, S. 21 logika600, S. 23 Zonda, S. 25 SciePro, S. 27 Blamb, S. 44 medicalstocks, S. 60 Rendix Alextian, S. 70 Aiana
Models: Anne Dimarakis, Kristen Tew, Giulia Moniotti, Csilla Pinter, Julia Spiegelberg, Verena Wiechers, Frauke Faas, Ksenia Gevaert. Ausgestattet von Winshape Fashion
Layout und Satz: inpunkt[w]o, Wilnsdorf (www.inpunktwo.de)
Druck: Firmengruppe APPL, aprinta Druck, Wemding
Printed in Germany

ISBN Print 978-3-7423-2497-9
ISBN E-Book (PDF) 978-3-7453-2271-2
ISBN E-Book (EPUB, Mobi) 978-3-7453-2270-5

4 PRÄVENTION IN DER PRÄ- UND POSTNATALEN PHASE 89

5 BEHANDLUNG DER BAUCHWANDPROBLEMATIK 145

VORWORT

Wenn eine Frau Mutter wird, ist alles neu und insbesondere der Körper zeigt sich meist stark verändert. Haltung, Stabilität und Beckenboden machen plötzlich nicht mehr automatisch ihren Job und auch der Bauch verweigert nach der Schwangerschaft oft seinen Dienst: »Ich fühle mich instabil und traue mich nicht, mit meinem Kind zu toben«, »Nach dem Essen sehe ich wie schwanger aus«, »Ich kann die Bauchmuskeln nicht mehr ansteuern«, »Der Bauch ist so weich und hat eine Spalte« ... Das sind nur einige der Aussagen, die Mütter äußern. Auf Erklärungssuche finden sie im Internet oder bei vermeintlich spezialisiertem Fachpersonal kontroverse Tipps zu ihrer »Bauchwandschwäche« – sogenannter Expertenrat ist reichlich vorhanden, aber leider nicht immer qualifiziert. Das Thema ist äußerst komplex, lässt sich nicht allein auf einen Spalt in der Bauchdecke reduzieren und die Behandlung sollte multidimensional sein. Die Frauen sind oft überfordert, denn die Ratschläge sind uneinheitlich und äußerst verwirrend: »Du darfst deine Bauchmuskeln jetzt nicht trainieren, »Du kannst alles wie früher machen«, »Der Spalt muss geschlossen werden«, »Pass auf, dass du dadurch keinen Bandscheibenvorfall bekommst«, »Ein weicher, dicker Bauch ist normal, wenn man Kinder hat« oder »Das muss sowieso operiert werden«.

Dieses Buch wird dir eine große Hilfe sein und dich in deiner körperlichen Situation sicher bestärken. Das Buch soll dir einen roten Faden bieten, um zu erkennen, was da genau los ist mit deinem Bauch, und vor allem, was du nun tun kannst ... denn da gibt es glücklicherweise einiges!

Sabrina Nieland

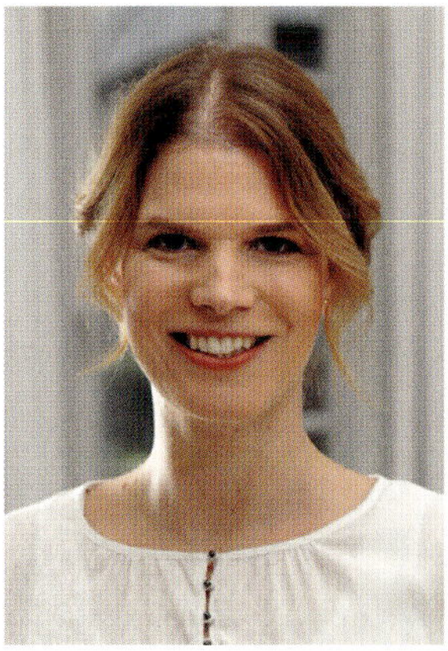

Sabrina Nieland führt eine Physiotherapiepraxis und Kurse speziell für Schwangere und Mütter (www.mamath.de). Ihr Spezialgebiet sind Rektusdiastase- und Beckenbodenprobleme.

EINFÜHRUNG

Schwangerschaft und Geburt gehören zu den großen Veränderungsprozessen im Leben einer Frau. Jede von uns hat ihre Wünsche und auch recht konkrete Vorstellungen, wenn sich Nachwuchs ankündigt, doch der Schöpfungsprozess hat nicht selten einen anderen Plan. Nichts verändert dich mehr als dein Kind. Das Leben wandelt sich auf vielen Ebenen und dazu gehört auch die körperliche. Ich persönlich wurde im Jahr 2007 erstmals schwanger und hatte eine gewisse Vorstellung, was auf mich, mein Leben und meinen Körper zukommt, doch ich durfte beobachten, wie vieles irgendwie anders kam. Meine Kinder haben mich aus der Balance gebracht und ich durfte meine Mitte neu finden. Die Mutterschaft gibt dir Liebe, Sinn und Erfüllung und sie stellt dich auch vor große Herausforderungen. Ich sah mich Schwierigkeiten ausgesetzt, mit denen ich nicht gerechnet hatte. Rückblickend war dies ein lohnenswerter Lernprozess, der mich prägte und sich heute auf meine Arbeit mit Schwangeren und Müttern auswirkt.

Mittlerweile weiß ich, dass fast alle Frauen mit einem »Aus-der-Balance-geraten« in verschiedenen Lebensbereichen konfrontiert werden. Während wir im familiären, gesellschaftlichen und beruflichen Umfeld mentale Veränderungsprozesse durchlaufen, muss gleichzeitig der Körper einen Umgang mit seinen Veränderungen finden – ein Wandlungsprozess auf allen Ebenen. In meiner täglichen Arbeit steht natürlich der Körper von Schwangeren und Müttern im Vordergrund und ich möchte auf dieser Ebene Rat, Hilfestellung und ein unterstützendes Training bieten.

Während der Schwangerschaft, unter der Geburt und als junge Mutter leistest du mental und körperlich Großartiges! Du schenkst einem Menschen das Leben und stellst dich allen damit verbundenen Herausforderungen. Du bist genauso wichtig wie dein Kind und du sollst dich so wohl wie möglich fühlen. Mit den richtigen Maßnahmen und den richtigen Übungen kannst du dein physisches Wohlgefühl positiv beeinflussen. Dieses Buch basiert auf dem MamaWORKOUT-Konzept, das ich entwickelte, um Frauen bei ihrem körperlichen Wandlungsprozess zu unterstützen. Dieser Ratgeber beschäftigt sich zwar schwerpunktmäßig mit den Veränderungen der Bauchwand, speziell mit der *Rektusdiastase* (Bauchmuskelspalte), doch man kann diese nicht isoliert betrachten. Die Rektusdiastase ist ein kleiner Veränderungsbaustein im Körperprozess und wenn wir uns um den gesamten Körper kümmern, kümmern wir uns automatisch auch um die Rektusdiastase.

MamaWORKOUT ist in erster Linie ein präventives Trainingskonzept, das sich in der prä- und postnatalen Phase unterstützend um die Physis kümmert, damit Frauen keine Beckenboden- oder Bauchwandprobleme bekommen. Wenn sich allerdings eine Körpermitteproblematik entwickelt, liefert MamaWORKOUT auch das trainingstherapeutische Programm »Stabile Körpermitte«, um kurz nach der Geburt oder auch Jahre später die Körpermitte zu stabilisieren.

Das bedeutet: Wenn du aktuell noch schwanger bist, ist dies der beste Zeitpunkt, um präventiv zu wirken, aber auch direkt nach der Geburt ist ein guter Zeitpunkt. Falls du zum jetzigen Zeitpunkt schon täglich Richtung Kindergarten oder Schule spazierst, kannst du präventiv natürlich nichts mehr machen. Aber selbst Jahre nach der Geburt kannst du mithilfe des Programms »Stabile Körpermitte« wieder eine straffere, funktionale Bauchwand aufbauen.

Die meisten Frauen können mittels des Buches wieder eine stabile, funktionale Körpermitte herstellen. Manchmal jedoch sind die körperlichen Strukturen so beeinträchtigt, dass spezielle physiotherapeutische oder sogar medizinische Hilfe in Form einer Operation notwendig ist.

Das Thema Rektusdiastase hat erst vor wenigen Jahren den Weg aus der Ignoranz- beziehungsweise Tabuzone gefunden und ist leider noch nicht vollumfänglich erforscht. An dieser Stelle möchte ich die Physiotherapeutin, Fachbuchautorin und Referentin Angela Heller anerkennend erwähnen, die sich jahrzehntelang weitgehend im Alleingang für Betroffene einsetzte. Sie war eine der Ersten, die sich dem Rektusdiastase-Thema widmete, und hat nicht nur unzählige Betroffene behandelt, sondern auch zahlreiche Ausbildungen dazu geleitet – und dabei viel Ignoranz oder Widerstand aus der männlich geprägten Medizinwelt erfahren. Noch immer kursieren Sätze wie »Wenn du Kinder bekommen hast, musst du dich mit dem Bauch und den Beschwerden abfinden«. Bis heute gibt es nur wenige Fachpersonen, die sich tiefgreifend mit der Thematik auseinandersetzen, weshalb die Studienlage eher übersichtlich ist. Die existierenden, sachdienlichen Studienergebnisse werden hier selbstverständlich berücksichtigt, aber vieles basiert einfach auf Praxiserfahrung. Der Anspruch ist nicht, ein medizinisches Fachbuch zu veröffentlichen, sondern dich auf der praktischen Ebene abzuholen.

Dieser Ratgeber wird dich umfassend aufklären und dir bei der Entscheidung helfen, welcher Weg der passende ist. Es wird dich in der pränatalen oder postnatalen Phase oder auch später unterstützen durch:

- Wissen rund um deinen Körper,
- Informationen zum sicheren, an die körperlichen Bedingungen angepassten Sport,
- Fitness- und Gesundheitstipps für den Alltag,
- konkrete Trainingspläne,
- Übungen für die Körpermitte.

Das MamaWORKOUT-Konzept ist im deutschsprachigen Raum überall verbreitet. Du kannst es als Onlinetraining zu Hause nutzen oder vor Ort in deiner Stadt, denn wir bilden an der Akademie für Prä- und Postnatales Training viele Hebammen, Physiotherapeutinnen und Trainerinnen aus, die direkt vor Ort für dich da sind.

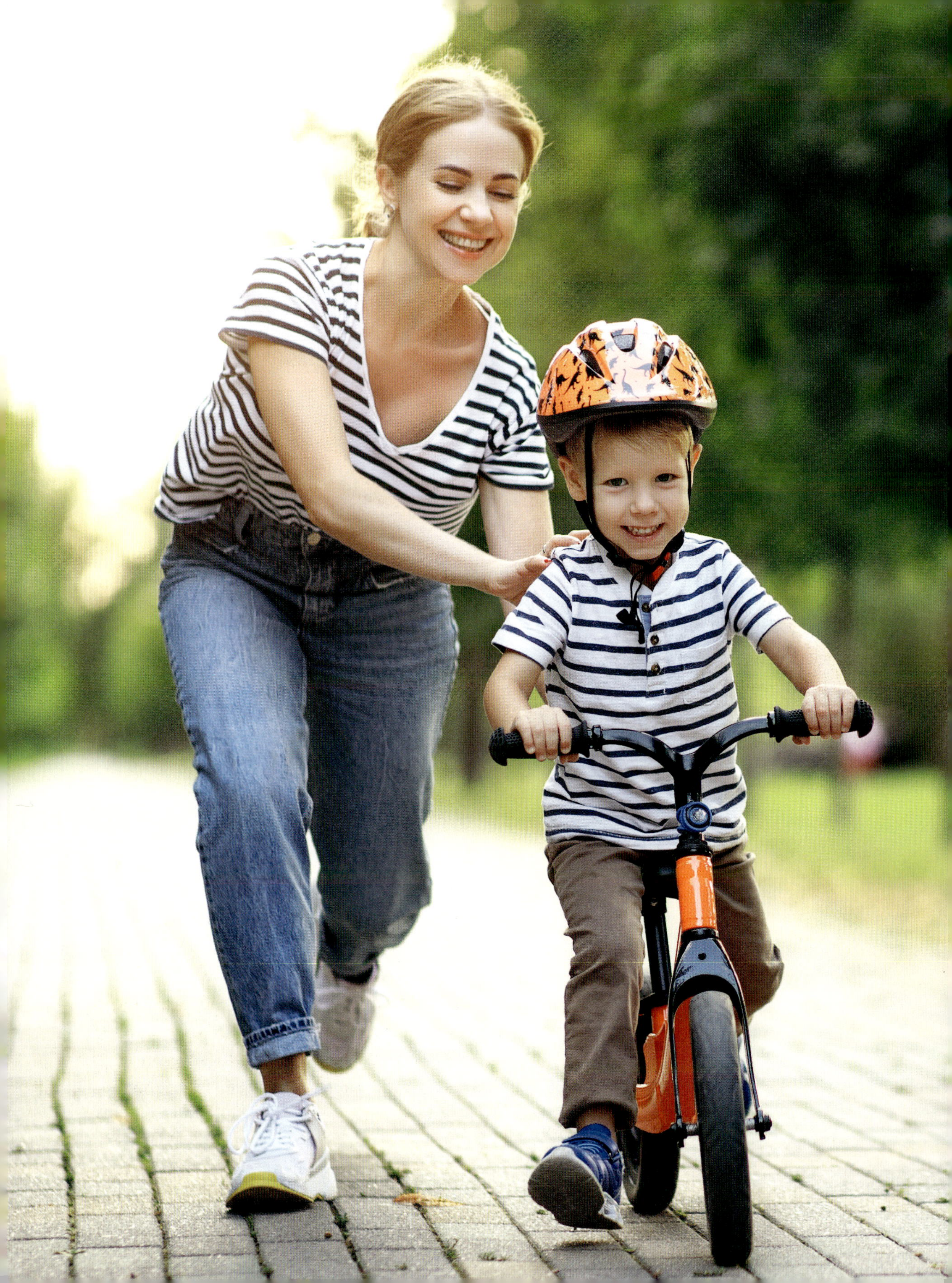

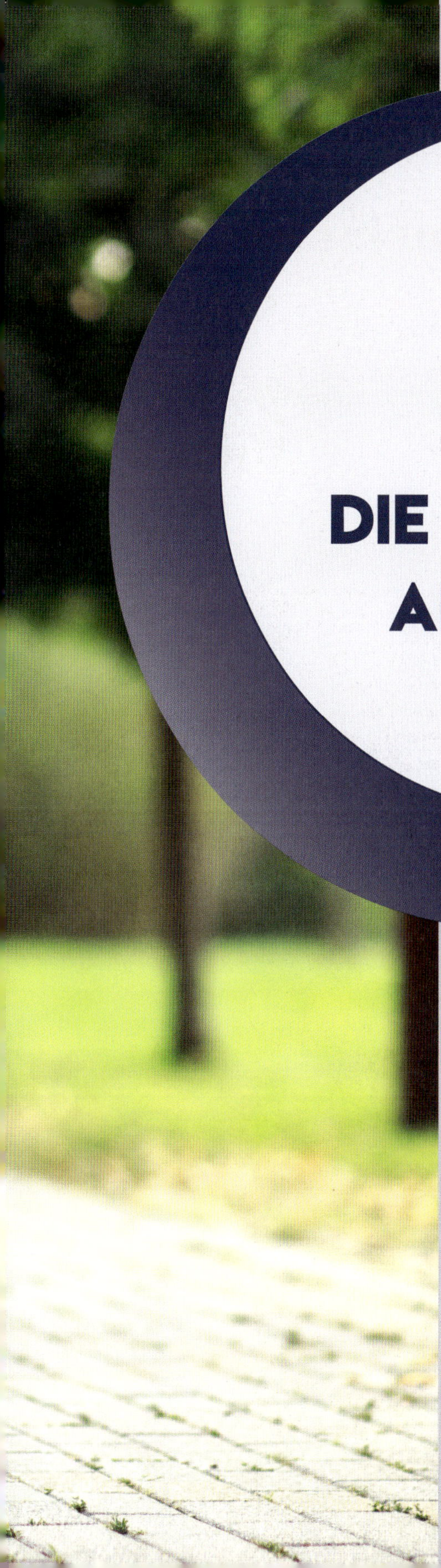

1
DIE WEIBLICHE ANATOMIE

Unser Körper begleitet uns ein Leben lang und leistet in der Regel ganz hervorragende Dienste, daher lohnt es sich, seinen Aufbau und seine Funktionsweisen kennenzulernen. Gute Körperkenntnis und feines Körpergefühl bilden die optimale Voraussetzung für langfristige Gesundheit und Leistungsfähigkeit. Deshalb ist es empfehlenswert, sich vorab mit den anatomischen Grundlagen und Funktionen des eigenen Körpers auseinanderzusetzen. Dieses Kapitel dient daher dazu, dir das Körperwissen zu vermitteln, das du für das Verständnis des Buches und für deine Gesundheit benötigst.

GRUNDLAGEN VERSTEHEN

Die prä- und postnatale Zeitspanne ist von Natur aus sehr körperlich, in der Schwangerschaft kommt es zu tiefgreifenden Veränderungen und nach der Geburt sortiert sich alles neu. Die Bildung und Rückbildung einer Rektusdiastase gehört zu diesem Prozess. Im besten Fall verläuft dies unkompliziert, doch manchmal eben auch nicht. Um die Körpermitte diesbezüglich gut unterstützen zu können, sind Körperkenntnisse unabdingbar.

Rektusdiastase ist ein medizinischer Fachbegriff, der mittlerweile auch von Laien verwendet wird. *Musculus rectus abdominis* ist die lateinische Bezeichnung für den oberflächlichen geraden Bauchmuskel, das Wort »Diastase« kommt aus dem Griechischen und bedeutet »Spaltung«. Ins Deutsche übersetzt bedeutet der Fachbegriff also »Bauchmuskelspaltung« und beschreibt zu weit auseinanderstehende Bauchmuskelstränge. Um die Entstehung einer Rektusdiastase, das Beschwerdebild und die vorbeugenden wie rehabilitativen Maßnahmen zu verstehen, ist die Auseinandersetzung mit der Körpermitte notwendig. In diesem Kapitel lernst du hierfür wichtige Grundlagen. Detailkenntnisse und lateinische Fachbegriffe kannst du getrost den Fachleuten überlassen, aber das hier vermittelte Grundwissen ist hilfreich, um die Signale des Körpers wahrnehmen und interpretieren zu können, um Vertrauen in seine außerordentlichen Fähigkeiten zu gewinnen und um ihn optimal hegen und pflegen zu können.

DIE KÖRPERMITTE

Kraft, Beweglichkeit und Funktionalität der Körpermitte sind die Ausgangsbasis für kontrollierte Bewegungen und einen gesunden Körper. Ist die Körpermitte nicht im Gleichgewicht, hat dies negative Auswirkungen auf die Rumpffunktionalität und somit auf den gesamten Körper. Das normalerweise perfekt aufeinander abgestimmte Rumpfkapselsystem der beteiligten Muskeln ist gestört.

Mit »Körpermitte« ist der Bereich Becken, Bauch, Rücken, Brustkorb sowie alle darin befindlichen Knochen und das zugehörige Muskel- und Fasziensystem gemeint. Durch

Schwangerschaft und Geburt gerät die Körpermitte aus dem Gleichgewicht: Alle beteiligten Muskeln und Faszien werden in Mitleidenschaft gezogen, Bänder und Gelenke verlieren an Stabilität, die gesamte Statik verändert sich. In der Zeit nach der Geburt bildet sich die Körpermitte (mehr oder weniger gut) zurück, bei manchen Frauen wird sie aber nie wieder genau so funktionieren und aussehen wie früher. Wie stark sich die Körpermitte verändert und ob sie sich vollständig zurückentwickelt, hat viele Ursachenfaktoren, vor allem liegt es an der Veranlagung, am Schwangerschafts- und Geburtsverlauf, aber auch am persönlichen Verhalten in der prä- und postnatalen Zeit. Im ungünstigen Fall kann eine Frau eine Disbalance der Körpermitte oder Rektusdiastase zurückbehalten (was das genau ist, erfährst du in Kapitel 3 »Der Körper nach der Geburt«). In diesem Kapitel liegt der Fokus darauf, wie du dich optimal um die Körpermitte kümmerst, sodass sie wieder fest und funktional wird.

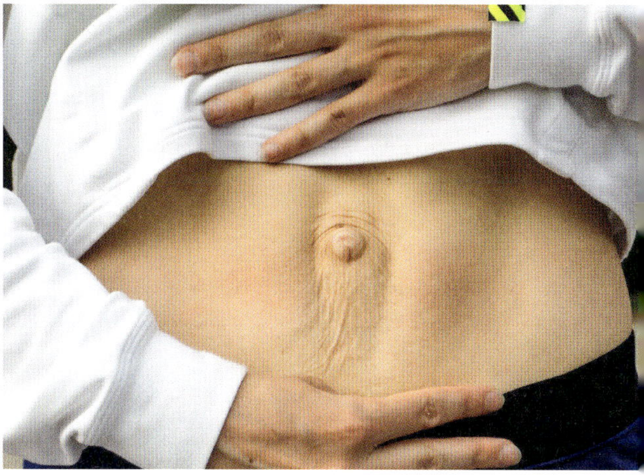

Ein Bauch mit Rektusdiastase

Prävention

Um einer solchen Problematik vorzubeugen, sollte in der prä- und postnatalen Zeit Folgendes berücksichtigt werden: Es geht immer darum, die Körpermitte vor Überlastung zu schonen, gleichzeitig geht es um ihre Kräftigung, Stabilisierung und Beweglichmachung. In diesem Buch erfährst du, wie du in der Schwangerschaft und nach der Geburt bestmöglich vorbeugen kannst.

Rehabilitation

Wenn sich nach der Rückbildungsphase eine Disbalance der Körpermitte oder Rektusdiastase manifestiert hat, ist das Ziel, die Körpermitte wieder zurück ins Gleichgewicht zu bringen. Hierfür kannst du das Programm »Stabile Körpermitte« (siehe Kapitel 5: »Behandlung der Bauchwandproblematik«) nutzen, mit dem du wieder in deine Körpermittekraft findest.

DAS BECKEN

Das Becken stellt die Verbindung vom Rumpf zu den unteren Extremitäten dar. Die beteiligten Knochen formen eine Art knöchernen Ring beziehungsweise Gürtel, man spricht hier vom Beckenring oder Beckengürtel.

Der Beckengürtel besteht aus drei Teilen: In der Mitte befindet sich das Kreuzbein und rechts und links zwei Darmbeine, die sich vorne in der Schambeinfuge treffen. Auf den Abbildungen sind die Fugen erkennbar, wo diese drei Teile zusammengehalten werden, es handelt sich um die Schambeinfuge und das Kreuzbein-Darmbeingelenk (Iliosakralgelenk). Diese sind bei nicht schwangeren Menschen sehr fest und stabil, denn sie müssen hohe Belastungen, intensive sowie ruckartige Bewegungen aushalten. Wie du später lesen wirst, ändert sich dies in der prä- und postnatalen Phase.

Weibliches und männliches Becken

Das weibliche und das männliche Becken unterscheiden sich in Größe und Breite erheblich voneinander. Bei der Frau ragen die Darmbeinschaufeln weiter zur Seite, die Beckenöffnung (das Loch) nach unten ist ovaler und deutlich größer als beim männlichen Becken. Auch das Kreuzbein der Frau ist kürzer. Im Vergleich erkennst du, dass die weibliche Beckenform ideal für das Austragen und Gebären eines Kindes geschaffen ist. Du erkennst aber auch, dass der weibliche Beckenboden – im Gegensatz zum männlichen – nach unten hin ein größeres Loch ausfüllen muss, folglich hat er eine großflächigere Öffnung abzuschließen, und das macht seine Aufgabe schwieriger, denn er muss mehr Halte-, Hebe- und Stabilisationsarbeit leisten. Im Hinblick auf die Beckenbodenstabilität ist der Mann klar im Vorteil.

Aufgaben des Beckens

Alle Muskeln der Körpermitte sind direkt oder indirekt mit dem Becken verbunden, es ist also ein wichtiger Anker für die Arbeitsmuskulatur. Die Knochenanordnung des Beckens stellt außerdem (gemeinsam mit der Bauch- und Beckenbodenmuskulatur) eine Tragfläche für die Organe dar. Darüber hinaus ist das Becken Vermittler zwischen

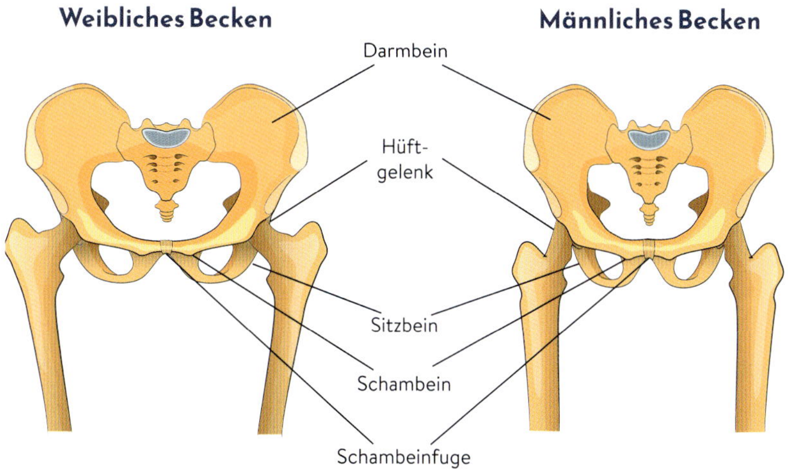

Das weibliche (links) und männliche (rechts) Becken im Vergleich

Rumpf und Beinen, das heißt, alle Bewegungen werden über die Beckenachse weitergeleitet. Außerdem werden Erschütterungen und Stöße vom Beckenring abgefangen und gepuffert. Auf diese Weise erfüllt das Becken eine wichtige Schutzfunktion für die innen liegenden Organe, insbesondere für die Gebärmutter. Insgesamt hat das Becken im Bewegungsalltag – vor allem im Sport – wichtige Aufgaben und muss sehr stabil sein.

Das Becken in der prä- & postnatalen Phase

Für den natürlichen Geburtsverlauf sind die Durchmessermaße des Beckens von großer Bedeutung. Deshalb sorgen Hormone in der pränatalen Phase dafür, dass sich alle sehnenhaften Gelenkverbindungen im Beckenbereich lockern. Unter der Vaginalgeburt muss das Becken sich weiten und alle beteiligten Beckengelenke werden gedehnt.

Folgende körperliche Veränderungen müssen beim Training berücksichtigt werden:

- Durch das hohe Körpergewicht sowie den Druck des wachsenden Uterus entsteht in der Schwangerschaft eine hohe Belastung für den Beckengürtel.
- Der Beckendurchmesser erweitert sich schon in der Schwangerschaft um circa einen Zentimeter.
- Der Knorpel in der Schambeinfuge wird weicher und die Stabilität lässt nach. Die Instabilität kann sich bis zu einer Lockerung oder gar Ruptur ausweiten.

- Die das Kreuzbein-Darmbein-Gelenk stabilisierenden Bänder werden lockerer, deshalb verliert dieses große Gelenk an Belastungsfähigkeit.
- Unter der Vaginalgeburt gibt das Steißbein nach hinten nach, so vergrößert sich der Abstand der Steißbeinspitze zum Unterrand der Schambeinfuge beim Durchtritt des kindlichen Kopfes um circa zwei Zentimeter. Manchmal bricht das Steißbein unter der Vaginalgeburt.
- Die beschriebenen Vorgänge und Auswirkungen können sich im Laufe mehrerer Schwangerschaften und Geburten verstärken.

DON'TS

Was das Becken sehr strapaziert:

- Hohe Stoßbelastungen, wie sie bei Sprüngen oder intensivem Lauftraining auftreten, belasten den Beckengürtel.
- Ruckartigen, unkontrollierten Bewegungen oder hohen Scherkräften kann das Becken nicht mehr gut standhalten.
- Schnelle Abstoppbewegungen oder Drehungen, wie sie beispielsweise im Fußballzweikampf oder bei schnellen Hip-Hop-Tänzen vorkommen, belasten das Becken.

Hohe Beckenbelastungen in der prä- und postnatalen Phase führen im ungünstigsten Fall zu Beschwerden im Kreuzbein-Darmbein-Gelenk, der Schambeinfuge oder den Hüftgelenken.

DOS

Wie du dein Becken unterstützt und schonst:

- Meide die oben beschriebenen Bewegungen und suche dir alternative Sportarten.
- Eine kräftige Muskulatur hilft bei der Beckenstabilisation. Sinnvoll ist daher Kraftausdauertraining für die Hüftstabilisatoren (Beckenboden, alle Gesäß- und Oberschenkelmuskeln) sowie für alle Muskelkorsettmuskeln (siehe Kapitel 4).

Um Verspannungen vorzubeugen und um die Geburt vorzubereiten, sollten die Becken- und Hüftgelenke geschmeidig gehalten werden durch Dehnungs- und Mobilisationsübungen für alle beteiligten Gelenke, Muskeln und Faszien.

HINWEIS FÜR AMBITIONIERTE SPORTLERINNEN

Viele Sportlerinnen sind nach ein oder zwei Schwangerschaften frustriert darüber, dass ihr Becken nicht mehr die gleiche Stabilität und Belastbarkeit zurückerlangen konnte wie vor den Kindern. Wenn du unsere Tipps berücksichtigst, wirst du sehr wahrscheinlich wieder ein »bombenfestes« Becken zurückgewinnen.

In der ersten Hälfte deiner Schwangerschaft wirst du die Instabilität des Beckens wahrscheinlich noch nicht bemerken. Dennoch ist es sinnvoll, das Becken zu schonen, damit du bis zum Ende der Schwangerschaft beschwerdefrei trainieren kannst. Wenn eine Symphysenlockerung oder andere Gelenkbeschwerden eintreten, muss das Training unerfreulicherweise ganz eingestellt werden. Du kannst dich durchaus noch Beckenbelastungen aussetzen, diese sollten jedoch wesentlich geringer ausfallen, als dein Körper es vor der Schwangerschaft gewohnt war. Schraube alle Belastungen im Laufe der Wochen kontinuierlich herunter und bleibe immer deutlich unter dem Belastungslevel, das dein Körper gewohnt ist. Versuche, die Stoßbelastungen im Laufe der Wochen kontinuierlich zu reduzieren, und vermeide ruckartige, unkontrollierte Bewegungen. Nach der Geburt braucht es eine ganze Weile, bis alle Gelenke im Becken wieder die ursprüngliche Stabilität aufweisen, daher gilt es, die Belastungen langsam und immer wieder überprüfend zu steigern.

DIE MUSKULATUR DER KÖRPERMITTE

In der Mitte liegt die Kraft – dieser Satz lässt sich aufs Leben genauso wie auf den Körper projizieren. Damit du aus der Kraft der Körpermitte schöpfen und diese optimal nutzen kannst, brauchst du kraftvolle Bauch-, Beckenboden- und Rückenmuskeln, die als Team optimal zusammenarbeiten. In diesem Abschnitt erfährst du alles, was du über diese Muskeln und auch über die Faszien wissen musst.

Die Bauchwandmuskulatur

Die Bauchwand besteht aus der geraden, schrägen und queren Bauchmuskulatur sowie einem komplexen Fasziennetzwerk. Zusammen bilden diese eine »Wand«, die gleichzeitig stabil und flexibel sein muss. Ist die Bauchwand gestört, beeinträchtigt dies das funktionale Zusammenspiel der Körpermitte. In der prä- und postnatalen Phase ist die Bauchwand großen Veränderungen unterworfen. Diese werden hier erklärt, denn wer sich ein wenig auskennt, kann umsichtig damit umgehen.

Die gerade Bauchmuskulatur

Wir haben zwei Muskelstränge, die nebeneinander vom Brustbein zum Schambein verlaufen: die geraden Bauchmuskeln *(Musculus rectus abdominis)*. Beide Muskelstränge werden von drei bis vier horizontalen Zwischensehnen unterteilt. Diese erkennt man bei durchtrainierten Menschen sehr deutlich, man kann sie dann als »Sixpack« sehen. In der Mitte der Muskelstränge befindet sich ein bindegewebartiger Streifen von etwa ein bis zwei Zentimetern Breite, die *Linea alba*. Die Muskelstränge werden von der Linea alba normalerweise relativ nah beieinandergehalten, bei einer Rektusdiastase ist diese aber unnatürlich verbreitert.

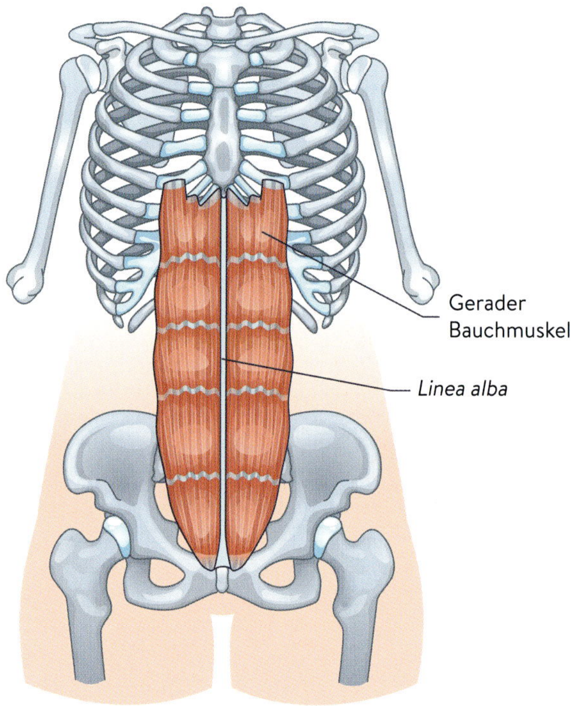

Die gerade Bauchmuskulatur

Die Muskeln sind von zwei breiten Faszien umschlossen, die von den Faszien der schrägen Bauchmuskulatur und des queren Bauchmuskels gebildet werden. Sowohl die Zwischensehen als auch die Linea alba sind mit diesen Faszien verwachsen. Alle Bauchwandmuskeln sind also faszial miteinander verbunden.

Hauptfunktionen der geraden Bauchmuskulatur:

- Beugt die Wirbelsäule Richtung Bauch, rollt den Rumpf aus der Rückenlage auf.
- Senkt den Brustkorb Richtung Becken.
- Zieht das Schambein Richtung Nabel.

Die schräge (seitliche) Bauchmuskulatur

Die schrägen Bauchmuskeln *(Musculus obliquus externus abdominis)* liegen sehr großflächig auf dem Bauch und bilden außerdem die Taille.

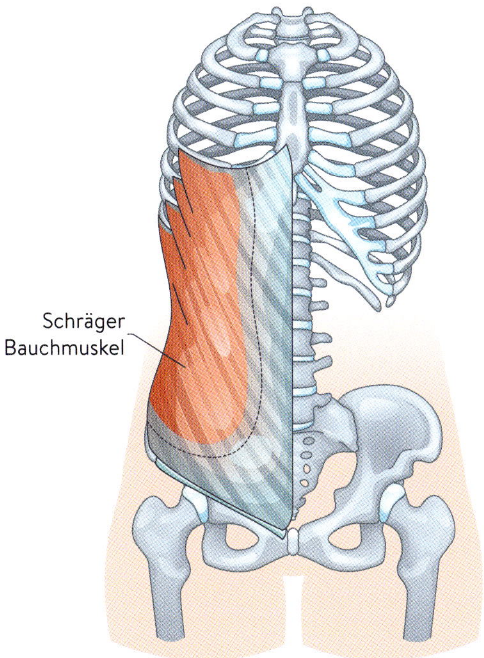

Die schräge Bauchmuskulatur

Hauptfunktionen der schrägen Bauchmuskulatur:

- Bewegen den Rumpf beugend, drehend, seitneigend.
- Erzeugen die Bauchpresse, das heißt, sie machen die Bauchwand sehr fest und drücken dadurch die Organe nach innen Richtung Wirbelsäule und Becken.
- Bauchpresse macht Druck nach unten Richtung Beckenboden bei Miktion, Defäkation und Geburt.
- Bauchpresse unterstützt die intensive Ausatmung.
- Bauchpresse schnürt und stabilisiert die Rumpfmitte bei starker körperlicher Beanspruchung.

Der quere Bauchmuskel

Der quere Bauchmuskel *(Musculus transversus abdominis)* ist im Zusammenhang mit unserem Thema besonders wichtig. Er liegt unter allen anderen Bauchmuskeln und befindet sich zwischen den Rippenbögen und dem Becken. Als sehr dünner Muskel bildet er einen breiten Gürtel um die Körpermitte herum. Im Querverlauf besteht er aus einer rechten und einer linken Hälfte, beide Hälften haben jeweils einen Ansatz hinten an der großen Rückenfaszie und einen vorne an der *Linea alba*, welche sich in der Schwangerschaft dehnt.

Der quere Bauchmuskel ist kein Beweger, sondern ein Stabilisator. Bei guter Grundspannung wirkt er wie eine »Shapewarehose«, die die Organe hält, was auch große Relevanz für die Körperhaltung hat. Bei plötzlichen Bewegungsimpulsen oder Druckerhöhung von innen oder außen reagiert er als Erster mit schneller Kontraktion, bevor die restlichen Rumpfmuskeln aktiv werden. Weiterhin strafft er die Bauchwandfaszie, die *Linea alba* und auch insgesamt optisch den Bauch. Wenn du ihn anspannst, bewegt sich der Unterbauch ein wenig nach innen und wirkt flacher, im Oberbauch nähern sich die Rippenbögen einander an. Wenn der Bauch sehr krass flächig wird, ist das die Bauchpresse, bei denen auch die schrägen Bauchmuskeln dabei sind. Die Anspannung des queren Bauchmuskels ist sanfter und mehr in der Tiefe wahrnehmbar.

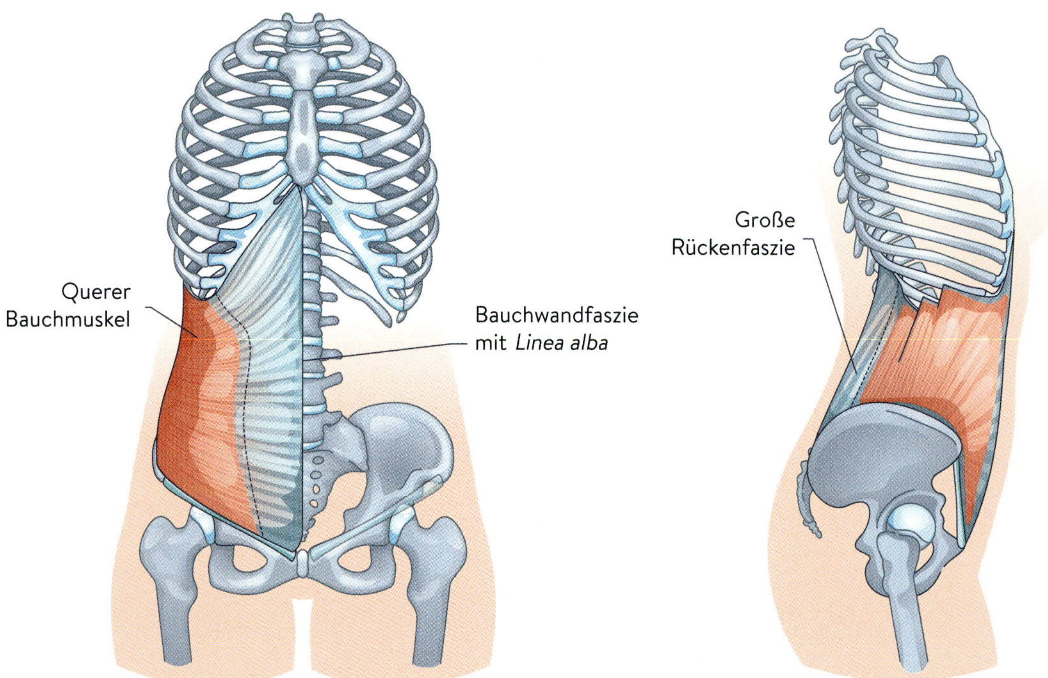

Der quere Bauchmuskel

Hauptfunktionen des queren Bauchmuskels:

- Gibt den Bauch- und Beckenorganen Halt.
- Unterstützt die natürliche Ausatmung.
- Unterstützt die Bauchpresse.
- Spannt die Rippenbögen aufeinander zu.
- Stabilisiert schnell und zuerst, bevor die anderen Rumpfmuskeln hinzukommen.

Die Bauchwand in der pränatalen Phase

Alle oben beschriebenen Muskeln sowie die bindegewebigen Strukturen der Bauchwand müssen in der Schwangerschaft weich werden und nachgeben, sie werden überdehnt sowie ausgedünnt. Die beiden geraden Bauchmuskelstränge weichen auseinander und eine Rektusdiastase entsteht, die Faszien des queren Bauchmuskels sowie die *Linea alba* werden dünner und instabiler. In der Folge verliert die Bauchwand an Funktionsfähigkeit sowie an Kraft und Grundspannung. Sie kann daher ihre Aufgaben zunehmend schlechter erfüllen.

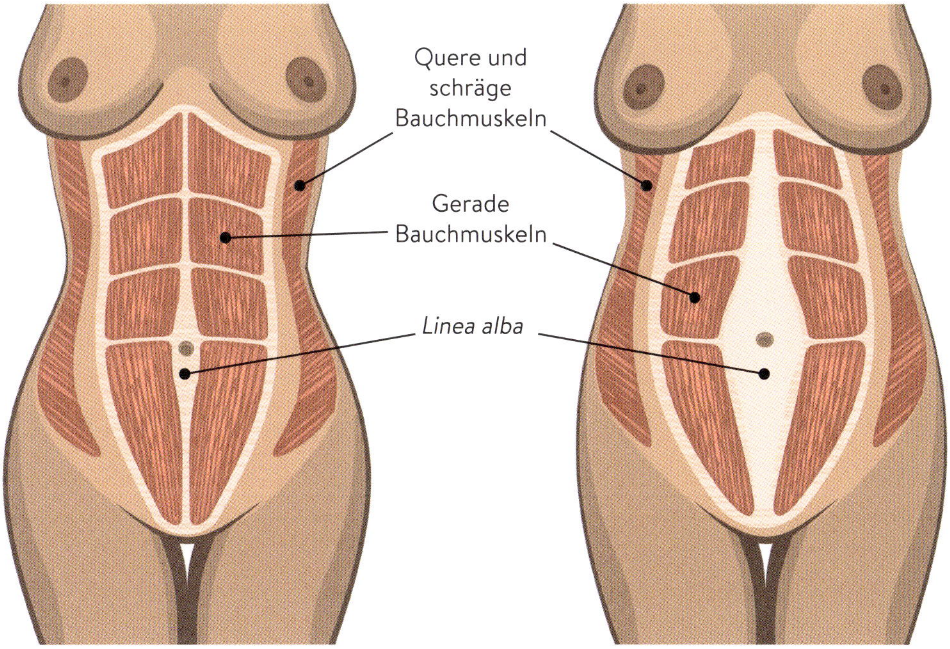

Links eine weibliche Bauchwand vor einer Schwangerschaft, rechts eine Rektusdiastase im Verlauf der Schwangerschaft

DON'TS

Was die Bauchwandproblematik verstärkt:

- Starker Bauchinnendruck: Dieser Druck entsteht durch schweres Heben, Tragen oder ähnliche körperliche Belastungen sowie durch Pressatmung (zum Beispiel beim Gewichtheben).
- Aufrollen aus der Rückenlage schiebt die geraden Bauchmuskelstränge noch mehr auseinander.

DOS

Wie du der Bauchwandproblematik sinnvoll begegnen kannst:

- Eine gute, an die Schwangerschaft angepasste Körperhaltung.
- Sanfte, pränatale Kräftigungsübungen für die schräge und quere Bauchmuskulatur.
- Immer über die Körperseite aufstehen und hinlegen.
- Bei nicht vermeidbaren Belastungen vorher Beckenboden und Muskelkorsett aktivieren.
- Ab dem dritten Trimester bei Anstrengungen im Alltag eine stützende Rückenbandage tragen.

Praxistipp: Ältere Kinder im Sitzen auf den Schoß nehmen oder sich zum Kind hinhocken.

HINWEIS FÜR AMBITIONIERTE SPORTLERINNEN

Bei Sportlerinnen ist die Kraft des geraden Bauchmuskels so gut ausgeprägt, dass sie sich auch im dritten Trimester noch aus der Rückenlage aufrollen können. Dieses Verhalten schiebt aber die Bauchmuskelstränge mehr als nötig auseinander und sollte deshalb nicht durchgeführt werden.

Die Bauchwand in der postnatalen Phase

Nach einer Vaginalgeburt sowie nach einem Kaiserschnitt (Bauchgeburt) sind alle Bauchmuskeln und die zugehörigen bindegewebigen Faszien von der Schwangerschaft überdehnt, sie haben nur minimale Grundspannung, sind sogar teilweise ausgedünnt und wesentlich schlechter funktionsfähig als vor der Schwangerschaft. Der natürliche körperliche Regenerationsvorgang sorgt dafür, dass die Bauchwand nach und nach wieder straffer wird und an Spannung gewinnt. Beim Regenerationsprozess haben die unterschiedlichen Muskeln und Faszien auch unterschiedliche Regenerationszeiten, was bedeutet, dass manche Strukturen schneller wieder fit sind als andere. Auch die Rektusdiastase bildet sich in den ersten Wochen zurück, jedoch oft nicht vollständig.

Die Narbe nach einem Kaiserschnitt kann quer oder längs unterhalb des Bauchnabels verlaufen. Durch eine Vaginalgeburt wird der Beckenboden und durch eine Bauchgeburt die Bauchwand mehr in Mitleidenschaft gezogen. Da aber schon die Schwangerschaft das Muskel-Faszien-System beeinträchtigt hatte, muss ohnehin die gesamte Körpermitte bei der Regeneration berücksichtigt werden.

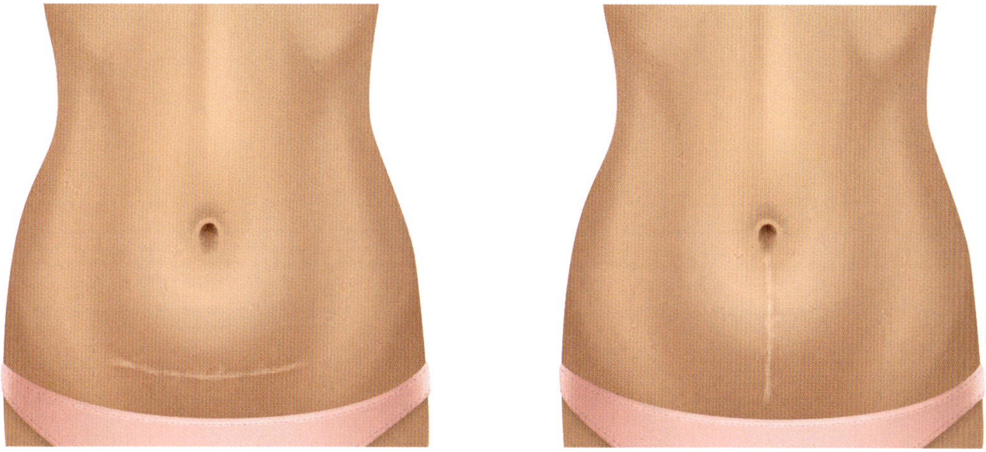

Unterschiedlicher Verlauf einer Kaiserschnittnarbe

DON'TS

Was die Bauchwandrückbildung behindert:

- Bauchinnendruck durch körperliche Belastung, wie Pressen oder Ähnliches.
- Aufrollen aus der Rückenlage nach oben schiebt die Bauchmuskeln auseinander.
- Falsches Krafttraining für die Bauchmuskeln in den Monaten nach der Geburt.

DOS

Wie du direkt nach der Geburt die Bauchwandrückbildung fördern kannst:

- Die Körpermitte sollte vor Überlastung geschont werden, gleichzeitig muss sie über viele Wochen sorgsam mit speziellen Übungen für die Körpermitte aufgebaut werden.
- Wichtig ist eine gute Körperhaltung, vor allem mit Baby auf dem Arm.
- Empfehlung: In den ersten sechs Wochen nicht mehr Gewicht tragen, als das Baby wiegt, außerdem eine ergonomische Tragehilfe verwenden.
- Die richtigen präventiven Verhaltensweisen und Übungen sind im Kapitel 4 ausführlich beschrieben. Alternativ kannst du in der Wochenbett- und Rückbildungszeit das Programm »Stabile Körpermitte« aus Kapitel 5 anwenden, um die Körpermitte langsam und nachhaltig aufzubauen.

Ab Seite 128 findest du im Abschnitt »Prävention nach der Geburt« ganz konkrete Hinweise und Programme für deine Regenerations- und Rückbildungszeit.

HINWEIS FÜR AMBITIONIERTE SPORTLERINNEN

Eine zu frühe Belastung der Körpermitte behindert die Regeneration und kann zu Langzeitschäden führen. Im schlimmsten Fall bewirkt eine falsche Kräftigung das Gegenteil von dem, was du erreichen möchtest. Sportlerinnen mit grundsätzlich guter körperlicher Konstitution und gutem Körpergefühl können die Regenerationszeit abkürzen, siehe dazu die Tabelle »Prävention in drei Phasen« im Abschnitt »Prävention nach der Geburt« auf Seite 131ff.

Der Rückenstrecker

Im Hinblick auf unser Thema ist vor allem die Rückenmuskulatur direkt an der Wirbelsäule von Belang. Der sogenannte Rückenstrecker *(Musculus erector spinae)* ist maßgeblich an der Aufrichtung und Stabilisierung der Wirbelsäule beteiligt und sorgt zusammen mit den anderen Körpermittemuskeln für eine gute Haltung. Durch den großen Babybauch hat dieser Muskel in der Schwangerschaft viel mehr zu tragen beziehungsweise zu stabilisieren, außerdem erhält er nur noch wenig Hilfe von den Bauchmuskeln. Dieser Zusammenhang führt bei vielen Schwangeren zu Rückenbeschwerden, wobei Schwangere mit gut trainiertem, kräftigem Rückenstrecker seltener Rückenschmerzen haben.

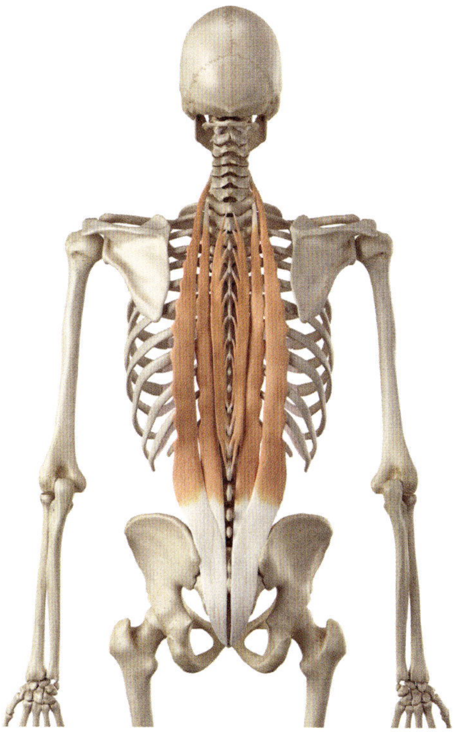

Der Muskel verläuft in zwei Strängen rechts und links der Wirbelsäule, er setzt direkt an den Wirbelkörpern an.

Auch nach der Geburt ist ein kräftiger Rückenstrecker wichtig, denn er unterstützt beim täglichen Babyhandling. Das Tragen des Kindes oder der Autoschale, das Wickeln und Füttern erfordern einen gut funktionierenden Rückenstrecker.

Hauptfunktionen des Rückenstreckers:

- Streckt die Wirbelsäule.
- Neigt die Wirbelsäule seitlich.
- Dreht oder rotiert die Wirbelsäule.
- Stabilisiert die Wirbelsäule.

Das Muskelkorsett der Körpermitte

Die beschriebenen Bauch- und Rückenmuskeln sind durch verschiedene fasziale Strukturen alle direkt oder indirekt miteinander verbunden, auf diese Weise bilden sie eine Art Korsett. Wie du auf der Abbildung siehst, bildet diese Funktionsgemeinschaft von Muskeln und Sehnen ein Verspannungssystem, welches die gesamte Körpermitte umschließt. Die Grundspannung dieses Verspannungssystems »schnürt« die Körpermitte wie ein Korsett zusammen, daher kommt die umgangssprachliche Bezeichnung »Muskelkorsett«.

Das Muskelkorsett erfüllt verschiedene statische wie bewegende Aufgaben:

- **Bewegung:** Das Muskelkorsett ermöglicht ein vielseitiges Bewegen des Rumpfes, so können wir uns beispielsweise nach vorne beugen oder zur Seite neigen und uns wieder aufrichten, wir können uns nach hinten drehen und so weiter.
- **Stabilisierung:** Hat das Muskelkorsett eine gute Grundspannung, stützt und stabilisiert es – ähnlich wie ein richtiges Korsett – die Körpermitte. Es gewährleistet die

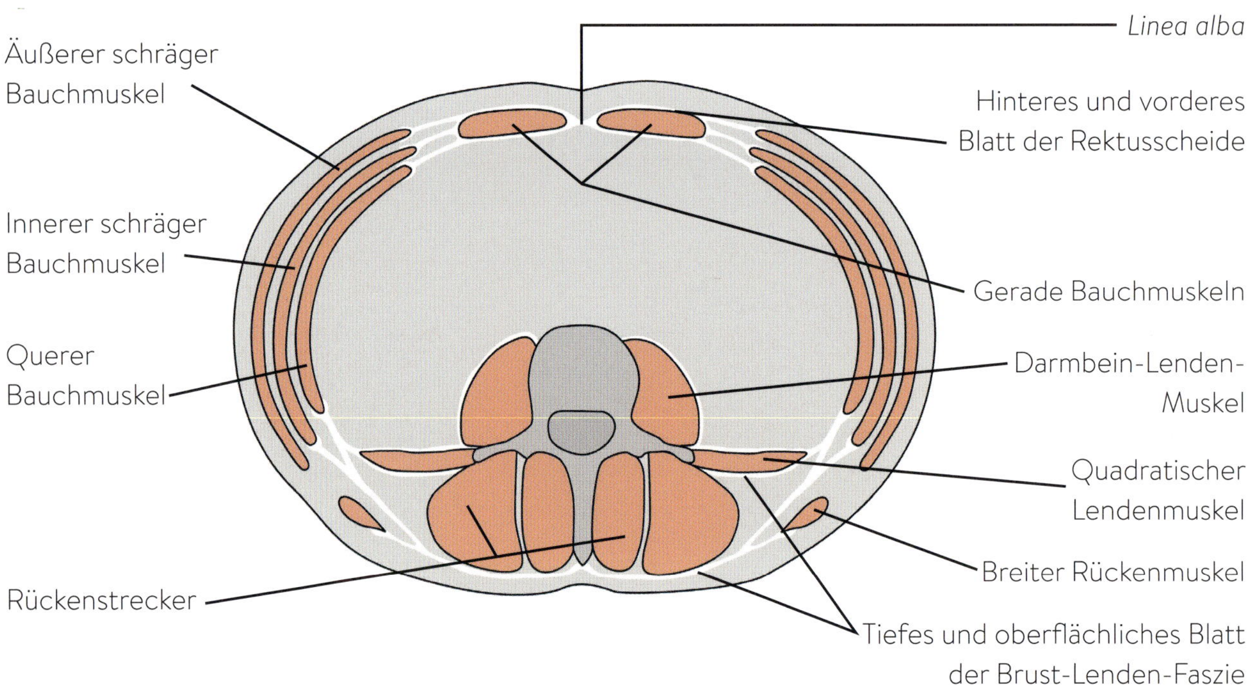

Am Querschnitt des Rumpfs ist das Muskelkorsett gut zu erkennen.

aufrechte Haltung und stabilisiert in der Tiefe die Wirbelsäule. Bei unerwarteten oder ruckartigen Bewegungen, zum Beispiel beim Stolpern oder Lachen, stabilisiert es den Becken- und Bauchinhalt.

- **Bauchpresse:** Spannt man das Muskelkorsett statisch ganz intensiv an, aktiviert man die Bauchpresse, es entsteht ein Druck nach innen. Die Bauchpresse wirkt auf die Bauchorgane, sie unterstützt die Ausatmung sowie die Entleerung von Blase und Darm. Unter der Geburt ist die Bauchpressefunktion enorm wichtig, wenn das Kind in der Austreibungsphase durch den Geburtskanal auf die Welt geschoben werden muss.

Die Beckenbodenmuskulatur

Der Begriff »Beckenboden« ist eine umgangssprachliche Bezeichnung, es handelt sich hierbei um einige flache Muskelschichten, die das Beckenloch auskleiden und quasi den Rumpf nach unten »abdichten«.

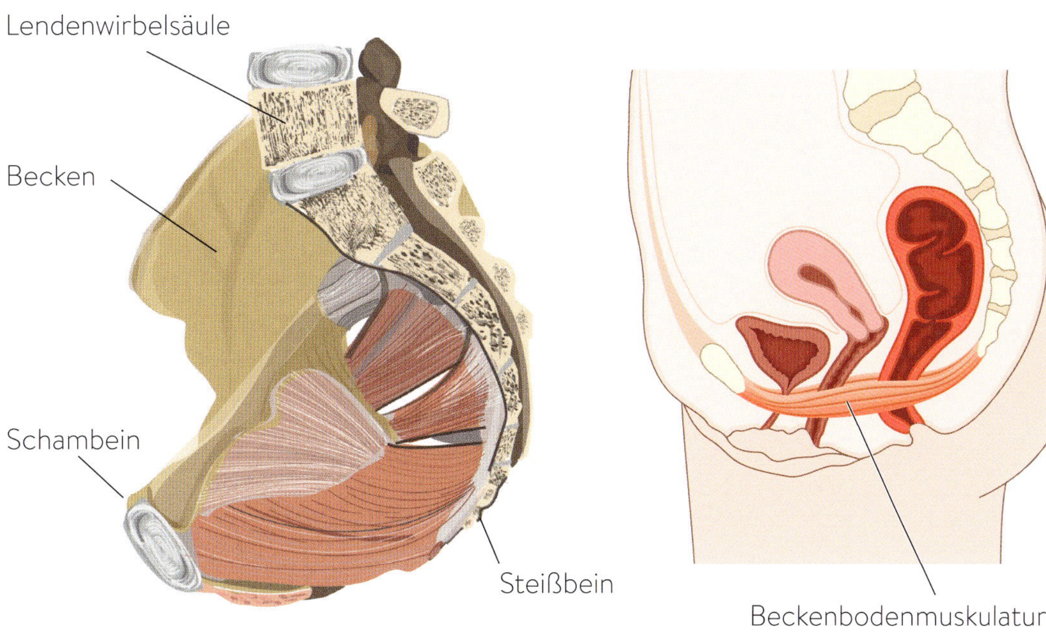

Der Beckenboden in der Seitenansicht

Der Beckenboden ist bis heute eine gerne vergessene Muskelgruppe: Die wenigsten Sportlerinnen haben sich je mit ihr befasst oder sie trainiert, nur ganz wenige Trainingssysteme beziehen sie ein. Die Ursache hierfür liegt wahrscheinlich darin, dass die Beckenbodenmuskulatur nicht sichtbar sowie schwer fühlbar ist, außerdem ruft sie aufgrund der Nähe zu den Geschlechtsorganen Schamgefühle hervor. Aber nicht nur in der prä- und postnatalen Phase ist der Beckenboden von besonderer Bedeutung.

Betrachtet man den Beckenboden von der Seite (siehe Abbildung Seite 27 unten links), erkennt man, dass der Beckenboden sich aus mehreren flächigen Muskeln zusammensetzt und in seiner Gesamtform einer Hängematte entspricht, die circa einen Zentimeter dick ist. Aufgespannt ist diese Hängematte von hinten nach vorne zwischen dem Steißbein und dem Schambein und von rechts nach links zwischen den beiden Sitzhöckern.

Die einzelnen Beckenbodenmuskeln sind durch fasziales Bindegewebe miteinander verbunden, sie sind beweglich beziehungsweise verschiebbar gegeneinander, daher können sie bei der Geburt auseinandergeschoben werden und den Durchtritt des Kindes zulassen. Da alle Muskeln miteinander verbunden sind, arbeiten sie auch immer zusammen. Für ein leichteres Verständnis kannst du dir den Beckenbodenaufbau in »drei Etagen« vorstellen:

1. Untere Etage, das sind die Schließ- und Schwellkörpermuskeln
2. Mittlere Etage (oder mittlere Muskelschicht)
3. Obere Etage (oder obere Muskelschicht)

Wie im folgenden Bild zu erkennen ist, schließt der Beckenboden die Beckenöffnung nach unten hin ab. Nur Harnröhre, Vagina und Enddarm finden in ihren jeweiligen Durchtrittslöchern Durchlass sowie Verankerung.

Die untere Etage oder die Schließ- und Schwellkörpermuskeln

Die Schließ- und Schwellkörpermuskeln müssen anspannen, um den After oder die Harnröhre zu verschließen oder zu entspannen, wenn dies beim Toilettengang notwendig wird. Außerdem haben sie wichtige Funktionen beim Geschlechtsverkehr: Die untere Etage sieht aus wie eine Acht, verengt den Scheideneingang, erregt bei sexueller Stimulation den Scheideneingang und verhindert einen Harnabgang bei sexueller Erregung.

Die mittlere Etage

Die mittlere Etage ist eine horizontale, sehr dünne Muskelschicht, die sich wie ein straff gespanntes Taschentuch zwischen den Sitzhöckern befindet. Sie besteht aus nur wenigen Muskelfasern und vielen Bindegewebsfasern. Da sie sehr dünn ist, hat sie so gut wie keine Halt gebende beziehungsweise tragende Funktion. Sie spannt den Damm und ist an der Kontinenzsicherung beteiligt. Bei einer Vaginalgeburt stellt sie die letzte Barriere für das Hindurchtreten des Kindskopfes dar und wird oft von der Hebamme manuell gedehnt. Die mittlere Schicht ist zwischen den beiden Sitzhöckern aufgespannt. Du spürst sie, indem du dir vorstellst, wie sich deine Sitzhöcker magnetisch anziehen.

Die obere Etage

Die oberste Muskelschicht ist die großflächigste, sie wirkt vor allem haltend und hebend auf die Organe, die quasi auf ihr liegen. Damit hat sie die wichtige Aufgabe, die Organposition zu bewahren. Auf plötzliche Druckereignisse im Bauchraum (zum Beispiel Springen oder Husten) reagiert sie mit reflektorischer Rückfederung. Sie kann auch senkend arbeiten beziehungsweise nachgebend arbeiten bei Stuhlgang, Wasserlassen und Geburt. Die obere Etage ist die wichtigste Abschlussmuskulatur des Rumpfes, außerdem steht sie mit allen Rumpfmuskeln in enger Zusammenarbeit; ohne sie bekommst du Inkontinenzprobleme oder Schwierigkeiten mit anderen Rumpfmuskeln. Die oberste Schicht spürst du, wenn du dich aufrecht hinstellst und versuchst, deine Organe nach oben zu schieben.

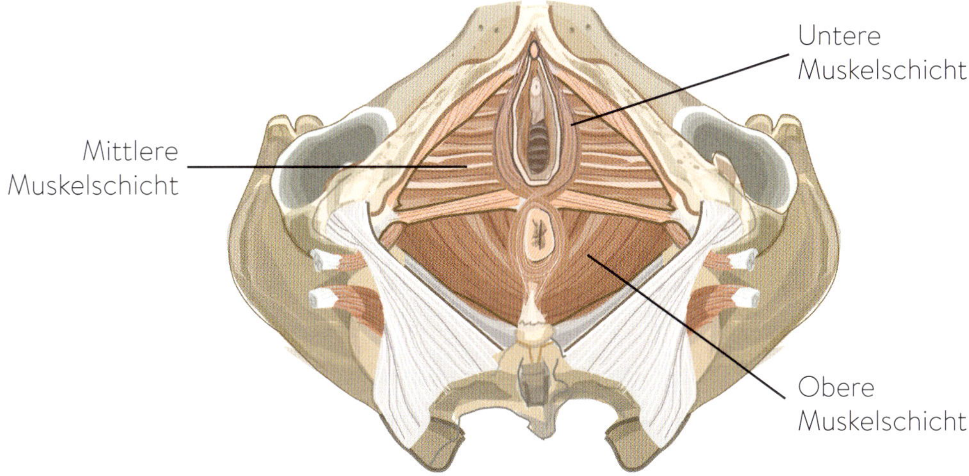

Der Beckenboden besteht aus drei Muskelschichten, die alle zusammenarbeiten.

AKTIVIERUNG DER UNTEREN BECKENBODENETAGE

Es ist recht einfach, die Schließ- und Schwellkörpermuskeln anzuspannen.

- Im geraden, aufrechten Sitz verschließt du beide Körperöffnungen (After und Scheideneingang).
- Stelle dir vor, du möchtest das Verschließen noch nach innen fortsetzen: Schnüre den Enddarm und die Harnröhre zu. Diese Bilder helfen dir: »Du möchtest einen Pups zurückhalten und zurück nach innen schieben«, und: »Du möchtest beim Geschlechtsverkehr das Vaginalrohr verengen.«

Diese Muskeln sind am besten spürbar, daher denken viele Frauen, mit der Anspannung der unteren Etage sei der Beckenboden vollständig aktiv. Doch wenn man den gesamten Beckenboden anspannen will, muss man auch die anderen Beckenbodenmuskeln aktivieren.

AKTIVIERUNG DER MITTLEREN BECKENBODENETAGE

Diese hauchdünne Muskulatur zu spüren und anzuspannen, erfordert viel Körpergefühl und Konzentration. Wenn es nicht gelingt, macht das nichts, weil sie automatisch anspannt, wenn du den gesamten Beckenboden anspannst.

- Setze dich gerade hin auf beide Sitzhöcker und achte stets darauf, den großen Pomuskel locker zu lassen.
- Stelle dir vor, dass beide Sitzhöcker sich magnetisch anziehen, es ist mehr die Vorstellung, dass sie sich aufeinander zubewegen, tatsächlich bewegt sich eigentlich nichts, aber du spürst eine sanfte Spannung.

AKTIVIERUNG DER OBEREN BECKENBODENETAGE

Es gibt zwei Varianten, die obere Etage wahrzunehmen und anzuspannen. Probiere aus, welche für dich am besten funktioniert. Zuerst setzt du dich gerade hin, lasse dabei unbedingt alle Pomuskeln locker und spüre die Sitzhöcker auf der möglichst harten Sitzfläche. Mache dich groß, indem du die Wirbelsäule streckst.

Variante 1

- Stelle dir vor, du spannst beide Sitzhöcker sowie das Schambein und Kreuzbein aufeinander zu, sodass am Damm (der festen Stelle zwischen Vagina und After) Spannung entsteht, und dann »fährst du den Damm mit einem inneren Fahrstuhl hoch in den Körper hinein«.
- Halte am höchsten Punkt einen Moment inne und »fahre den Fahrstuhl dann langsam wieder nach unten«. Wiederhole dies einige Male.

Variante 2

- Du willst jetzt das Steißbein innerlich erst nach vorne zum Schambein spannen und dann noch ein bisschen aufwärts in Richtung Nabelinnenseite. Starte am Steißbein mit dem Spannungsaufbau, dann schnell After, Vagina, Harnröhre verschließen und alles nach vorne oben in Richtung Nabel heben. Das fühlt sich an, als würde ein kleines Spielzeugflugzeug am Steißbein starten, schnell über die Startbahn nach vorne fahren und dann innerlich nach vorne oben abheben.
- Nach einem kurzen Moment lässt du die Spannung kontrolliert langsam los. Wiederhole dies ein paarmal.

Am Anfang übt es sich leichter, wenn man die einzelnen Beckenbodenetagen einzeln anspannt. Im Endeffekt arbeiten sie aber alle zusammen. Nachdem du dich eine Weile mit den einzelnen Etagen beschäftigt hast und sie gut erspüren kannst, konzentriere dich eher auf den Beckenboden als Gesamtheit. Wenn du unten im Becken zwischen den Sitzhöckern, dem Steißbein und dem Schambein alles schließt und dann diese Spannung innerlich hebst, dann sind alle Beckenbodenmuskeln aktiv. Die Gesäßmuskeln sind bei vielen Übungen ebenfalls ein wichtiger Mitspieler, dürfen jedoch nicht mit dem Beckenboden verwechselt werden, das heißt, ein »Pobacken zusammenkneifen« entspricht nicht einer korrekten Beckenbodenspannung.

Die Aufgaben des Beckenbodens

Viele Frauen bringen die Beckenbodenmuskulatur nur mit dem Thema Kontinenz in Verbindung und glauben, mit der Maßnahme »Körperöffnungen verschließen« sei es getan. Tatsächlich jedoch sind die Funktionen beziehungsweise Aufgaben dieser Funktionseinheit wesentlich vielfältiger und komplexer.

- **Tragefunktion:** Die Beckenbodenmuskulatur hilft, die Organe zu tragen. Hättest du keinen Beckenboden, würden sämtliche Organe einfach unten herausfallen. Ist er sehr schwach oder verletzt, können Organe absacken.
- **Sicherungs- und Stabilisierungsfunktion:** Die Beckenbodenmuskulatur hilft (zusammen mit anderen Muskeln), die Position der Organe sowie die Beckenstellung zu sichern beziehungsweise zu stabilisieren. Wenn du beispielsweise Beine und Becken ruhig halten willst, während die Arme oder Beine eine Arbeit verrichten, dann arbeitet der Beckenboden stabilisierend mit.
- **Hebefunktion:** Setze dich gerade auf einen Stuhl, dann strecke die Wirbelsäule und versuche, dich größer zu machen. Die Hauptarbeit macht hier der Rückenstrecker, aber der Beckenboden arbeitet im Becken hebend mit. Eine gute Beckenbodengrundspannung wirkt hebend, das heißt, die Organe »sacken« nicht nach unten. Schwer nach unten lastende Organe würden die Körperhaltung belasten, die Hebefunktion hat demnach erleichternde, aufrichtende Wirkung auf die Körperhaltung.
- **Öffnen und Schließen:** Die Beckenbodenmuskulatur verschließt die Körperöffnungen und gewährleistet dadurch die Harn- und auch die Stuhlkontinenz. Gleichzeitig ist sie aber auch in der Lage, sich zu entspannen, nachzugeben und sich zu weiten, was den Stuhlgang, das Wasserlassen sowie die Geburt ermöglicht.
- **Trampolinaktivität:** Der Beckenboden reagiert durch reflektorische Rückstoßbewegungen auf Druckerhöhungen im Brust- oder Bauchraum. Zum Beispiel beim Hüpfen, Husten oder Lachen reagiert er wie ein Trampolin. Dies ist wichtig, um die Organe an Ort und Stelle zu halten und einen Harn- oder Stuhlabgang zu verhindern.
- **Bewegungsfunktion:** Die Beckenbodenmuskulatur allein kann keine großen Bewegungen erzeugen, aber sie wirkt unterstützend bei Beckenbewegungen.

- **Sexuelle Funktion:** Einige Beckenbodenmuskeln pulsieren beim Geschlechtsverkehr und entspannen sich nach dem Orgasmus. Ein guter Beckenbodentonus macht die Scheide enger, was sich positiv auf das Sexualleben auswirkt.
- **Haltungsfunktion:** Viele der oben beschriebenen Funktionen wirken sich auf die Körperhaltung aus. Ein gut funktionierender, kraftvoller Beckenboden unterstützt deine Körperhaltung und schont die Wirbelsäule.

Der Beckenboden in der pränatalen Phase

Als Geburtsvorbereitung wird der Beckenboden im Laufe der Schwangerschaft weicher und seine bindegewebige Vernetzung lockert sich auf, denn für den Geburtsverlauf braucht er eine große Nachgiebigkeit. Hormone sorgen dafür, dass Muskeln wie Bindegewebe Spannung verlieren. Gleichzeitig verlangt die wachsende Gebärmutter dem Beckenboden viel Kraft und Stabilität ab, denn das schwerer werdende Kind drückt ihn herunter. Eine geschwächte Muskulatur, die viel leisten muss, ist problemanfällig. Typische Symptome wie beispielsweise Inkontinenz und Rückenbeschwerden können sich aufgrund der Vorbelastung von Schwangerschaft zu Schwangerschaft verstärken.

DON'TS

Was die Beckenbodenproblematik in der Schwangerschaft verstärkt:

- Heben, Tragen oder ähnliche Belastungen lassen den Beckenboden »durchhängen«.
- Aufrollen aus der Rückenlage nach oben erzeugt Bauchinnendruck nach unten und schiebt den Beckenboden unnötig Richtung Ausgang.
- Starkes Pressen wie zum Beispiel bei intensivem Krafttraining oder Schieben eines Schranks ist kontraproduktiv.

DOS

Was du in der Schwangerschaft für den Beckenboden tun kannst:

- Der Beckenboden braucht bis zum Schluss Stabilität, deshalb solltest du ihn bitte sanft kräftigen, wie im Abschnitt »Prävention während der Schwangerschaft« ab Seite 91 beschrieben.
- Gleichzeitig sollte im Hinblick auf eine vaginale Geburt geübt werden, den Beckenboden bewusst locker zu lassen, ihn sacken zu lassen, ihn zu öffnen.
- Vermeide viel vertikale Belastung im Alltag, vor allem im dritten Trimester. Tipp: Um ältere Kinder zu trösten, kannst du zu ihnen herunter in den Kanutenstand gehen. Wenn du um das Tragen nicht herumkommst, aktiviere vorher Beckenboden und Muskelkorsett. Und dann solltest du das Kind schnellstmöglich wieder absetzen.
- Zwischendurch und am Abend kannst du für Beckenbodenentlastung sorgen, zum Beispiel durch ein Hochlagern des Beckens oder durch Entspannungsatmung.

HINWEIS FÜR AMBITIONIERTE SPORTLERINNEN

Sportlerinnen haben insgesamt eine kräftigere, leistungsfähigere Muskulatur, das ist ein Segen, weil der Körper die Schwangerschaft einfach besser bewältigt. Manchmal ist es aber auch ein Fluch, weil Sportlerinnen dazu neigen, sich in der Schwangerschaft weiter intensiv zu belasten, was folgende Problematik mit sich bringen kann: Die Muskeln der Extremitäten sind weiterhin recht stark, sie signalisieren »kein Problem, wir sind fit und belastbar«. Die Extremitäten haben sich aber mit dem Beckenboden leider nicht »abgesprochen«, denn dieser hängt bei zu viel Belastung ziemlich durch, weil er das Baby tragen muss und gleichzeitig aufgrund der Hormone weich ist. Daher gelten für Sportlerinnen folgende Tipps:

- Eine Schwangere muss nicht von heute auf morgen aufhören, Lasten zu tragen, aber du solltest immer etwas weniger heben und tragen, als du könntest.
- Sportlerinnen haben oft Probleme, den Beckenboden bewusst zu entspannen, daher gilt es, dies zu üben.

AN- UND ENTSPANNEN DES BECKENBODENS

Während der Schwangerschaft ist die Beckenbodenschulung anders als danach. Du aktivierst den Beckenboden nur sanft und legst viel Wert auf die Entspannung. Unter der Geburt wird die Hebamme dich auffordern, den Beckenboden beim Ausatmen locker zu lassen, daher übst du sowohl das Anspannen als auch das Entspannen.

Stelle dir den Beckenboden wie ein Trampolin im Unterleib vor, das aus drei übereinander angeordneten Schichten besteht. Auf diesem Trampolin liegt dein Baby. In folgender Übung werden diese drei Schichten nacheinander angesprochen und das Anspannen wie Entspannen geübt.

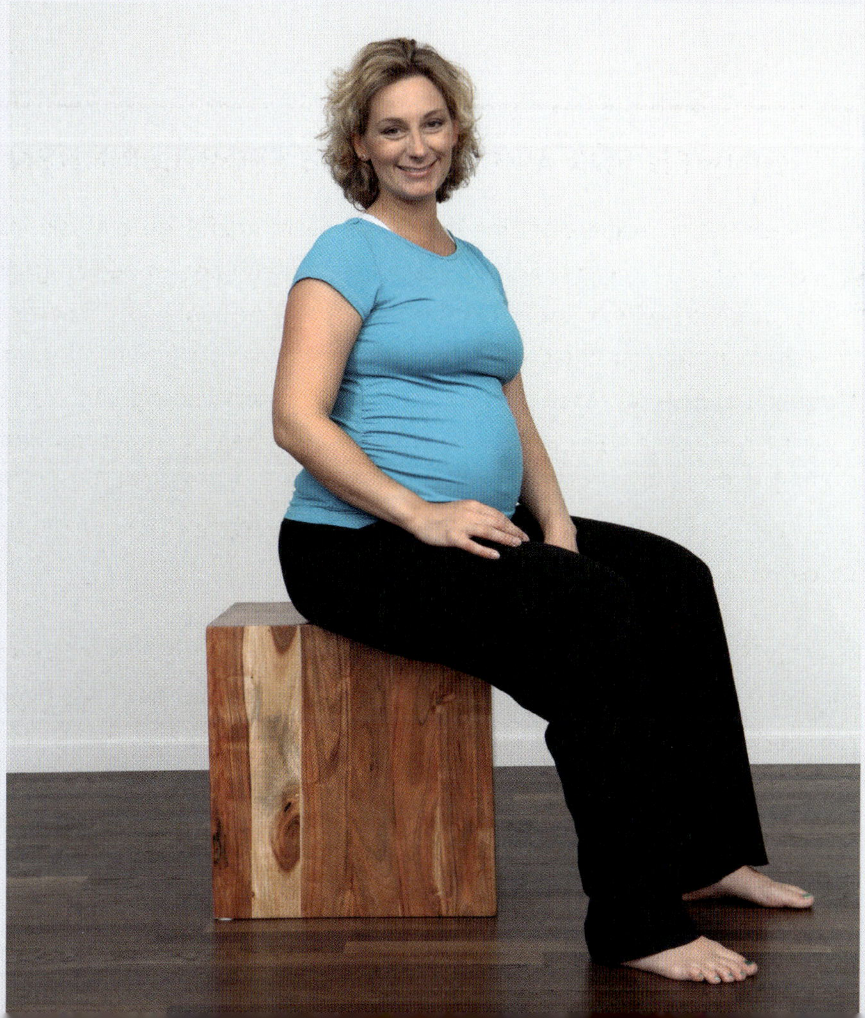

- Setze dich ganz gerade aufgerichtet auf eine einigermaßen harte Sitzfläche, die Füße stehen unter den Knien, der Rücken ist aufgerichtet, der Schultergürtel locker. Achte beim Üben immer darauf, den Pomuskel locker zu lassen.
- Beginne ganz unten mit den Schließ- und Schwellkörpermuskeln, sie umschließen die Körperöffnungen Scheide und After wie eine Acht. Verschließe sanft die Körperöffnungen, als würdest du zwei kleine Schwämme vorsichtig auswringen. Probiere das aus: Beide Körperöffnungen sanft verengen, dann wieder bewusst öffnen. Wiederhole dies einige Male, bis du ein gutes Gespür dafür hast.
- Die mittlere Beckenbodenetage verbindet die beiden Sitzhöcker. Wackle einmal auf der Sitzfläche, dann fühlst du die Sitzhöcker. Stelle dir vor, wie die Sitzhöcker zueinanderstreben, als wären sie magnetisch. Wichtig ist jetzt, den Pomuskel locker zu lassen. Es ist nur ein hauchzartes Spannungsgefühl, schau daher, ob du es wahrnehmen kannst. Übe auch das Entspannen, indem du die Sitzhöcker auseinanderstreben lässt. Falls es nach mehrfachem Probieren nicht klappt, ist das undramatisch, denn bei der späteren Gesamtanspannung ziehst du diese dünne Schicht automatisch mit.
- Die oberste Beckenbodenschicht erspürst du durch inneres Heben beziehungsweise Senken. Strecke die Wirbelsäule in die Höhe und drücke gleichzeitig sanft die Fersen in den Boden. Spürst du etwas Anspannung im Unterleib? Nun fahre dein Baby mit einem inneren Aufzug aufwärts. Wenn du nicht mehr kannst, löse den Fersendruck und fahre mit dem Aufzug langsam abwärts. Spüre nach, wie dein Kind mit seinem Gewicht schwer zwischen die Sitzhöcker sinkt, jetzt ist der Beckenboden entspannt. Übe einige Male, bis es wahrscheinlich irgendwann anstrengend wird.

Aktiviere jetzt alle Muskelschichten zusammen:

- Anspannung: Verschließe beide Körperöffnungen sanft, ziehe beide Sitzhöcker Richtung Damm und innerlich nach oben, drücke die Fersen sanft in den Boden und hebe das Baby innerlich. Spürst du die Spannung und den Halt in der Körpermitte?
- Entspannung: Entspanne den Rücken (ohne rund zu werden) und löse den Fersendruck, lasse die Sitzhöcker auseinanderdriften, locker die Körperöffnungen, das Baby sinkt schwer nach unten.

Der Beckenboden in der postnatalen Phase

Während der Vaginalgeburt sind aufgrund der Hormonausschüttung die bindegewebigen Strukturen um die einzelnen Beckenbodenmuskeln herum und deren fasziale Verbindungen extrem aufgelockert. Dadurch sind alle kleinen Muskeln gegeneinander beweglich und der Beckenboden lässt eine extreme Dehnung zu. Nur deshalb können sich die einzelnen Beckenbodenmuskeln bei der Vaginalgeburt gegeneinander verschieben und zusätzlich eine maximale Dehnung zulassen. Der Kopf des Kindes übt bei der Geburt einen enormen Druck nach unten auf den Beckenboden aus, ganz am Ende der Geburt öffnet sich dieser dann, um den Durchtritt des Kindes zu ermöglichen. Bekanntlich stellt schon die Schwangerschaft eine Belastung dar, bei der Vaginalgeburt kommt es dann zu extremer Druckbelastung und Dehnung und oft auch zu Verletzungen im Genitalbereich, wie einem Dammriss oder Ähnlichem.

Beim Kaiserschnitt erleidet zwar der Beckenboden keine solche Überdehnung, jedoch wird die Bauchwand maximal in Mitleidenschaft gezogen. Sie wird durchschnitten und es wird teilweise gerissen, um das Kind zu holen. Da die Bauchwand eng mit dem Beckenboden zusammenarbeitet, wirkt sich ein Kaiserschnitt ebenfalls negativ auf die Ansteuerungsfähigkeit des Beckenbodens aus.

Nach der Entbindung kann der Beckenboden seine Aufgaben wenig bis gar nicht erfüllen. Die Regeneration und der vorsichtige Wiederaufbau sind daher wichtig, um Folgeschäden zu vermeiden. Die Hormonlage ist im Wochenbett auf »Regeneration« eingestellt, deshalb sollte man schon zu dieser Zeit die richtigen Regenerationsmaßnahmen ergreifen und nicht bis zur Rückbildungsphase warten. Nach der Regeneration steht Wiederaufbau mit Rückbildungsgymnastik an.

DON'TS

Was die Beckenbodenregeneration nach der Geburt behindert:

- Körperliche Belastungen behindern den völlig strapazierten, vielleicht sogar verletzten Beckenboden dabei, sich wieder zusammenzuziehen und zu heben.
- Starkes Pressen, zum Beispiel beim Anheben einer schweren Kiste oder wenn man auf der Toilette besonders schnell fertig werden will, ist kontraproduktiv.
- Aufrollen aus der Rückenlage schiebt den Beckenboden nach unten.
- Erschütterungen oder Stoßbelastungen durch Laufen oder Springen sowie zu frühes beziehungsweise falsches Kräftigungstraining für die Körpermitte erzeugen Überbelastung.

DOS

Was du nach der Geburt für den Beckenboden tun kannst:

- Der Beckenboden sollte über viele Wochen sorgsam mit speziellen Übungen für die Körpermitte aufgebaut werden.

Ab Seite 128 findest du im Abschnitt »Prävention nach der Geburt« ganz konkrete Hinweise und Programme für deine Regenerations- und Rückbildungszeit.

HINWEIS FÜR AMBITIONIERTE SPORTLERINNEN

Sportlerinnen möchten nach der Geburt endlich wieder mit ihrem Training loslegen, und das ist nur zu verständlich, aber manches könntest du später vielleicht bereuen.

Du wirst vielleicht in den Wochen nach der Geburt gar keine Schmerzen oder Beschwerden im Beckenbodenbereich spüren und deshalb denken: »Super – alles wieder in Ordnung«. Aber das ist ein Trugschluss. Die Beckenbodenmuskulatur verhält sich anders als die meisten anderen Muskeln. Sportlerinnen sind von ihren Muskeln gewöhnt, dass sie bei Überlastung ein direktes Feedback geben, indem sie schmerzen, zittern oder verspannen. Der Beckenboden verhält sich aber anders als andere Muskeln: Ist er überstrapaziert, gibt er kein deutliches Schmerz-Feedback, denn er hat wenige Schmerzrezeptoren, weil Mutter Natur uns Mütter nicht über Gebühr quälen wollte. Dennoch führt die Überbelastung zu Funktionseinschränkungen. Um es salopp zu sagen: Der Beckenboden schmerzt nicht, aber er »leiert« trotzdem aus oder hängt durch.

Eine zu frühe Belastung des Beckenbodens kann im schlimmsten Fall zu einer Beckenbodensenkung führen, dann kannst du zwar wenige Wochen nach der Geburt wieder rasend schnell um den Sportplatz rennen, musst aber im ungünstigsten Fall eine Gebärmuttersenkung in Kauf nehmen. Hast du schon einmal erlebt, was mit dem Körper passiert, wenn man nach einer Verletzung oder Krankheit die Regenerationszeit missachtet? Der Körper mag das gar nicht. Du brauchst jetzt Geduld und Disziplin, um deinen Beckenboden zu regenerieren und systematisch, aber langsam wieder aufzubauen. Unabhängig von Inkontinenz- oder möglichen Rückenbeschwerden wird sich ein schwacher Beckenboden auch negativ auf deine sportlichen Leistungen auswirken. Die Geduld und Mühe, die du jetzt investierst, lohnt sich, denn deine Leistungsfähigkeit wird langfristig wieder sehr gut sein.

Im Kapitel »Prävention in der prä- und postnatalen Phase« ab Seite 89 findest du weitere Tipps, wie du so schnell wie möglich, aber dennoch sorgsam wieder fit wirst.

DEN BECKENBODEN WIEDER WAHRNEHMEN UND ANSPANNEN

Nach der Geburt geht es darum, den Beckenboden wieder wahrnehmen und vor allem anspannen zu können. Diese Fähigkeiten sind die Voraussetzung für sämtliche Körpermitteübungen.

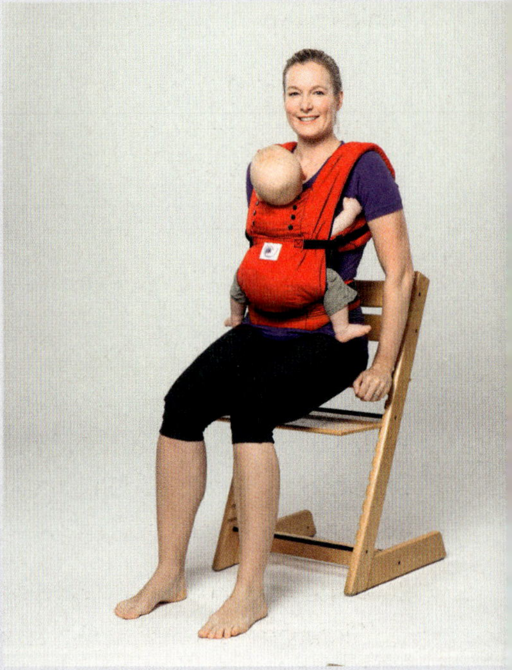

Stelle dir den Beckenboden wie ein Trampolin im Unterleib vor, das aus drei übereinander angeordneten Schichten besteht. Du wirst alle drei nacheinander ansprechen und erspüren. Achte unbedingt darauf, die Pomuskeln entspannt zu lassen.

Ausgangsposition
Setze dich aufrecht auf einen harten Stuhl, sodass du beide Sitzhöcker auf der Sitzfläche spürst. Strecke die Wirbelsäule und entspanne die Schultern. Die Füße stehen unter den Knien.

Wahrnehmung der unteren Beckenbodenmuskulatur
Die unterste Beckenbodenmuskelschicht, die Schließ- und Schwellkörpermuskeln, umschließt die Körperöffnung der Scheide und After wie eine Acht.

- Stelle dir in der Vagina und dem Enddarm zwei kleine Schwämmchen vor. Verschließe die Körperöffnungen und wringe die beiden Schwämmchen sanft und ohne Anstrengung aus. Du wringst sie von unten nach oben aus. Probiere einige Male, ob du die Verengung an den Körperöffnungen spürst, das ist das Wichtigste. Die Verengung im Inneren von Vagina und Enddarm ist schwerer zu spüren, es ist ein extrem sanftes, gering wahrnehmbares Spannungsgefühl.
- Probiere einmal aus, ob du das Anspannen der Schließmuskulatur an die Ausatmung koppeln kannst: Also beim Ausatmen verschließen und verengen und beim Einatmen öffnen und locker lassen. Diese Beckenbodenmuskeln sind am leichtesten zu erspüren, dennoch kann es einige Tage Übung erfordern.

Wahrnehmung der mittleren Beckenbodenmuskulatur

Die mittlere Beckenbodenschicht verbindet die beiden Sitzhöcker und ist am schwierigsten wahrnehmbar. Wenn es dir nicht gelingt, mach dir keinen Stress, denn diese Schicht wird immer mitgezogen, wenn du die anderen beiden anspannst.

- Wackle einmal bei gerader Haltung auf dem harten Stuhl, dann fühle die beiden Sitzhöcker. Stelle dir vor, dass die Sitzhöcker sich magnetisch anziehen. Es bewegt sich kaum etwas, aber du spürst vielleicht einen Hauch von Spannung im Unterleib.
- Wenn du es schon hinbekommst, arbeite im Atemrythmus, ansonsten einfach nicht auf die Atmung achten. Bei der Ausatmung spannst du die Sitzhöcker zueinander, bei der Einatmung werden die Sitzhöcker schwer und streben auseinander. Wiederhole dies ein paarmal. Achte dabei auf entspannte Gesäßmuskeln, das ist sehr schwierig.

Wahrnehmung der oberen Beckenbodenmuskulatur

Die oberste Beckenbodenschicht aktivierst du durch Streckung und Aufrichtung im Rücken und Heben der Organe.

- Lasse das Schambein und Steißbein Richtung Stuhl sinken und ziehe den Scheitel Richtung Decke, jetzt bist du schön aufgespannt. Stelle dir nun vor, einen Tampon innerlich nach oben zu saugen. Spürst du das innere Heben?
- Versuche es vielleicht mit dem korrekten Atemrhythmus. Hebe beim Ausatmen den Tampon nach oben und senke ihn beim Einatmen langsam, das wird schnell anstrengend.

Wahrnehmung aller Muskelschichten zusammen

Jetzt aktivierst du alle Muskelschichten zusammen, wobei du sehr gut mit dem Bild vom startenden Flugzeug arbeiten kannst, aber vielleicht ist auch der innere Aufzug für dich besser.

Flugzeug

1. Bleibe gerade sitzen und lasse den Po locker.
2. Atme schnell aus und spanne dabei After, Damm und Vagina an. Hebe alles wie ein startendes Flugzeug innerlich Richtung Bauchnabelinnenseite.
3. Bei der Einatmung entspannst du den Rücken, ohne rund zu werden, das Flugzeug bewegt sich langsam rückwärts, die Körperöffnungen öffnen sich, zwischen den Sitzhöckern wird es etwas schwerer.

Aufzug

1. Bleibe gerade sitzen und lasse den Po locker.
2. Atme schnell aus und spanne dabei After, Damm und Vagina an. Lasse alles innerlich mit einem Aufzug Richtung Brust hochfahren.
3. Bei der Einatmung entspannst du den Rücken, ohne rund zu werden, der Aufzug fährt langsam herunter, die Körperöffnungen öffnen sich, zwischen den Sitzhöckern wird es etwas schwerer.

FASZIALE FUNKTIONSEINHEIT KÖRPERMITTE

Bisher haben wir uns im Wesentlichen mit der Muskulatur der Körpermitte beschäftigt. Nun geht es um das fasziale System, welches für die Gesundheit der Körpermitte eine wesentliche Rolle spielt. Alle Muskeln der Körpermitte sind in ein fasziales System eingebunden, welches wir kennen und benutzen sollten. Faszien bestehen aus Bindegewebe und ziehen sich durch den gesamten Körper, sie verbinden quasi alles mit allem. Wer schon einmal ein ganzes Huhn zerlegt und auseinandergenommen hat, kennt diese teilweise sehr dünnen, teilweise ziemlich festen Häute, Hüllen und Sehnen. Faszien haben einen wesentlichen Einfluss auf die Stabilisations- und Bewegungsfähigkeit der Körpermitte und aufgrund dieser Verbundenheit müssen wir die Körpermitte als Funktionseinheit betrachten. Alle Muskeln und das gesamte Fasziengewebe haben ihre Aufgabe in der gemeinschaftlichen Zusammenarbeit. Solange alle ausgewogen miteinander arbeiten, ist die Körpermitte funktionsfähig und beschwerdefrei.

Die Bauchwand und ihre speziellen Eigenheiten

Die Bauchwand wird aus allen Bauchmuskeln, deren Muskelhüllen sowie flächigen Sehnen gebildet. Alle beteiligten Faszien vereinen sich vorne zu einer großen Bauchwandfaszie. Diese flächenhafte Vernetzung kann verschiedenste Bewegungen durchführen, aber vor allem ist sie normalerweise eine sehr stabile, feste, widerstandsfähige Wand. Diese Wand hält die Organe am Platz, gibt Schutz und Halt und ist ein wichtiger Part der aufrechten Haltung.

Die Eigenschaften der Bauchwandfaszie ähneln denen eines Trampolins: fest und gleichzeitig etwas flexibel, um Druckerhöhungen abzufedern oder zu kompensieren. Die Bauchwand einer Frau soll also fest sein und vorne Halt geben, sie soll jeglichem Druck von innen oder außen Festigkeit und eine gewisse Federelastizität entgegensetzen. Aber während der Schwangerschaft soll sie in der Lage sein, sich maximal auszudehnen und auszudünnen, was im Grunde ihrer Aufgabe entgegensteht. Diese »Pattsituation« ist für den weiblichen Bauch schwierig zu bewältigen.

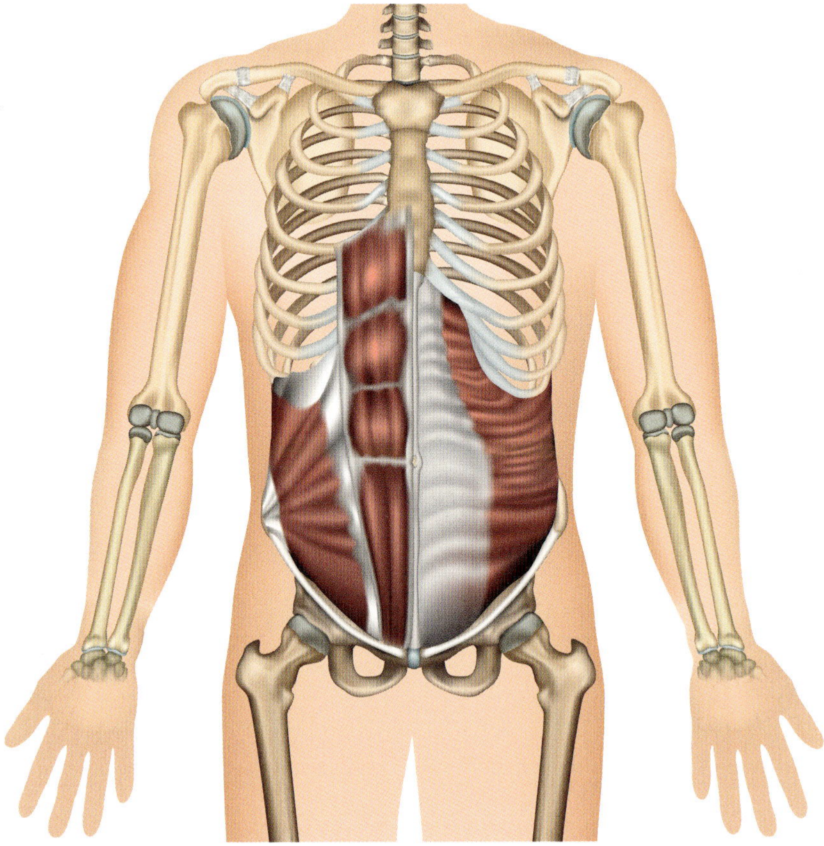

Anatomie der Bauchwandfaszien

Wichtig zu wissen: Nicht nur die Muskeln, sondern auch die Bauchwandfaszien werden überdehnt und ausgedünnt. Und Faszien brauchen länger als Muskeln, um wieder straff und fit zu werden. Nach der Geburt reicht es also nicht, schnell und hart Krafttraining für die Muskeln zu machen. Die Bauchwandfaszie braucht Zeit und spezielle Stimulation, um zu regenerieren.

Um die geschädigte Bauchwand zu trainieren, muss man also Muskeln kräftigen, die faszialen Strukturen sind allerdings ebenso zu berücksichtigen. Faszien benötigen neben Zeit und Übungen auch nährstoffreiche Nahrungsmittel sowie ausreichend Flüssigkeit.

Fasziale Verbindungen zwischen Beckenboden und Muskelkorsett

Das Muskelkorsett und der Beckenboden stehen über Faszien in Verbindung zueinander und arbeiten eng zusammen. Mittels faszialer Spannungsketten ist der Beckenboden die Brücke zwischen der vorderen und der hinteren Rumpfseite und verbindet die Muskeln miteinander.

Die Aufgaben der Funktionseinheit Körpermitte

Indem alle Muskeln und Faszien zusammenarbeiten, können sie folgende Aufgaben erfüllen.

- **Bewegungsfunktion:** Die Funktionseinheit Körpermitte ist für vielseitige Rumpfbewegungen zuständig.
- **Gurtende Funktion:** Wenn sich das System »zusammenzurrt«, sorgt es dafür, dass in statischen Haltungen oder dynamischen Bewegungen die Körpermitte wie ein Paket zusammengehalten werden kann. Das gibt Halt und Stabilität. Außerdem ist die Topografie der Organe sowie des Beckens und der Wirbelsäule gesichert.
- **Widerstandsfunktion:** Bei Druck von außen oder innen kann die Körpermitte flexiblen Widerstand entgegensetzen. Druck von außen entsteht beispielsweise bei Stößen durch einen Sturz oder durch Schläge beim Boxen. Druck von innen entsteht zum Beispiel beim Husten oder Springen, indem die Organe innen mithopsen.
- **Ästhetische Funktion:** Und nicht zu vergessen ist der optische Aspekt. Eine ausgewogene, fitte Mitte ist verantwortlich für eine schmale Taille und einen flachen Bauch.

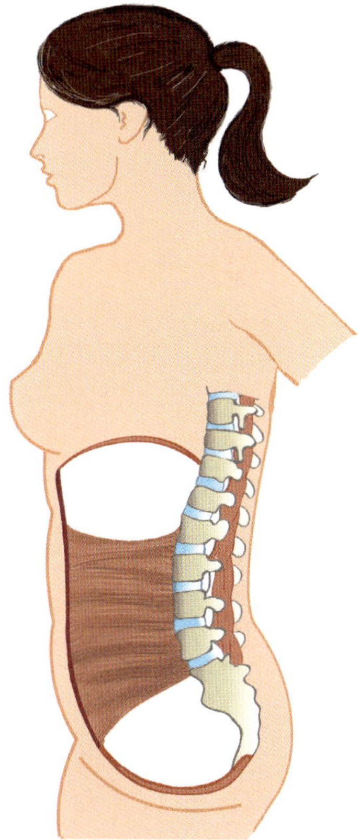

Die Muskeln und Faszien der Körpermitte bilden eine Art stabile und flexible Box.

Für die optimale Spannung und physiologische Zusammenarbeit ist ein ausgewogenes Verhältnis aller Muskeln und Faszien notwendig. Die Kraftfähigkeit der Muskeln und die Spannungsfähigkeit der Faszien gerät jedoch in der prä- und postnatalen Phase aus dem Gleichgewicht. Durch gezielte Maßnahmen kannst du dieser Tatsache sinnvoll begegnen.

Die Körpermitte während der Schwangerschaft

Für die optimale Funktionalität der Körpermitte ist ein ausgewogenes Kräfte- und Spannungsverhältnis notwendig. Durch die Schwangerschaft wird dieses Gleichgewicht gestört. In der postnatalen Phase kannst du dieses Gleichgewicht durch Wahrnehmungsübungen und gezielte Kräftigung wiederherstellen.

Die Körpermitte verliert während der Schwangerschaft an Kraft und Grundspannung. Die gesamte Funktionseinheit Körpermitte »leidet« unter der veränderten körperlichen Situation und kann ihre Funktion immer weniger erfüllen. Dies kann ein paar Probleme mit sich bringen.

Durch den größer werdenden Bauch verlagert sich der Körperschwerpunkt nach vorne. Die schwächer werdende Körpermitte kann die aufrechte Haltung immer schlechter stabilisieren, dies führt zur Lendenwirbel-*Hyperlordose*, also einer verstärkten Innenwölbung der Lendenwirbelsäule, umgangssprachlich auch Hohlkreuz genannt, und zur Überlastung des Rückens. Rückenbeschwerden können die Folge sein.

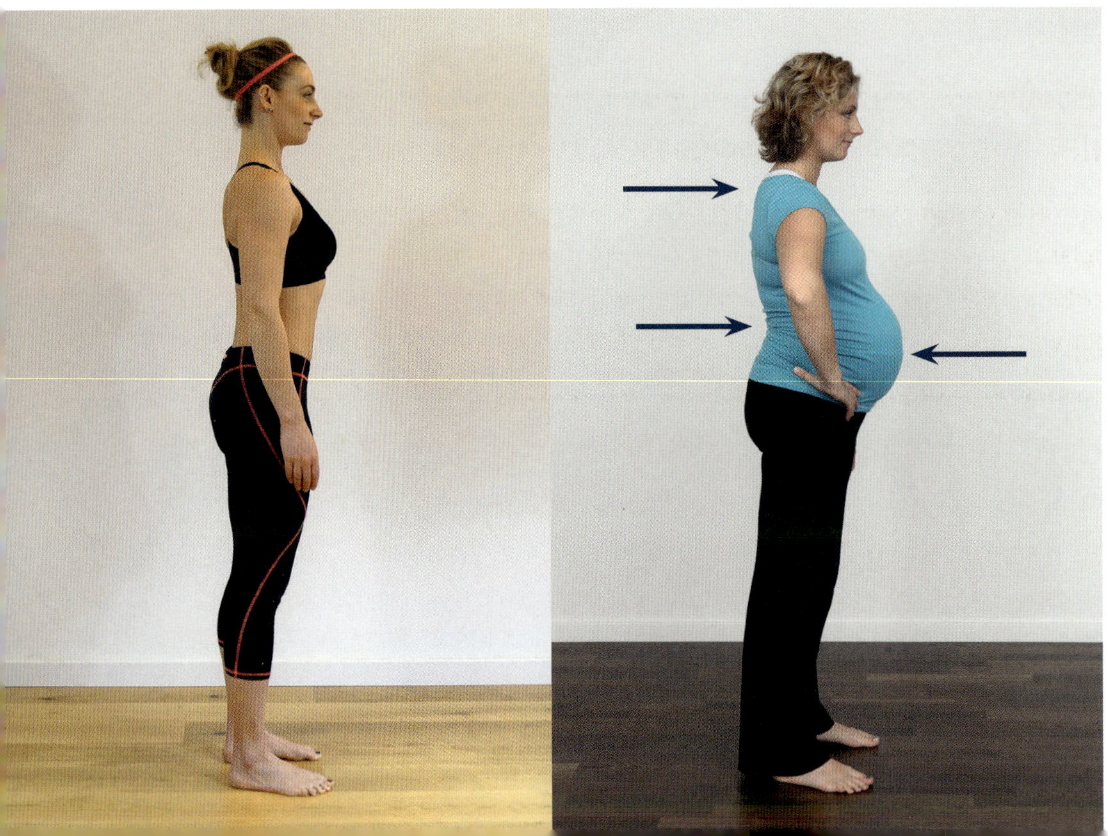

Während der Schwangerschaft verändert sich die Statik der Körpermitte.

DON'TS

Was die Haltungs- und Rückenproblematik verstärkt:

- Gar kein Kräftigungstraining für die Körpermitte zu machen, ist nachteilig.
- Mangelnde Übungen beziehungsweise Kraft verstärken den Funktionsverlust und somit den Verlust an Körperhaltung. Die pauschale Aussage »Bauchmuskeln nicht mehr trainieren« ist somit falsch.

Auf welche Weise du die Bauchmuskeln trainieren kannst, erfährst du im Kapitel »Prävention in der prä- und postnatalen Phase«.

DOS

Wie Frauen der Haltungs- und Rückenproblematik begegnen können:

- Eine gute, an die Schwangerschaft angepasste Körperhaltung.
- Sanfte Kräftigung der Körpermitte mit pränatalen Kräftigungsübungen.
- Entlastung der Wirbelsäule zwischendurch und am Abend.
- Dehnung, Mobilisation und Entspannung für den Rücken in Alltag und Sport.

HINWEIS FÜR AMBITIONIERTE SPORTLERINNEN

Sportlerinnen haben normalerweise weniger Probleme mit ihrer Haltung, weil ihre Rumpfmuskulatur besser ausgebildet ist und sie sich ohnehin bewusster halten. Wenn sie sich trotzdem an die oben erwähnten Tipps halten, strapazieren sie ihre Körpermitte weniger und die Rückbildung verläuft nach der Geburt besser.

DIE MUSKELN DER KÖRPERMITTE ANSPANNEN

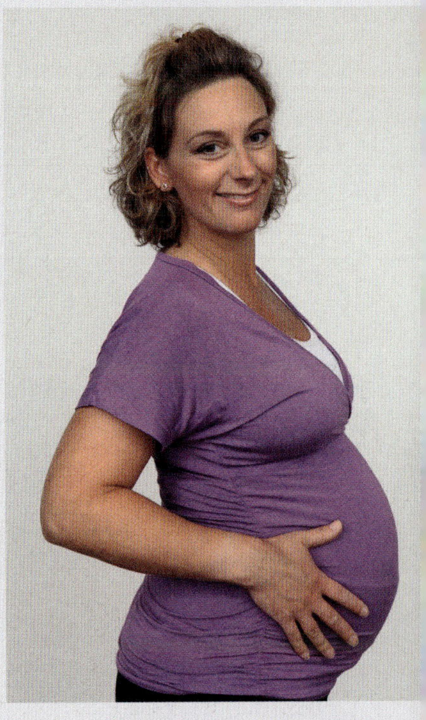

In der Schwangerschaft solltest du üben, die Muskeln der Körpermitte wahrzunehmen und sie angemessen anzuspannen. So kannst du dir und dem wachsenden Baby Halt geben und du lernst, den Bauchinnendruck zu managen.

1. Stelle dich einmal völlig ohne Körperspannung, ganz schlapp hin, scanne den Körper von den Füßen bis zum Scheitel und nimm wahr, wie du dich fühlst. Wo fühlst du dich belastet, wo ist Druck oder sogar Schmerz?
2. Nun aktiviere die Füße: Ferse, Fußaußenkanten und Ballen bilden zwei Dreiecke, auf denen du dich stabil aufstellst. Drücke ganz sanft alle Zehen in den Boden, bis du etwas mehr Fußspannung spürst. Dann stelle dir vor, mit dem Fußgewölbe Staub vom Boden anzusaugen und diesen durch die Beine hindurch bis hoch zum Becken zu saugen. Allein das verursacht eine sanfte Ganzkörperspannung.
3. Lasse dein Steißbein zum Boden sinken, während der Scheitel zur Decke strebt, und dann aktiviere ein wenig den Beckenboden. Spanne Steißbein, Schambein und beide Sitzhöcker ein wenig Richtung Damm und hebe mit diesem das Baby etwas in den Körper. Das Baby liegt auf einer leicht gespannten Hängematte.
4. Lege beide Hände um den Bauchnabel, halte die geringe Beckenbodenspannung aufrecht und stelle dir vor, du pustest vier Kerzen auf einem Kuchen aus. Automatisch bekommt die Bauchdecke etwas Grundspannung, sie bewegt sich etwas weg von den Händen.
5. Jetzt ist die Körpermitte in einer angemessenen, nicht anstrengenden Grundspannung, die dir im Alltag bei der Körperhaltung oder auch bei Bewegungsanforderungen hilft, wie zum Beispiel mit dickem Babybauch vom Stuhl aufzustehen.
6. Zum Abschluss kontrolliere noch, ob die Schultern beziehungsweise der Nacken entspannt nach hinten unten positioniert sind. Scanne nochmals den Körper und frage dich: Was hat sich verändert im Vergleich zum Anfang?

Die Funktionseinheit Körpermitte in der postnatalen Phase

Damit die Körpermitte optimal arbeiten kann, ist ein ausgewogenes Kräfteverhältnis aller beteiligten Muskeln und eine gute Faszienspannung notwendig. Nach der Geburt ist jedoch das ganze System aus dem Gleichgewicht, von einem ausgewogenem Körpermittezusammenspiel kann keine Rede sein, von einer straffen Körpersilhouette ganz zu schweigen. In den ersten sechs bis acht Wochen findet ein natürlicher Regenerationsvorgang statt, der Körper heilt sich selbst und dies gilt es gezielt zu unterstützen. Wenn Frauen langfristig wieder eine fitte, funktionstüchtige und straffe Körpermitte haben möchten, sollten sie die Regeneration durch entsprechendes Verhalten unterstützen und nach der Regenerationsphase konsequent Rückbildungsgymnastik betreiben.

HINWEIS FÜR AMBITIONIERTE SPORTLERINNEN

Sportlerinnen haben in der Regel starke oberflächliche Rumpf- und Extremitätenmuskulatur, die sie nach der Geburt schnell wieder kraftvoll einzusetzen in der Lage sind. Aber wenn sie sehr schnell intensiv mit diesen ohnehin fitten Muskeln zu arbeiten beginnen, besteht die Gefahr, dass abgeschwächte oder verletzte Muskeln oder überdehnte Faszienstrukturen nicht »hinterherkommen«. Durch zu frühe oder falsche sportliche oder alltägliche Belastung können Disbalancen noch verstärkt werden. Einige Sportlerinnen haben dann am Ende der Rückbildungsphase sehr starke schräge Bauchmuskeln und die tiefer liegenden Strukturen sind überhaupt nicht mitgekommen und haben daher eher abgebaut.

GRUNDSPANNUNG DER KÖRPERMITTE

Es ist außerordentlich wichtig, die Körpermitte in eine Grundspannung bringen zu können, die zwar Aufmerksamkeit kostet, aber nach einer gewissen Zeit des Übens nicht als Anstrengung wahrgenommen werden sollte.

1. Stelle dich hin, als wärst du ziemlich müde und schlecht drauf. Scanne deinen Körper von unten nach oben und nimm wahr, wo du dich besonders instabil und belastet fühlst. Fühlst du irgendwo sogar Druck, Zug oder Schmerzen?
2. Positioniere jetzt die Füße unter den Hüftgelenken. Zwei Drittel deines Gewichts lasten auf der Ferse und ein Drittel auf dem Ballen. Spanne ganz wenig die Füße auf, als hättest du einen Maikäfer unter dem Fußgewölbe, den du nicht zerdrücken möchtest. Wenn du dir vorstellst, Kniekehle und Kniescheibe hochzuziehen, entwickelt sich

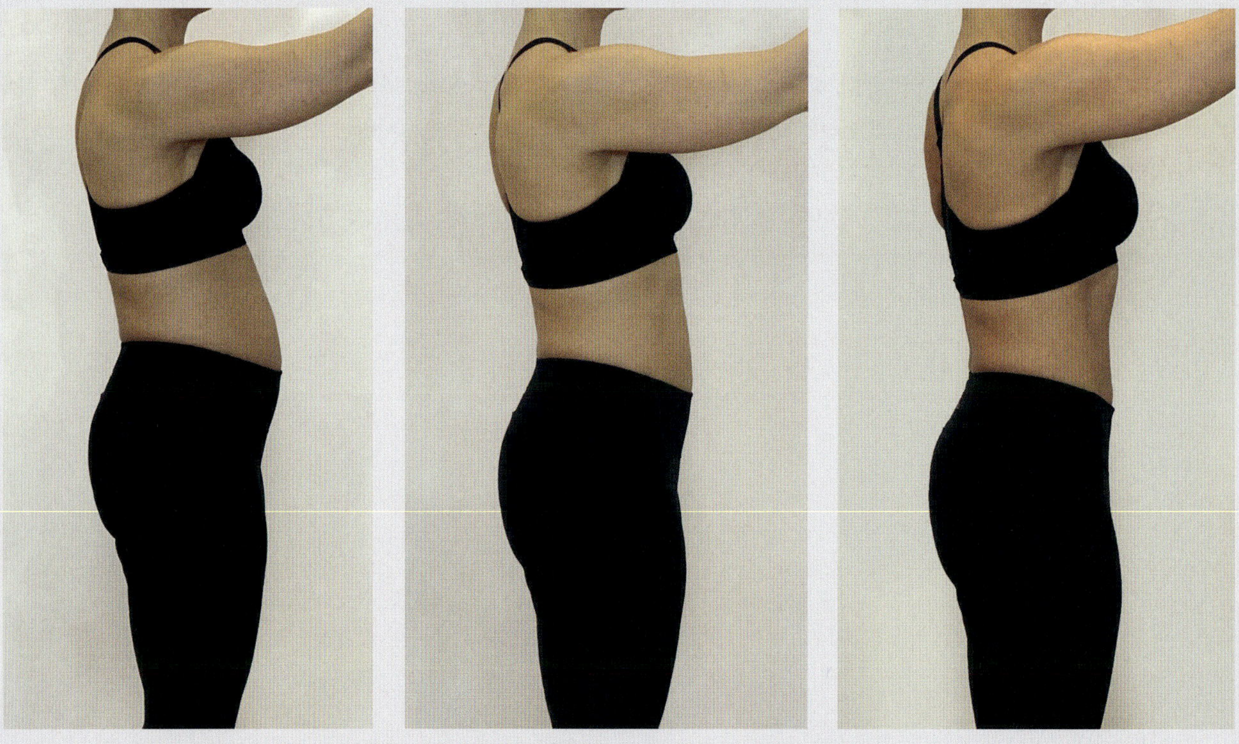

Ohne Grundspannung (links), Grundspannung für den Alltag (mittig), maximale Spannung für Anstrengungen im Alltag oder Sport (rechts)

eine sanfte Spannung in den Beinen. Automatisch überträgt sich diese auch ein wenig auf den Rumpf.

3. Wahrscheinlich befindet sich dein Schambein viel weiter hinten als deine beiden Beckenknochen, das sollte korrigiert werden. Bringe dazu das Schambein und die Beckenknochen in eine Ebene, wie ein dreieckiger Wandspiegel. Die Pomuskeln sollen dabei nicht arbeiten, spüre einmal in die Körpermitte und vielleicht bemerkst du im Beckenboden und in der tiefen Bauchwand eine ganz sanfte Aktivierung.
4. Jetzt spannst du den Beckenboden so an (schließen und heben), dass er den Organen Halt gibt, es aber nicht zu anstrengend ist. Die Spannung überträgt sich wahrscheinlich schon auf die Innenseite vom Unterbauch. Um die tiefe Bauchmuskulatur zu aktivieren, schiebst du die Füße in den Boden und den Scheitel zur Decke. Hebe innerlich noch mehr den Beckenboden und stelle dir vor, dass der Nabel sich zwei Millimeter Richtung Brustbein bewegt. Du spürst eine sanfte Straffung im Bauch. Schaue mit einem Lächeln geradeaus und lasse die Schulterblätter entspannt nach hinten unten sinken.

Diese Grundspannung gibt dir im Alltag gute Stabilität und sollte sich nach einiger Zeit unanstrengend und normal anfühlen. Wenn du Anstrengungen im Alltag oder beim Sport erledigen musst wie beispielsweise eine Hantel heben, dann verstärke die Grundspannung für diese kurze Zeit.

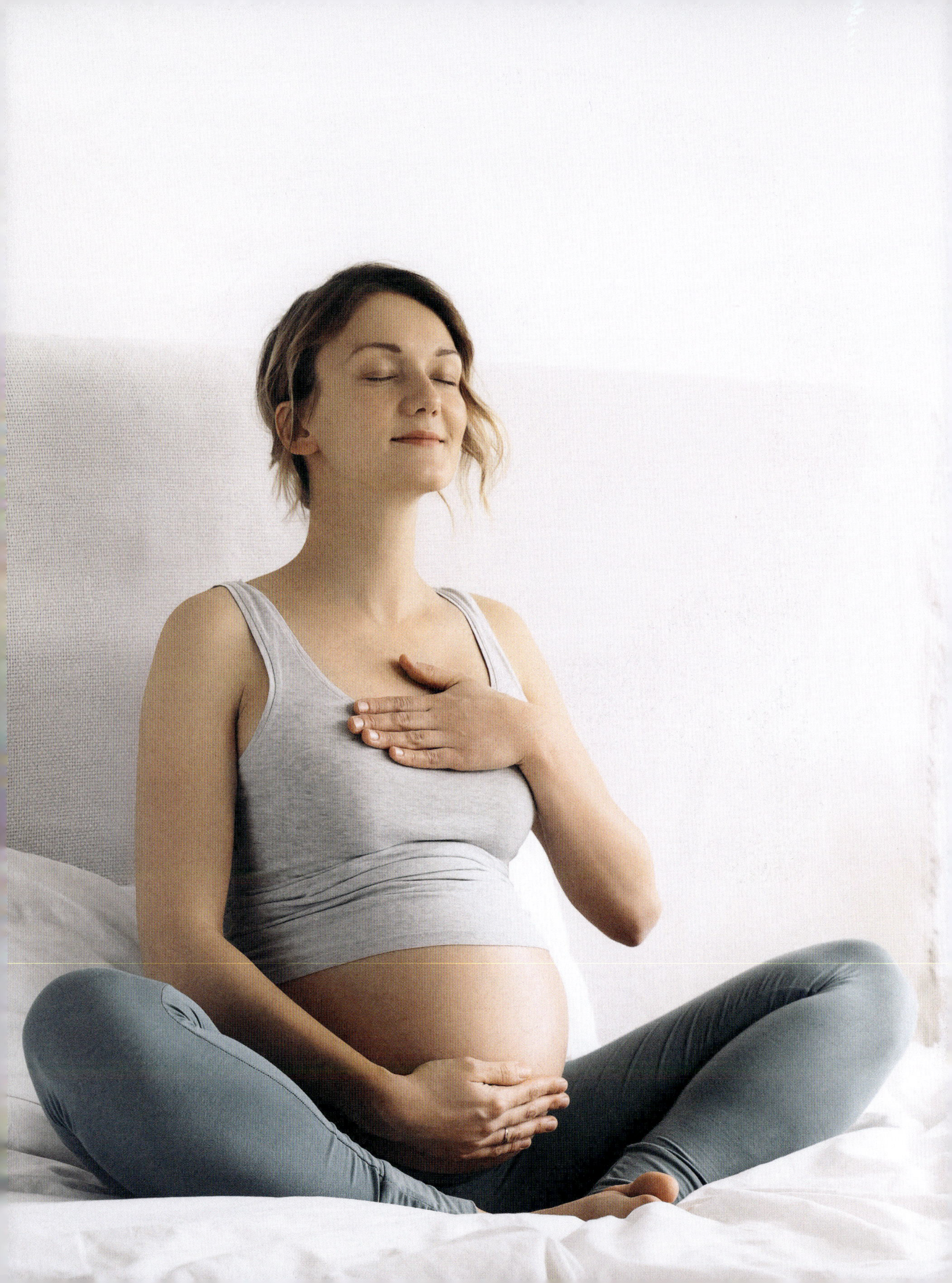

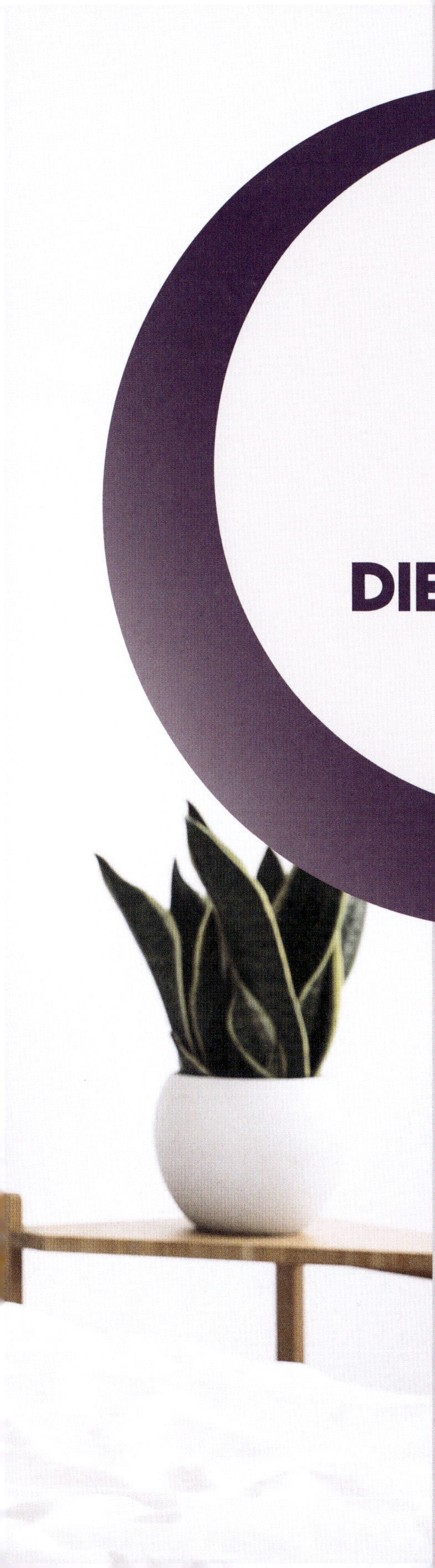

2

DIE ATMUNG

Ohne Atmung ist kein Leben möglich, dennoch beschäftigen wir uns weder im Alltag noch im Sport besonders viel mit dieser so essenziellen Fähigkeit. In diesem Kapitel lernst du deine Atmung kennen, denn die Funktionalität der Körpermitte und die Funktionalität der Atmung sind eng miteinander verwoben. Je besser du deine Atmung kennst und je mehr du dich auch mit der Atemmechanik auskennst, desto besser kannst du deine Körpermitte im Alltag und im Sport einsetzen.

WAS IST ATMUNG?

Atmung ist die Grundlage unseres Lebens. Über Nase, Mund, Lunge und Herz-Kreislauf-System verteilen wir den notwendigen Sauerstoff im Körper und entlassen auf dem umgekehrten Weg das entstandene Kohlenstoffdioxid. Bei diesem Ablauf spielt auch die Körpermittemuskulatur eine große Rolle. Die Funktionalität von Atmung und Muskulatur sind eng miteinander verwoben, deswegen solltest du dich mit der Atemmechanik etwas auskennen.

BRUST- UND BAUCHATMUNG

Generell unterscheidet man zwischen Brust- und Bauchatmung. Ein Mensch kann mit ein bisschen Übung beide Atemweisen je nach Bedarf umsetzen. Die natürliche Ruheatmung jedoch verbindet beides, sodass die beiden Atemweisen Brust- und Bauchatmung gleichzeitig und gemeinsam wirken. Bei der Brustatmung dehnt sich

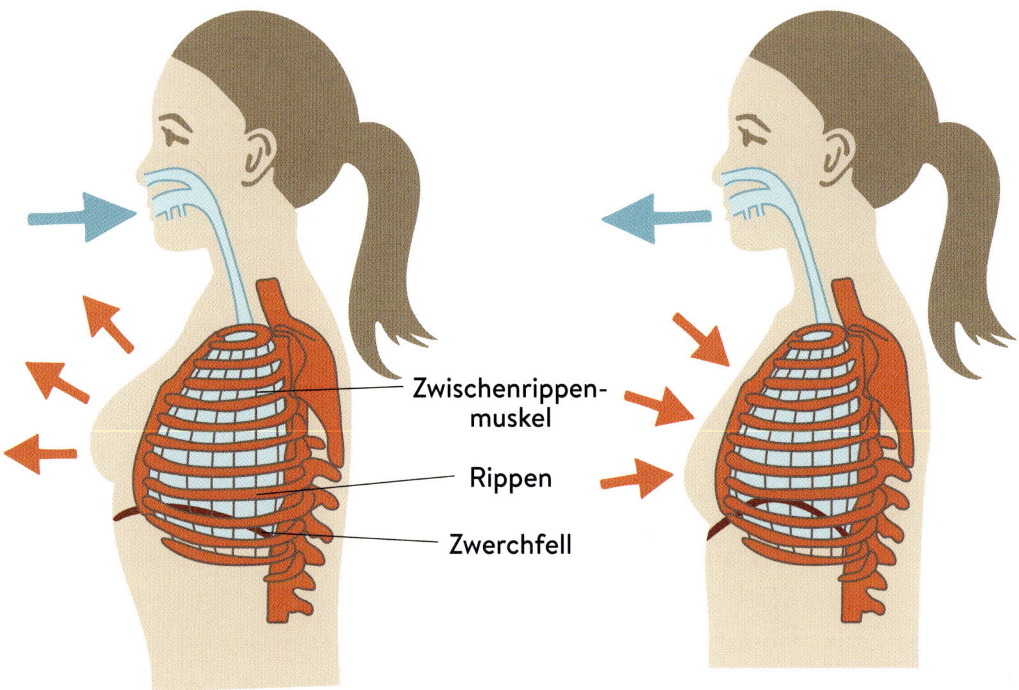

Brustatmung

der Brustkorb beim Einatmen nach vorne und zur Seite aus und bei der Ausatmung zieht er sich wieder zusammen.

Die Bauchatmung findet im unteren Rumpfbereich statt: Bei der Einatmung spannt das Zwerchfell an und Luft strömt ein, bei der Ausatmung lässt das Zwerchfell los und die Luft entweicht passiv. Bei der Bauchatmung wird bei der Einatembewegung der Platz im Bauchraum geringer und deshalb weichen die Organe zum einen Richtung Bauchwand und zum anderen Richtung Beckenboden aus. Auf diese Weise dehnen sie sanft die Bauchmuskeln nach vorn und die Beckenbodenmuskulatur nach unten.

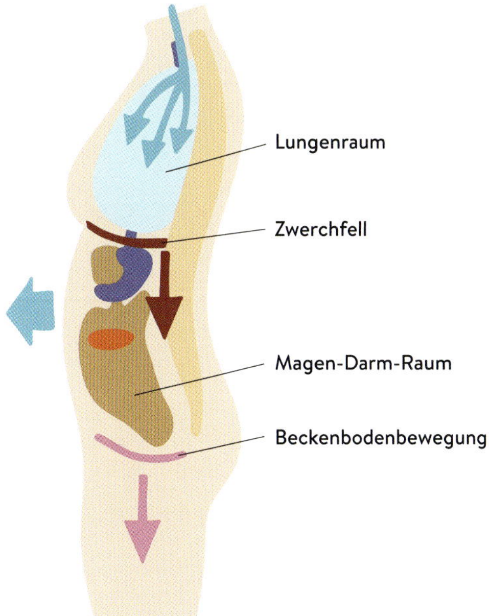

Bauchatmung

DIE NATÜRLICHE ATMUNG

Bei der natürlichen Einatmung in Ruhe (keine körperliche Belastung) werden Brust- und Bauchatmung miteinander kombiniert. Durch die einströmende Luft dehnt sich die Lunge dreidimensional aus. Daraufhin weitet sich der Brustkorb ein wenig, die Bauchwand wölbt sich geringfügig und der Beckenboden sinkt etwas, um Platz im

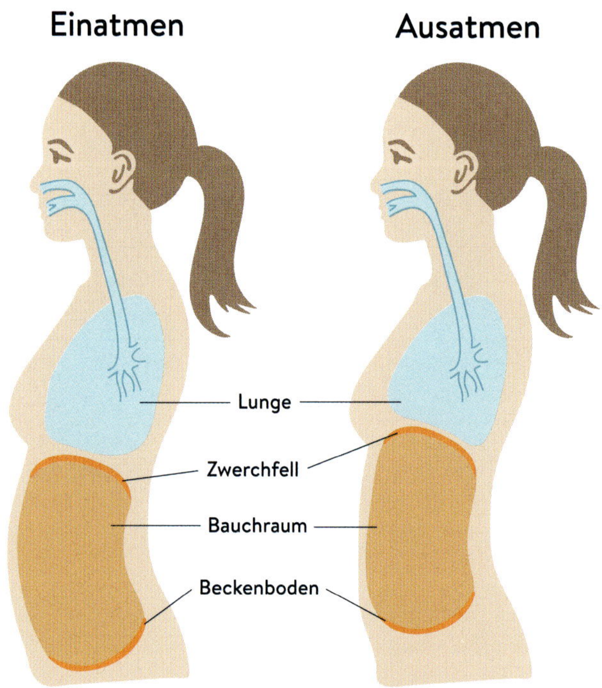

Schematische Darstellung der natürlichen Atmung in Ruhe = Kombination von Brust- und Bauchatmung

Brust- und Bauchraum zu schaffen. Beim natürlichen Ausatmen in Ruhe wird die Lunge wieder kleiner und alles passiert rückwärts. Die Bauchmuskeln gehen beim Ausatmen passiv aufgrund ihrer Eigenspannung (Eigenelastizität) zurück in ihre Ausgangsstellung, der Beckenboden hebt sich etwas und der Brustkorb verschmälert sich wieder. Die natürliche Atmung erfordert keine Kraftanstrengung und ist nur geringfügig sichtbar. Bei Anstrengung sieht man deutlich mehr Bewegung.

Atmung und Beckenboden

Die natürliche Ruheatmung bewirkt, dass der Beckenboden sich in der Einatemphase automatisch leicht senkt beziehungsweise dehnt und in der Ausatemphase leicht hebt und zusammenzieht. Daraus folgt: Wenn du die Beckenbodenmuskulatur bewusst nach innen oben anspannen möchtest, tust du dies am besten beim Ausatmen durch die Lippenbremse mit hartem »Pffffff«.

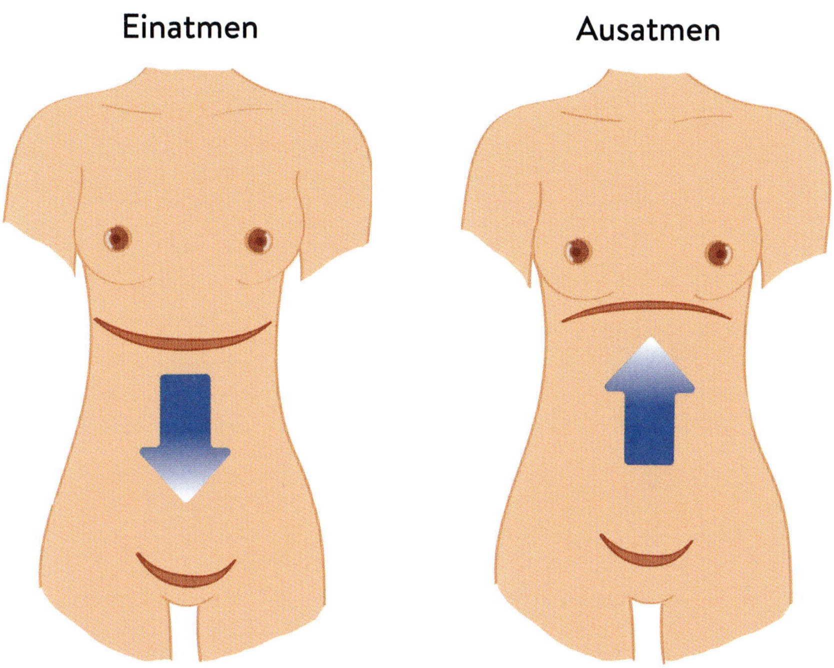

Bewegung des Beckenbodens bei der Atmung

Es ist am einfachsten, den Beckenboden während der Ausatmung anzuspannen, weil er sowieso den Organen und dem Zwerchfell nach oben folgt. Aber dennoch kannst du den Beckenboden auch umgekehrt einsetzen. Probiere einfach einmal aus, den Beckenboden während der unterschiedlichen Atemphasen anzuspannen oder zu lösen.

Bei einem plötzlichen Ausatemstoß (beispielsweise beim Niesen) wirkt eine intensive, plötzliche Druckerhöhung auf die Körpermitte. In solchen Momenten müssen die schnellen Muskelfasern des Beckenbodens schnell und reflektorisch anspannen, um von unten Halt zu geben und die Körperöffnungen abzudichten. Dieses plötzliche reflektorische Anspannen ist nicht willentlich steuerbar, man kann es jedoch üben. Probiere dies aus: den Beckenboden gering vorspannen, dann intensive, kurze, impulshafte Sprechlaute wie »p« oder »k« aussprechen und dir dabei vorstellen, der Beckenboden würde beim Sprechlaut »wie ein Pingpongball nach innen flitschen«.

Es gibt auch die Möglichkeit, die Beckenbodenmuskulatur beim Ausatmen bewusst zu entspannen und zu dehnen. In manchen Lebenslagen willst du den Beckenboden vielleicht bewusst loslassen und entspannen, zum Beispiel während der Eröffnungsphase unter der Geburt oder bei Beckenverspannungen oder auf der Toilette. Hierfür solltest du den Kiefer entspannen und durch den geöffneten Mund mit lang gezogenem »Haaaaaaaaa« ausatmen, weil es dann bedeutend einfacher ist, den Beckenboden weich und weit werden zu lassen. Probiere das einmal im Sitzen oder Liegen aus: Atme langgezogen mit »Haaaaaaaaa« aus, lasse die Organe tief sinken, weite den Abstand zwischen Sitzhöckern, Steißbein und Schambein, öffne alle Körperöffnungen.

Atmung und Muskelkorsett

Wenn du tief in den Bauch einatmest, kannst du diesen kaum noch anspannen. Deshalb macht es Sinn, bei intensiveren Alltagsanstrengungen oder Übungen eher in die Brust zu atmen, um im unteren Rumpfbereich mehr Stabilität zu haben.

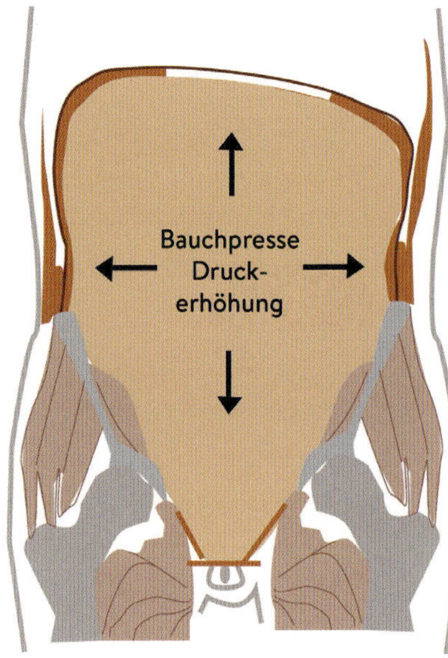

Da die Bauchpresse die Beckenbodenmuskulatur belastet, sollte der Beckenboden in der Körpermittespannung einbezogen werden.

Durch verstärktes Ausatmen kannst du das Muskelkorsett bewusst und intensiv anspannen, dadurch wird die Körpermitte wie ein Korsett zusammengeschnürt. Je stärker du das Muskelkorsett anspannst, desto mehr Bauchpresse entsteht. Diese macht den Bauch flach und führt gleichzeitig zu einem Bauchinnendruck. Wichtig zu wissen: Da der Bauchraum dabei enger wird, schieben die Organe nach unten gegen den Beckenboden.

Die Bauchpresse bei gleichzeitig entspanntem Beckenboden ist beim Stuhlgang notwendig sowie während der Austreibungsphase der Geburt. Bei allen anderen Tätigkeiten ist es die Aufgabe des Beckenbodens, während der Bauchpresse von unten gegenzuhalten. Gelingt ihm das Gegenhalten nicht, schadet die Bauchpresse langfristig dem Beckenboden, man kräftigt das Muskelkorsett auf Kosten des Beckenbodens. Dies geschieht leider oft durch unsachgemäßes Training mit zu viel Bauchpresse und zu wenig Beckenbodenspannung. Ein schwacher oder funktionseingeschränkter Beckenboden hat der Bauchpresse nichts entgegenzusetzen. Ein intensives Muskelkorsetttraining, welches den Beckenboden nicht einbezieht, kann dem Beckenboden sogar schaden. Es ist elementar wichtig, den Beckenboden und das Muskelkorsett beim Ausatmen sanft bis maximal anspannen zu können, je nach Anforderung. Die korrekte Aktivierung kannst du durch Ausatemlaute unterstützen. Öffne beim Ausatmen minimal die Lippen und während du durch die Lippenbremse »Pffffff« machst, kannst du optimal den Beckenboden schließen und heben und den Bauch gleichzeitig vom Schambein zum Brustbein straffen.

Es ist auch möglich, das Muskelkorsett mit der Ausatmung loszulassen. Im Alltag benötigen wir das eigentlich nicht, aber für eine natürliche Geburt solltest du es können. Probiere es einmal: Atme in den Brustkorb und den Schultergürtel ein, dann mit »Haaaaaaaaa« aus, entspanne bewusst den Beckenboden und lasse den Bauch und die Taille weich und weit werden.

DOS

Was du für eine gute Atemmechanik und elastische wie kräftige Atemmuskeln tun kannst:

- **Eine gute, aufrechte Haltung erleichtert die Atemarbeit.**
- **Durch Beweglichkeitsübungen sollte die Flexibilität von Rücken und Rumpf trainiert werden, weil Steifheit die Atemmechanik behindert.**
- **Während der Schwangerschaft sollte moderates Ausdauertraining betrieben werden, um die Lungenfunktion aufrechtzuerhalten.**
- **Atemübungen helfen, den Funktionsverlust der Atemmuskulatur zu bremsen.**
- **Nach der Geburt sind Atemübungen wichtig, damit die beteiligten Muskeln wieder flexibel und stark werden und sich ihr funktionales Zusammenspiel wieder einpendelt.**
- **Nach der Geburt muss der Beckenboden erst Kraft aufbauen, dann muss er lernen, automatisch hebend, haltend, verschließend gegen intraabdominalen Druck zu arbeiten.**

Atmung in der prä- und postnatalen Phase

Im Laufe der Schwangerschaft haben Zwerchfell und Beckenboden immer weniger Bewegungsfreiheit. Der Zwerchfellhochstand führt zu einem gewissen Elastizitäts- und Kraftverlust bei diesem wichtigen Atemmuskel. Auch der Beckenboden und das Muskelkorsett sind von der Schwangerschaft beeinträchtigt.

Nach der Geburt sind alle Atemmuskeln im Ungleichgewicht. Ohne es zu merken, haben einige Frauen Atemfunktionsstörungen, weil sich die Atemmechanik nach der Geburt nie richtig »erholt« hat.

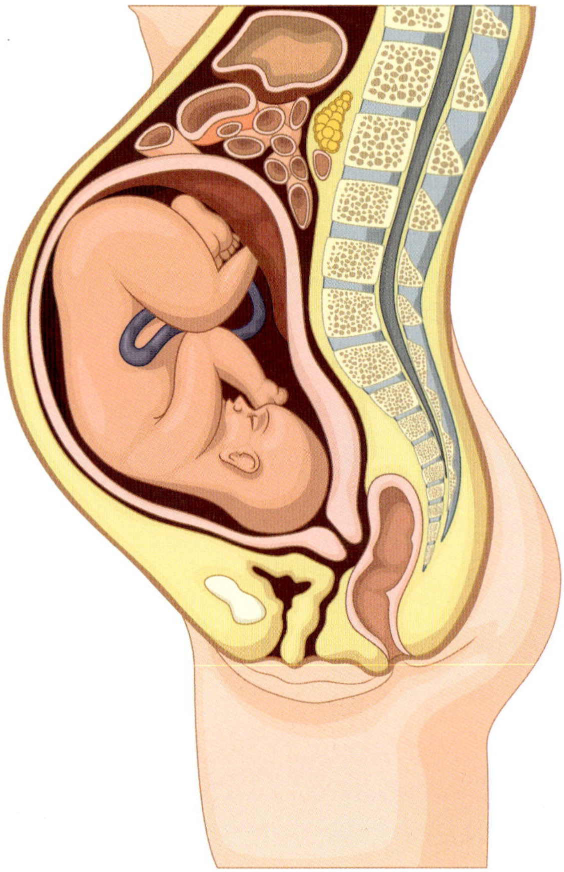

Durch die Schwangerschaft bleibt weniger Platz zur Atmung.

NATÜRLICHE ATMUNG FÜR SCHWANGERE UND MÜTTER

1. Nimm eine Sitzposition ein mit Hand auf Bauch und Beckenboden (alternativ direkt über dem Schambein), entweder gerade auf einem Stuhl oder nach hinten gelehnt (mit abgestütztem Rücken) auf einem Sofa oder Bett. Die Übung ist auch in der Rückenlage durchführbar, dann mit beiden Armen neben dem Körper liegend. Die Wirbelsäule ist lang aufgespannt, die Schulterblattspitzen senkst du Richtung Gesäß ab. Der Kiefer ist entspannt, die Zunge liegt locker am Mundboden. Du atmest durch die Nase ein und durch den Mund aus. Nimm dabei keine tiefen Atemzüge, sondern atme normal viel Luft ein.
2. Einatmen: Der Atem fließt durch den Brustkorb, durch den Bauch bis zum Beckenboden. Stelle dir vor, die eingeatmete Luft berührt sachte das Schambein.
3. Ausatmen: Der Atem entweicht ohne Anstrengung durch den Mund, der Bauch wird automatisch flacher.
4. Einatmen: Der Atem erzeugt eine langsame, nur gering sichtbare Bauchbewegung, zuerst wölbt sich der Bauch unter dem Brustkorb, dann über dem Bauchnabel, dann wölbt sich der Unterbauch, am Schluss dehnt sich der Beckenboden sanft nach unten (nicht den Bauch aufblähen).
5. Ausatmen: Der Atem entweicht ohne Anstrengung durch den Mund, der Beckenboden hebt sich, der Bauch wird flacher.

Führe dies 2 bis 5 Minuten durch. Je schwerer es dir fällt, desto mehr Minuten solltest du üben.

WIRKUNG

Diese Übung ökonomisiert die Atemmechanik, verbessert die Koordination der Beckenboden-Bauch-Zwerchfell-Muskulatur und wirkt innerlich heilsam auf alle Muskeln und Bindegewebe.

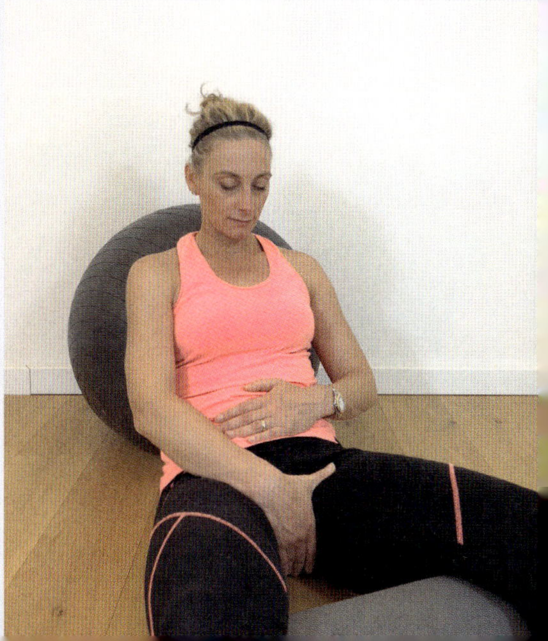

POWER BREATHING FÜR SCHWANGERE

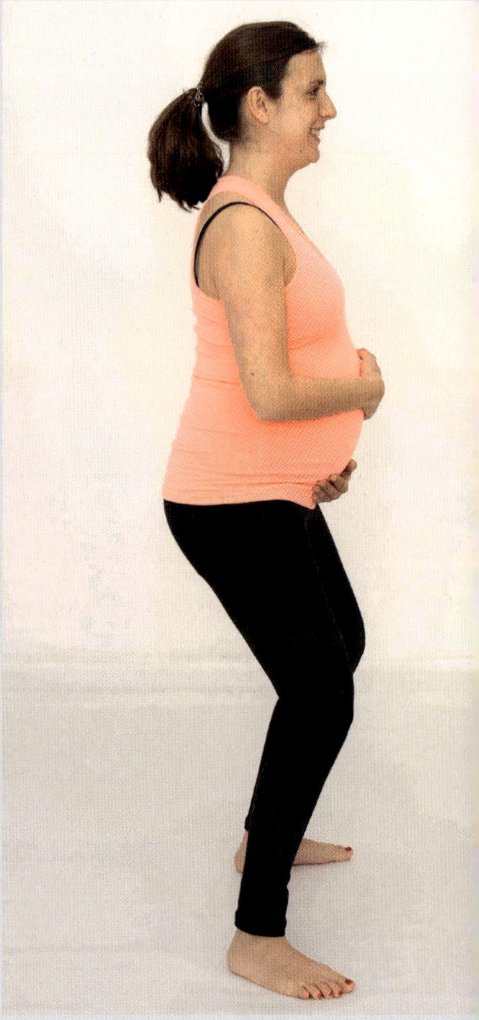

1. Nimm einen aufrechten Stand ein, die Füße sind etwas mehr als schulterbreit mit leichter Außenrotation von Füßen und Knien aufgestellt, die Knie minimal gebeugt in Richtung Fußspitzen. Spanne sanft die »Hängematte«, auf der dein Kind liegt, halte mit den Händen den Babybauch und aktiviere darunter minimal die Bauchmuskeln, strecke die Wirbelsäule. Es hilft, wenn man die Übung mit dem Rücken an einer Tür ausführt, Po und oberer Rücken berühren die Tür. Atme durch die Nase ein und durch den Mund aus.
2. Einatmen: Beuge die Knie und sinke dabei mit dem Rumpf zehn Zentimeter herunter (rutsch gegebenenfalls an der Tür entlang), ohne nach vorne oder hinten zu kippen. Du hast leichte Grundspannung in der Körpermitte.
3. Ausatmen: Strecke die Knie fast ganz und schiebe den Rumpf (an der Tür rutschend) zehn Zentimeter hoch. Halte die Knieaußenrotation, bringe etwas mehr Spannung in die Körpermitte: Hebe das Baby ein Stockwerk höher und spanne die Bauchdecke ein wenig von den Händen weg. Wiederhole die Übung 8- bis 10-mal.

WIRKUNG

Mit dieser Übung übst du die Grundspannung und die intensivere Spannung für die Körpermitte, die Schwangere im Alltag benötigen.

MAXIMALE POWER FÜR MÜTTER

1. Nimm einen aufrechten Sitz, eine Rückenlage oder einen Stand mit neutraler Wirbelsäulenposition ein.
2. Aktiviere maximal Beckenboden und Muskelkorsett, indem du den Beckenboden intensiv schließt und hebst und den Bauch straffst, als würdest du den Reißverschluss einer engen Jacke zuziehen. Halte die Spannung 10 bis 20 Sekunden. Du kannst jetzt nicht bis in den Bauch atmen, da dieser fest angespannt ist, also musst du eine flache Brustatmung praktizieren.
3. Lasse danach bewusst locker, der Beckenboden sinkt und öffnet sich, der Unterbauch wird weich, du kannst wieder normal atmen. Wiederhole die Übung 2- bis 3-mal.

WIRKUNG

Diese Übung übt die flache Brustatmung, die du in anspruchsvollen körperlichen Situationen, wie beispielsweise dem Hochheben einer Autoschale, benötigst. Sie trainiert die Maximalkraft im Beckenboden und queren Bauchmuskel.

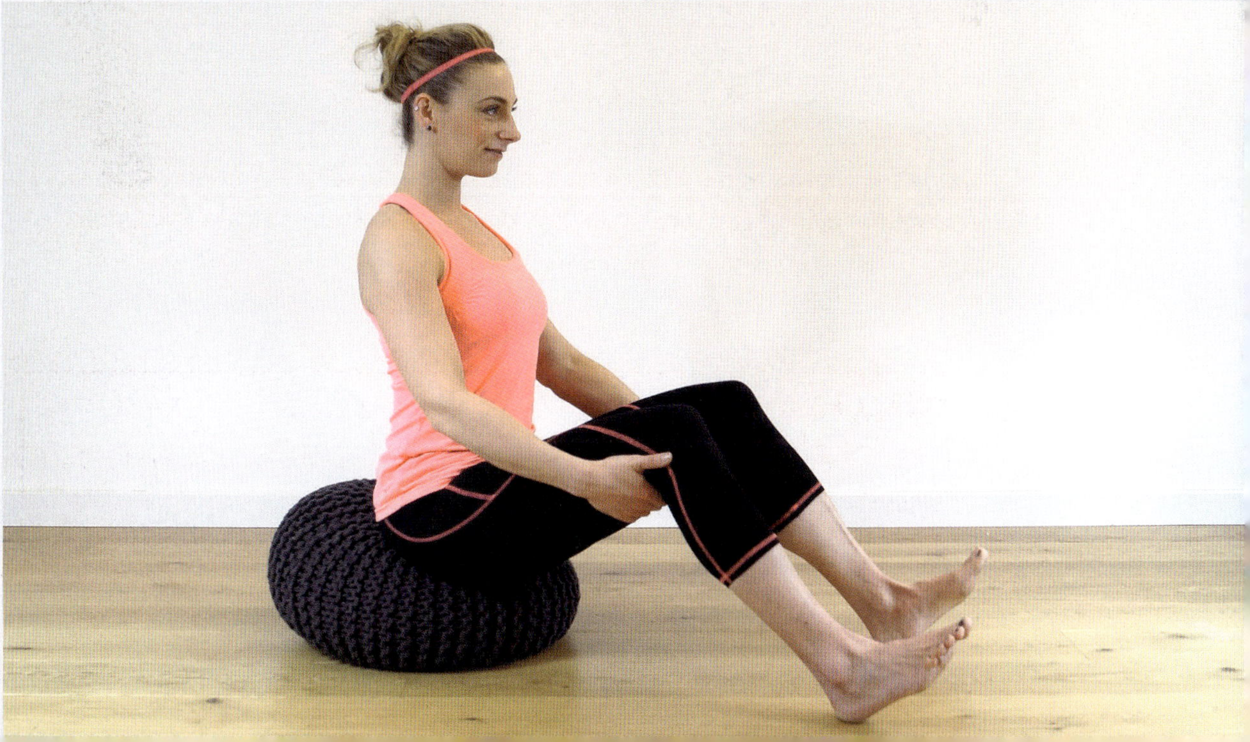

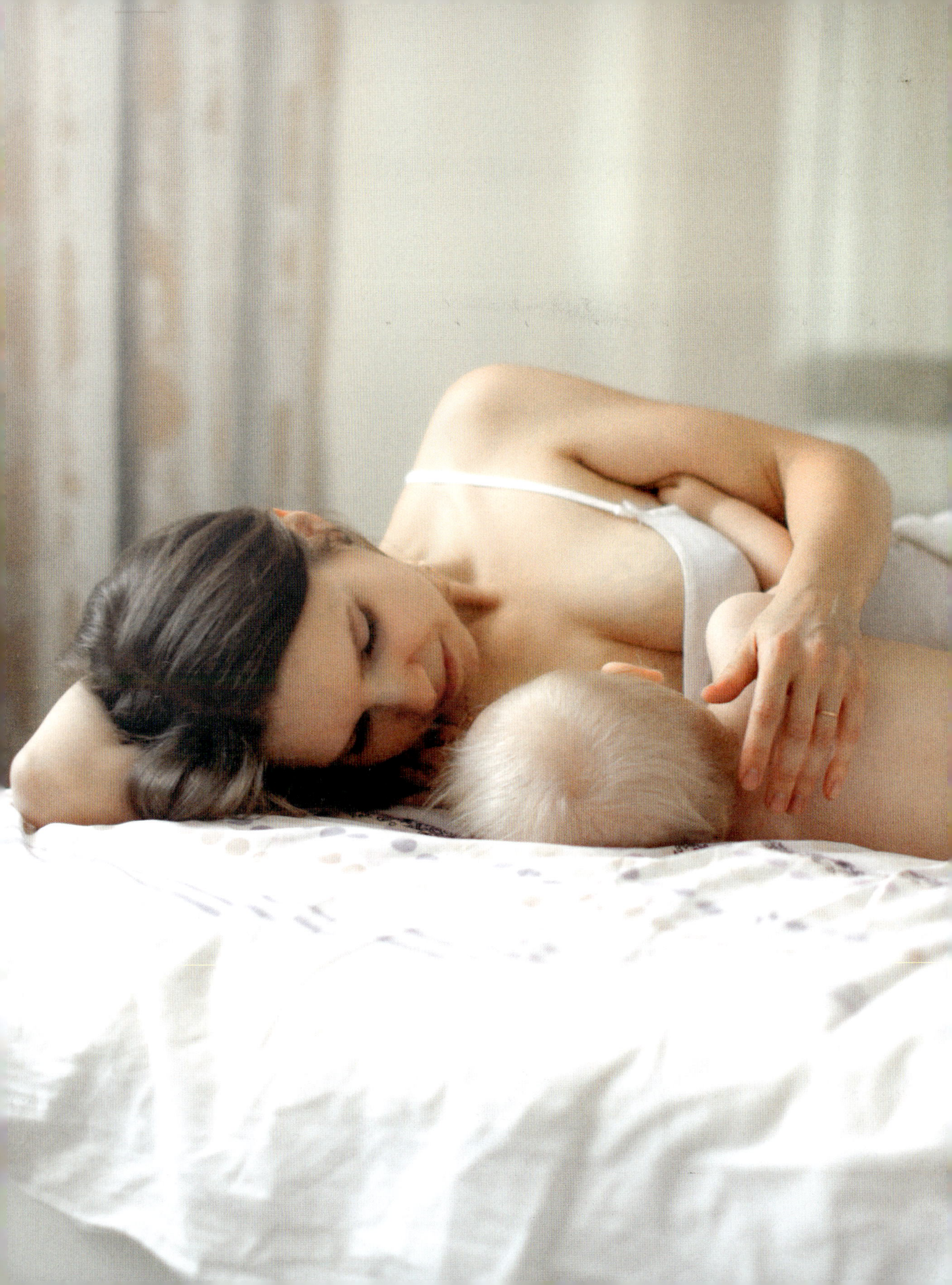

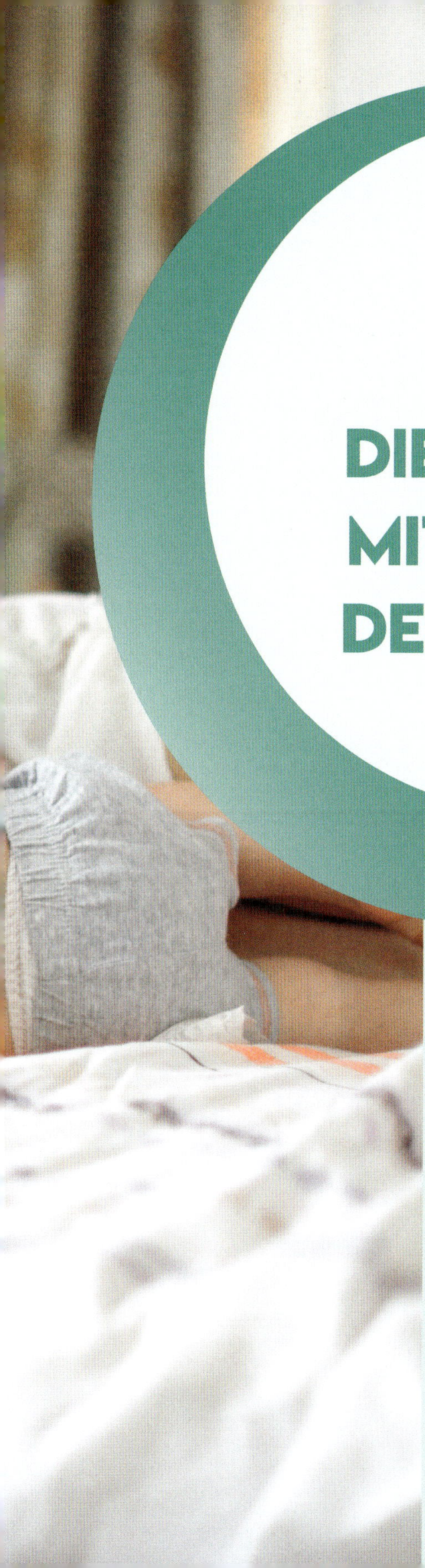

3

DIE KÖRPER-MITTE NACH DER GEBURT

Während der Schwangerschaft verändert sich der weibliche Körper und unterliegt vielen Strapazen. Die Organe und Muskeln der Bauchdecke machen Platz für das heranwachsende Leben. Eine schwache Körpermitte oder eine anhaltende Rektusdiastase nach der Geburt können Folgen der Schwangerschaft sein. Wie du erkennst, ob du an einer Rektusdiastase oder einer Körpermitteschwäche leidest, erfährst du in diesem Kapitel.

DER KÖRPER NACH DER SCHWANGERSCHAFT

Die Bauchdeckendehnung ermöglicht das Heranwachsen des Babys und somit ist die Entstehung einer Rektusdiastase ein normales, sogar wünschenswertes Vorkommnis. Normal ist auch, dass Veränderungen in Form und Statik zu Muskeldisbalancen führen. Spätestens im dritten Trimester sind eine Rektusdiastase sowie eine dysfunktional arbeitende Bauchwand als normal anzusehen. Während der Schwangerschaft sind präventive Maßnahmen sinnvoll, um die Ausprägung so gering wie möglich zu halten.

Nach der Geburt geht es dann um die Regeneration sowie Rückbildung der Körpermitte. In der Regenerations- und Rückbildungsphase ist das Vorhandensein einer sehr geschwächten, überdehnten Bauchwand, einer Körpermittedysfunktion beziehungsweise einer Rektusdiastase nichts Ungewöhnliches. Der natürliche, hormonell gesteuerte körperliche Rückbildungsprozess ist beeindruckend und manchmal völlig ausreichend – allerdings nicht bei allen Frauen! Daher kannst du den Prozess mit präventiven Maßnahmen unterstützen.

ZIELE WÄHREND DER REGENERATIONS- UND RÜCKBILDUNGSPHASE

- Wiederherstellung der ursprünglichen Körpermittefunktionalität (alle beteiligten Muskeln und Faszien)
- Annäherung der beiden Bauchmuskelstränge
- Stabilisierung der Bauchwandfaszie beziehungsweise der *Linea alba*

Gelingt dies nicht, kann es zu einer persistierenden (bestehen bleibenden) Rektusdiastase kommen. Oder aber es bleibt eine Körpermittedysfunktion, das bedeutet, dass das beteiligte Muskel- und Fasziengewebe schwach und/oder dysfunktional arbeitet.

AUSWIRKUNGEN EINER REKTUSDIASTASE ODER KÖRPERMITTEDYSFUNKTION

Eine persistierende, also bestehen bleibende, Rektusdiastase oder Körpermittedysfunktion beeinträchtigt das ausgewogene Zusammenspiel des Muskel-Faszien-Systems. Das bedeutet, dass nach der Schwangerschaft das vorgesehene Gleichgewicht der Körpermitte und ihre Funktionalität nicht wiederhergestellt werden konnten.

Eventuell dispositionierte Bauchmuskelstränge arbeiten nicht mehr in ihrer vorgesehenen Zugrichtung, gleichzeitig sind sie dünn und können wenig Kraft aufbringen. Auch andere Bauch- oder Beckenbodenmuskeln können abgeschwächt oder schlecht ansteuerbar sein. Zum Ausgleich übernehmen andere Muskeln kompensatorisch die Aufgaben und werden aufgrund dessen zu stark oder verspannen unter der Überbelastung. Gleiches gilt für das Fasziengewebe, welches nicht mehr so arbeitet wie gewünscht. Wenn unser normalerweise ausgewogen miteinander arbeitendes System aus dem Gleichgewicht geraten ist, entstehen Disbalancen, Funktionseinschränkungen, Ausgleichshaltungen, Kompensationsbewegungen und Überbelastungserscheinungen.

Daraus können verschiedene Probleme entstehen:

- Die Atmung, die von der umgebenden Muskulatur sowie einer aufrechten Haltung abhängig ist, kann gestört sein. Durch die mangelnde Koordination von Bauchmuskulatur und Zwerchfell kann es zu Atemstörungen kommen. Viele Frauen gewöhnen sich eine reine Brustatmung an. Aufgrund der Angewohnheit, den Bauch kontinuierlich anzuspannen, weil ihm die natürliche Grundspannung fehlt und er sonst »hinausfällt«, atmen die Frauen ausschließlich im Brustbereich.
- Manchmal ist eine Fehlatmung aber keine Angewohnheit, sondern anatomisch bedingt. Wenn Atemhilfsmuskeln wie der Bauch oder das Zwerchfell verspannt oder abgeschwächt sind, kann eine Fehlatmung entstehen.
- Die Körperstatik von den Füßen bis zum Kopf verändert sich, die Körperhaltung gerät aus dem Lot. Daraus entstehen Haltungsschwächen und Instabilitäten, welche wiederum einzelne Körperpartien zur Übernahme von zu viel Last zwingen.

Oftmals zeigen sich Überlastungserscheinungen im Rücken. Besonders häufig treten Überlastungs- oder Verspannungsschmerzen im Bereich der Halswirbelsäule, des Nackens sowie im Lendenbereich auf.

- Eine häufige Aussage der Betroffenen ist, dass sie sich im Rumpf instabil fühlen. Es fällt schwer, die Körperhaltung gegen äußere Veränderungen zu stabilisieren. Beispielsweise fällt es schwer, die Haltung aufrecht und ruhig zu halten, während das Kind auf dem Arm herumzappelt. Auch kann der Rumpf plötzlichen Krafteinwirkungen von außen nicht mehr adäquat standhalten, zum Beispiel bei plötzlichen Bewegungen oder Stößen von außen. Der Rumpf kann Anstrengungen weniger gut verkraften, wie dies beispielsweise beim Tragen von Einkaufstüten oder bei intensivem sportlichem Training der Fall ist.
- Die Instabilität wirkt sich vor allem aus, wenn es zu plötzlichem Bauchinnendruck kommt, zum Beispiel beim Husten, Niesen oder Lachen. Eine schnellkräftige, gegenhaltende Muskelreaktion bleibt aus und es kommt zu Schmerzen oder Missempfinden im Bereich von Becken oder Bauch. Auch über Urininkontinenz klagen einige.
- Der Körper entwickelt suboptimale Bewegungsstrategien und Ausweichmechanismen, die langfristig die Situation verschlechtern. Beispiel: Je schwächer die Bauchwand, desto mehr muss der Körper beim Tragen des Kindes auf die Rückenmuskulatur zurückgreifen und umso mehr verspannt der Rücken.
- Dass die haltgebende Bauchwand fehlt, kann sich auf die Lage der Organe auswirken. Organverschiebungen und Organsenkungen von Darm, Gebärmutter oder Blase sind möglich, woraus Verdauungs- und Miktionsprobleme, aber auch Schmerzen folgen können.
- Da der Beckenboden unmittelbar mit der Bauchwandstabilität und der Organposition zusammenhängt, können Beckenbodenprobleme resultieren. Diese äußern sich gegebenenfalls in Form von Stuhl- oder Harninkontinenz oder Missempfinden im Unterleib beim Sex, beim Sport oder im Alltag.
- Zum Schluss sollen noch die ästhetischen Konsequenzen erwähnt werden, die nicht selten zur psychischen Belastung werden. Viele Betroffene haben einen unnatürlich vorgewölbten (Unter-)Bauch. Das Gewebe ist weich und formt einen Bauch, der manchmal sogar wie ein Schwangerschaftsbauch aussieht. Unter dieser optischen Veränderung leiden viele Frauen.

Die Rektusdiastase

Der Begriff »Rektusdiastase« beschreibt, dass die beiden Stränge des geraden Bauchmuskels *(Musculus rectus abdominis)* zu weit auseinanderstehen. Normalerweise verlaufen die beiden Stränge parallel zueinander und werden von festem Bindegewebe (Faszien) recht eng beieinandergehalten, diese längliche Bindegewebsplatte zwischen den Strängen nennt sich *Linea alba*. Stehen die beiden Stränge der geraden Bauchmuskulatur weiter auseinander und ist die *Linea alba* dünner, schwächer oder instabiler als physiologisch normalerweise vorgesehen, spricht man von einer Rektusdiastase.

Aufgrund der topografischen Positionsveränderung verliert die gerade Bauchmuskulatur ihre eigentliche Zugrichtung. Gekoppelt mit einer schwachen *Linea alba* kommt es zu einem nicht unerheblichen Funktionsverlust.

Die Rektusdiastase kann an unterschiedlichen Stellen zwischen dem Brustbein und dem Schambein auftreten. Da der Bauchnabel eine Schwachstelle für die Bauchdecke darstellt und gleichzeitig den ausgedehntesten Punkt des Schwangerschaftsbauchs darstellt, ist hier die Rektusdiastase am häufigsten zu finden.

Wann genau spricht man von einer Rektusdiastase? Für die Diagnose sind zwei Faktoren zu betrachten: Der Abstand der Bauchmuskelstränge sowie die Beschaffenheit der *Linea alba*. Eine Rektusdiastase wird nach dem MamaWORKOUT-Konzept wie folgt definiert werden:

Bei einer Rektusdiastase stehen die Bauchmuskelstränge weiter auseinander und die *Linea alba* ist breiter als physiologisch normalerweise vorgesehen. Ist der Abstand vergrößert und weist gleichzeitig die *Linea alba* eine gewisse Schwäche oder Instabilität auf, lautet die Diagnose Rektusdiastase.

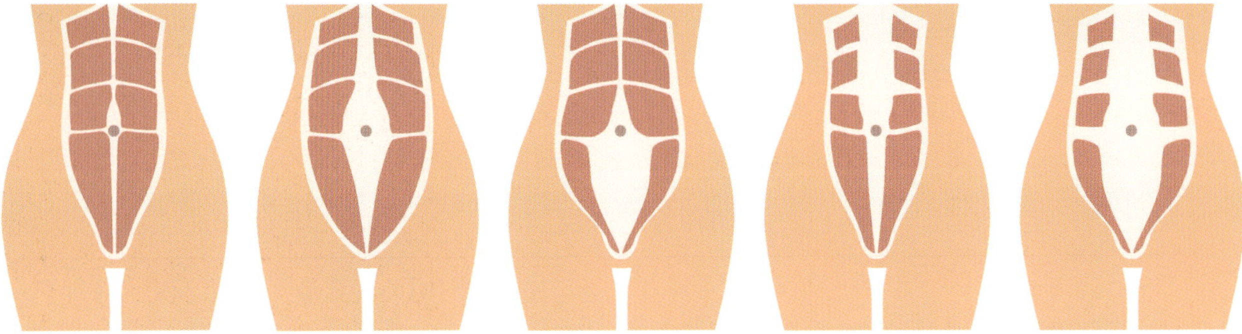

Verschiedene Arten einer Rektusdiastase

Der Abstand der geraden Bauchmuskeln

Dir ist bereits klar geworden, dass ein gewisser Bauchmuskelabstand anatomisch vorgesehen ist. Aber was ist jetzt als normaler Abstand anzusehen und was ist als Normabweichung zu diagnostizieren?

Viele Frauen glauben, dass sich die geraden Bauchmuskeln nach der Geburt »schließen« müssen. Ihre Vorstellung ist, dass kein Abstand zwischen den geraden Bauchmuskeln bleiben darf. Auf dem Bild Seite 71 erkennt man den normalen Abstand mit einer festen, funktionalen *Linea alba*. Dieser Mythos hält sich vermutlich durch falsche Informationen im Internet. Schlagworte wie »Lücke schließen«, »Bauchmuskeln schließen« oder ähnliche sollten wir vermeiden und stattdessen den normalen Abstand kennen und von »Stabilisierung der Bauchwand« sprechen.

In der wissenschaftlichen Literatur ist bisher keine Norm klar definiert, es gibt international keinen Konsens. Eine relativ aufwendige Studie mit 150 gesunden Frauen im Alter von 20 bis 45 Jahren, die nie schwanger waren, zeigte ein interessantes Ergebnis: Es gibt eine große Variation an Abständen.

Menschen weisen unterschiedliche Abstände zwischen den Bauchmuskelsträngen auf. Das ist eigentlich nicht verwunderlich, denn wir besitzen alle auch unterschiedlich große Füße, unterschiedliche Augenfarben oder unterschiedlich lange Ohrläppchen.

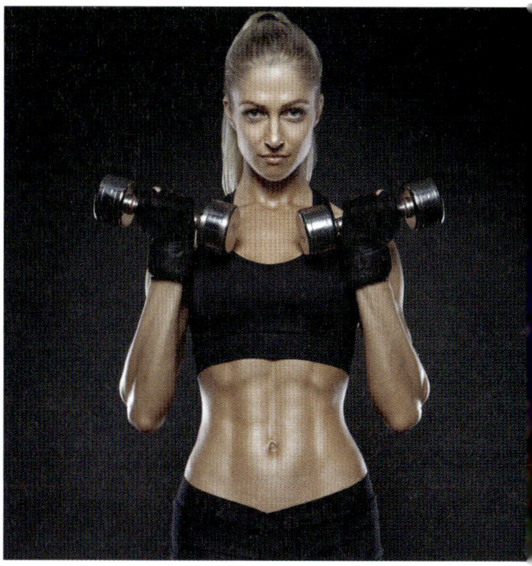

Bauchmuskelabstand im Normalbereich

Die Beschaffenheit der *Linea alba*

Der Abstand der Bauchmuskelstränge in Millimetern allein weist nicht zwingend auf eine Bauchwanddysfunktion hin. Es gibt viele Menschen mit vergrößertem Abstand, deren Bauchdecke stabil und funktionsfähig ist. Die Lücke, sofern sie nicht zu groß ist, kann oft kompensiert werden, die *Linea alba* kann Spannung aufbauen und das ganze System kann kraftvoll arbeiten. Es muss also nicht zwingend ein Problem darstellen, wenn die Breite etwas von der Norm abweicht.

Um eine Rektusdiastase zu diagnostizieren, ist also auch die Beschaffenheit der *Linea alba* zu betrachten. Kann die *Linea alba* Spannung aufbauen und halten? Kann sie dem Bauchinhalt die notwendige Festigkeit entgegensetzen? Ist sie widerstandsfähig? Kann sie dem Rumpf in der aufrechten Körperhaltung Halt geben? Kann sie Kraft übertragen?

Hierzu gibt es bisher keine wissenschaftlich fundierten Aussagen. Letztendlich muss die betroffene Frau zusammen mit ihrer Trainerin oder Therapeutin ein Gefühl dafür entwickeln, ob die Festigkeit und Funktionalität der *Linea alba* ausreichend ist, um ihre Funktion im »Gesamtkonzept Körpermitte« zu erfüllen.

Rektusdiastase oder Körpermitteschwäche?

Viele Frauen glauben, eine Rektusdiastase zu haben, weil sie exakt die gleichen körperlichen Symptome haben wie bei einer Rektusdiastase: Der Bauch hat sich nach der Schwangerschaft nicht richtig zurückgebildet, stattdessen ist er vorgewölbt und weicher als früher. Viele haben auch die für eine Rektusdiastase typischen Rücken- oder Beckenbodenprobleme. Bei genauer Untersuchung jedoch zeigt sich, dass die geraden Bauchmuskeln einen normalen Abstand aufweisen. Wie kann das sein? Die Ursache ist in erster Linie eine schwache, spannungslose Körpermitte, die dysfunktional arbeitet.

Wenn keine klassische Rektusdiastase vorliegt, sprechen wir von dysfunktionaler Körpermitte oder umgangssprachlich von Körpermitteschwäche.

Die Problematik der Körpermitteschwäche setzt sich meist aus einigen der folgenden Faktoren zusammen:

- Die Körpermittemuskeln sind teilweise abgeschwächt.
- Die Körpermittemuskeln haben teilweise einen zu hohen, teilweise einen zu niedrigen Tonus.
- Die Körpermittemuskeln arbeiten dysfunktional.
- Der Beckenboden ist schwach und/oder arbeitet dysfunktional, meist funktioniert das Heben nach innen oben nicht.
- Bei der Beckenbodenkontraktion spannt der quere Bauchmuskel nicht mit an und die *Linea alba* wird nicht fest.
- Der quere Bauchmuskel arbeitet nicht korrekt und überträgt keine Spannung auf die *Linea alba*.
- Das Fasziensystem der Körpermitte hat Schwachstellen, kann keine Spannung aufbauen oder übertragen.
- Die *Linea alba* hat ein Loch (das ist dann ein Riss oder Bruch in der Bauchwandfaszie und nennt sich im Fachjargon *Hernie*).
- Es liegt eine Fehlatmung vor.
- Manchmal liegen auch Verdauungsstörungen vor, die zu einem aufgeblähten Darm führen. Der »Blähbauch« bewirkt einen dauerhaften Bauchinnendruck.

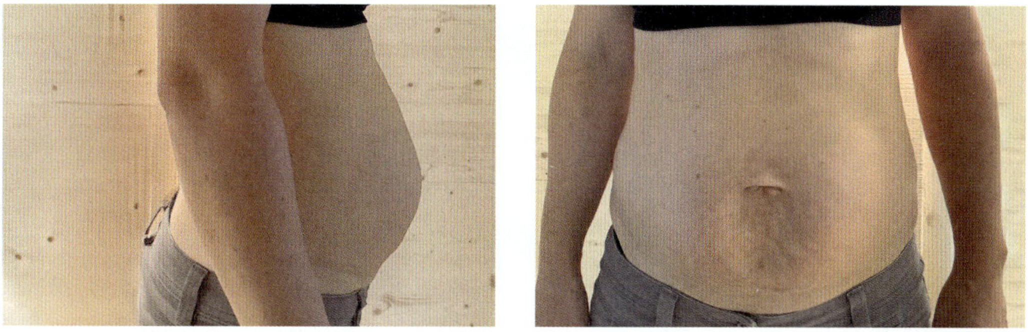

Rektusdiastase circa sechs Zentimeter mit instabiler Linea alba – zehn Wochen nach der Geburt

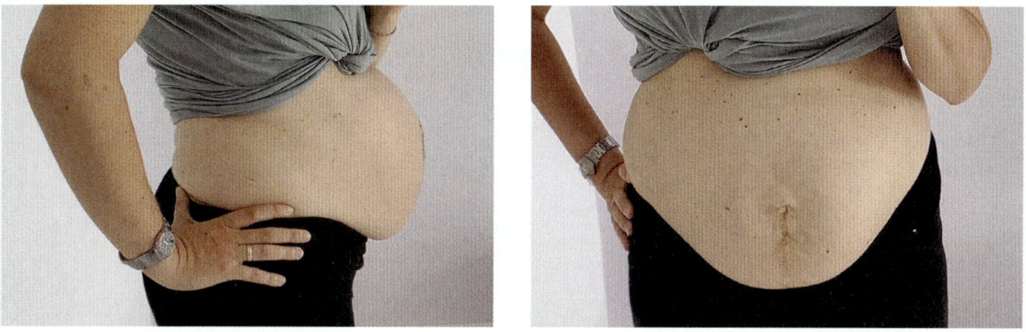

Rektusdiastase circa sechs Monate nach der Geburt

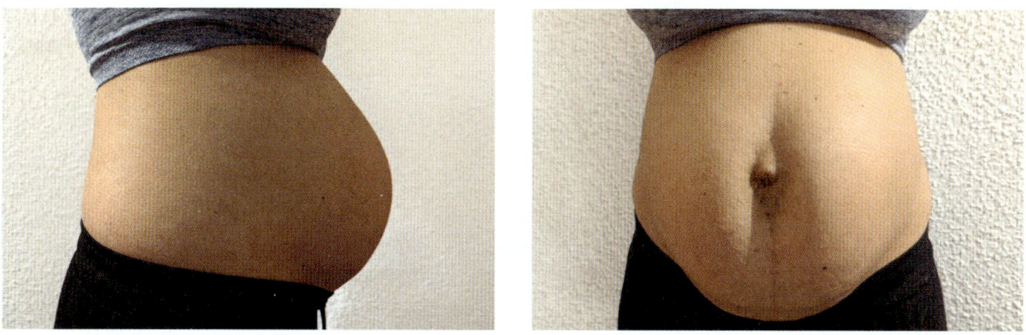

Rektusdiastase viele Monate nach der Geburt

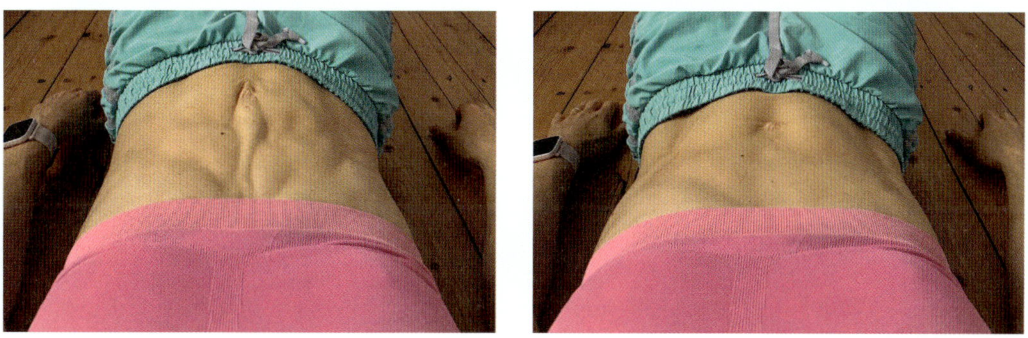

Rektusdiastase beim Aufrollen aus der Rückenlage

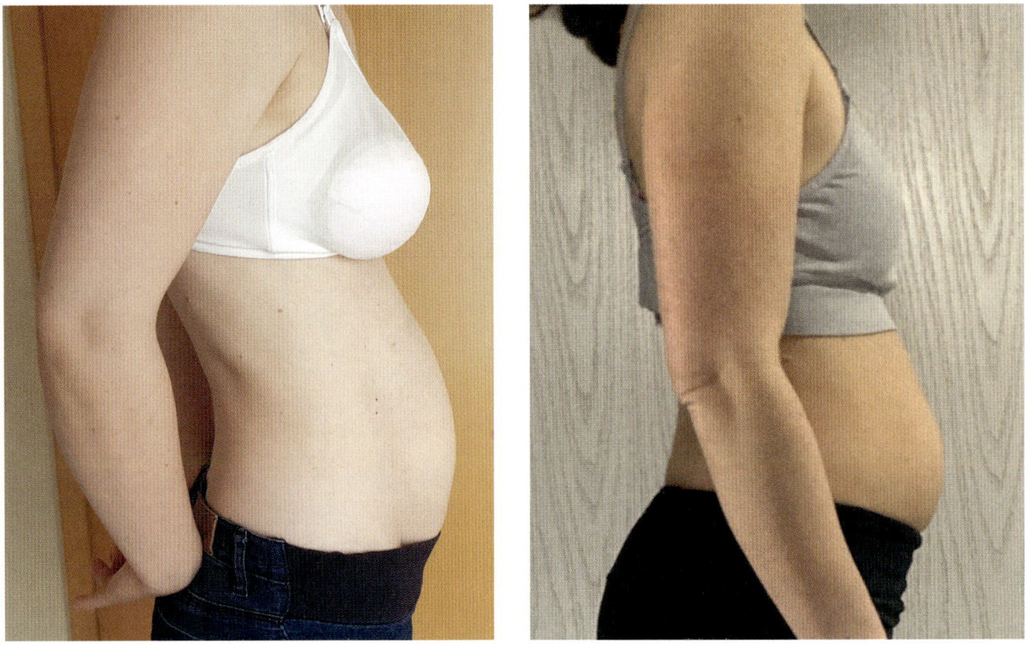

Diese Frauen hatten ähnliche Beschwerden wie bei einer Rektusdiastase, hier lag jedoch eine Körpermitteschwäche vor.

Rein optisch sind Körpermitteschwächen nicht unbedingt von einer Rektusdiastase zu unterscheiden. Auf den Bildern oben siehst du Frauen mit einer Körpermitteschwäche.

WICHTIG

Eine Körpermitteschwäche wird nach den gleichen Prinzipien wie eine Rektusdiastase behandelt.

Funktionsfähigkeit trotz breitem Abstand

Für eine gut funktionierende Körpermitte muss die Bauchwand mit all ihren Muskeln und Faszien funktional arbeiten. Dafür ist nicht nur die Position der geraden Bauchmuskeln relevant, sondern auch die Fähigkeit der Bauchwand beziehungsweise der *Linea alba*, Spannung aufzubauen und Kraft zu übertragen. Die gesamte Körpermitte muss stimmig zusammenarbeiten. Dabei soll sie stabil sein und von innen oder außen einwirkenden Kräften entgegenhalten können. Sie soll kraftvolle Rumpfbewegungen ausführen können, gleichzeitig muss sie andere Rumpfbewegungen flexibel und nachgiebig zulassen können.

Ein vergrößerter Abstand zwischen den Bauchmuskelsträngen bedeutet zwar, dass diese nicht 100-prozentig in der korrekten Zugrichtung arbeiten, aber sofern der funktionale Spannungsaufbau und das Zusammenwirken von allen Beckenboden- und Muskelkorsettmuskeln gelingen, ist die Funktionsfähigkeit gegeben und es besteht gar kein Problem. Eine vergrößerte Spalte muss nicht zwingend mit einer Funktionseinschränkung oder Beschwerden einhergehen. Manche Menschen haben beispielsweise einen Plattfuß, der sie aber stabil und sicher trägt. Nicht jede Normabweichung muss ein Problem darstellen.

Es ist wichtig, dass man geringfügige Normabweichungen nicht pathologisiert beziehungsweise dramatisiert. Auch mit einem leicht vergrößerten Abstand ist funktionales Arbeiten möglich. Das bedeutet: Wenn die Spalte etwas breiter als gewöhnlich ist, aber die Funktionsfähigkeit gegeben ist, spricht man von einer funktionalen Rektusdiastase. Wenn keine Beschwerden vorliegen, muss diese nicht therapiert werden. Es ist allerdings sinnvoll, einige Übungen aus dem Programm »Stabile Körpermitte« regelmäßig ins Training zu integrieren, um die Gesamtsituation stabil zu halten. Auch sollte man mit extremen Belastungen aufpassen, um keinen Schaden zu provozieren.

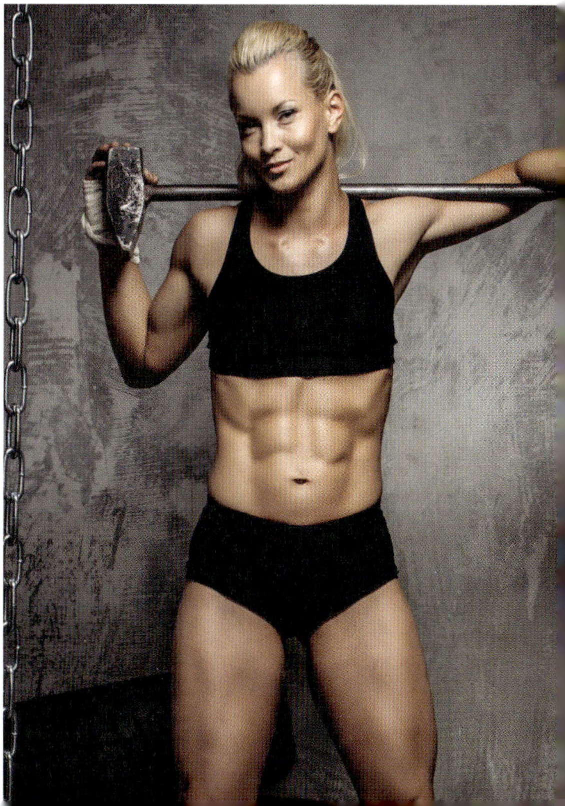

Funktional und kraftvoll arbeitende Körpermitte trotz verbreitetem Bauchmuskelabstand

DIE BAUCHWAND NACH DER GEBURT ÜBERPRÜFEN

Nach einer Schwangerschaft hat die Bauchwand sich optisch und funktional verändert, was natürlich ganz normal ist. Jeder Bauch entwickelt sich auf seine eigene Art und Weise und in seinem eigenen Tempo. Hier erfährst du, zu welchem Zeitpunkt und auf welche Weise die Bauchwand überprüft werden sollte. Es wird gezeigt, wie du deine Problematik erkennen und analysieren kannst.

Zu welchem Zeitpunkt und durch wen kann die Überprüfung erfolgen?

Im besten Fall findet die Überprüfung in der Regenerations- und Rückbildungsphase statt. Die Regenerationsphase bedeutet hier Wochenbett. Wenn diese schon länger vorüber ist, dann lohnt sich eine Untersuchung trotzdem, denn es ist nie zu spät dafür.

Eine genaue Untersuchung der Bauchwand ist in den Wochen nach der Geburt nicht generell Standard, oft wird gar nicht oder nur grob nach der Bauchmuskulatur beziehungsweise der *Linea alba* geschaut – und somit kann die Problematik schlichtweg übersehen werden. Wenn du besorgt über den Zustand deines Bauches bist, solltest du dir eine fachkompetente Meinung beziehungsweise Diagnose einholen. Es ist dein Recht, Rat und Unterstützung zu erhalten, lasse dich daher nicht abwimmeln. Wenn du weißt, ob du eine Rektusdiastase oder Bauchwanddysfunktion hast, kannst du mit diesem Buch schon sehr viel anfangen. Noch besser ist es natürlich, wenn du begleitend mit einer spezialisierten Physiotherapeutin, Trainerin oder Hebamme arbeitest.

Je früher du eine Bauchwandproblematik feststellst, umso besser kannst du mit sinnvollen Maßnahmen an der Verbesserung der Situation arbeiten. Beachte jedoch, dass eine gewisse Breite und Schwäche der Bauchwand in der Wochenbett- und Rückbildungszeit eine normale Situation darstellt. Panik solltest du also auf keinen Fall haben. Im Wochenbett kannst du die betreuende Hebamme bitten, die Rektusdiastase abzutasten und eine Einschätzung abzugeben. In der Rückbildungsphase kannst du noch zusätzlich eine Expertin aufsuchen, um deinen Bauch genauer untersuchen zu lassen. Natürlich kannst du auch den hier beschriebenen Selbsttest durchführen, das Urteil einer Expertin ist zusätzlich sinnvoll.

Wer sind denn die richtigen Expertinnen? Das ist eine berechtigte, nicht so leicht zu beantwortende Frage. Es gibt tatsächlich nur wenige Ärztinnen, Hebammen, Physiotherapeutinnen oder Trainerinnen, die hierfür eine spezielle Expertise haben.

Die meisten Hebammen sind geschult darin, die Bauchwand abzutasten und eine Rektusdiastase zu identifizieren, jedoch nicht alle. Du kannst konkret nachfragen, ob in der Rektusdiastasenthematik eher Grundlagenkenntnisse oder tiefgehendes Fachwissen vorhanden ist. Du kannst zum Beispiel fragen: »Mir ist die Funktionalität und Optik meines Bauches sehr wichtig. Bist du auch in diesem speziellen Bereich der Rektusdiastase Fachfrau oder würdest du mich da eher zu jemandem weiterempfehlen?«

Die Ärzteschaft ist in der Regel nicht sehr tief in der Materie, denn zu diesem Fachthema wird im Studium kaum gelehrt. Hausärztinnen sind überhaupt nicht zuständig, Gynäkologinnen kennen sich manchmal aus, aber nicht immer. Am besten konsultierst du Hernienspezialistinnen, Ärztinnen in Beckenbodenzentren oder Schönheitschirurginnen, diese sind in der Regel mit dem Themengebiet vertraut. Letztere beraten manchmal sehr schnell Richtung Operation, obwohl noch keine konservative Therapie ausprobiert wurde. Eine Physiotherapie und/oder spezielle Übungen sollten immer ausprobiert werden, bevor man das Risiko einer Operation eingeht. Sofern man schlussendlich den Weg einer Operation geht, solltest du diese vor- und nachbereitend mit dem »Stabile Körpermitte«-Programm begleiten. Die Operation wird ja ausschließlich das Muskel-Faszien-System vernähen, aber nicht die Funktionalität oder Kraft wiederherstellen.

Mittlerweile gibt es zunehmend Physiotherapeutinnen, die sich auf die Körpermitte, sprich auf Beckenboden- und Bauchwandtherapie, spezialisieren. Jedoch braucht es wirklich eine Zusatzqualifikation, denn in der Standardphysiotherapieausbildung wird das Thema nur angerissen.

Außerdem gibt es zunehmend Trainerinnen, die sich des Themas annehmen. Hier gilt ebenso, dass eine umfangreiche Zusatzqualifikation gegeben sein sollte.

Leider kommt es immer wieder vor, dass sich Personen als qualifiziert ausgeben und angeblich wirksame Trainings offerieren, ohne sich tatsächlich ausreichend auszukennen. Viele stellen auch Trainings oder Videos in den sozialen Netzwerken oder auf Fitnessplattformen zur Verfügung, ausschließlich des Geldes oder der Publicity wegen. Hiervor ist ausdrücklich zu warnen! Nach der Lektüre dieses Buches weißt du schon einiges über das Thema und kannst durch gezieltes Nachfragen sicherlich schnell herausfinden, ob die befragte Person wirklich über umfassendes Spezialwissen verfügt und kompetent ist. Folgende Punkte helfen dir herauszufinden, ob du in fachkompetenten Händen bist.

- Wenn eine Fachperson deine Fragen abwimmelt, ist sie vermutlich mit der Thematik nicht vertraut.
- Wenn man dir nicht zuhört oder deine Fragen, Sorgen und gegebenenfalls Beschwerden nicht ernst genommen werden, bist du nicht gut aufgehoben.
- Stelle konkrete Fragen zur Thematik, deren Antwort du bereits aus dem Buch kennst, weil die Antwort der Fachperson zeigen wird, ob sie sich in der Materie auskennt.
- Folgende Sätze zeigen, dass du nicht gut beraten wirst: »Wenn man Kinder bekommen hat, sieht die Figur eben so aus«, »Seien Sie doch froh, dass Sie Kinder haben, der Bauch ist doch nicht so wichtig«, »Machen Sie einfach mal mehr Sport. Machen Sie doch einfach täglich Bauchtraining«, »Da kann man mit Übungen nichts machen« oder »Ausschließlich eine Operation kann helfen«.

Bei Verdacht auf eine Bauchwandproblematik ist letztlich die genaue Untersuchung durch eine Fachperson angeraten. Im hinteren Teil des Buches findest du hierzu detaillierte Hinweise. Du kannst aber anhand deiner Symptome, anhand der Optik und anhand eines Selbsttests schon eine eigene Einschätzung entwickeln.

Woran erkennst du eine Rektusdiastase?

Natürlich kannst du deine Bauchwand auch selbst überprüfen und so feststellen, ob bei dir möglicherweise eine Rektusdiastase vorliegt. Und auch die weiteren Symptome, die du bereits kennengelernt hast, sind ein Indiz dafür, sodass du bei einem Verdacht ganz gezielt auf diese achten solltest.

Hast du Beschwerden?

Im Abschnitt »Die Rektusdiastase« wurde ausführlich über mögliche körperliche Symptome berichtet. Falls eines oder mehrere dieser Symptome auf dich zutreffen, kann das auf eine Bauchwandproblematik hinweisen und du solltest dem Verdacht nachgehen.

Wie sieht die Optik aus?

Manche optischen Veränderungen sind natürlich, vollkommen unbedenklich und werden dir als Erinnerung an Schwangerschaft wie Mutterschaft erhalten bleiben. Doch manche körperlichen Auffälligkeiten solltest du nicht einfach hinnehmen, denn du kannst sie mit gezielten Maßnahmen angehen. Jetzt fragst du dich: Wie erkenne ich bloß den Unterschied?

Es ist ein Naturgesetz, dass sich die Optik durch Schwangerschaften und Geburten verändert. Kaum eine Frau sieht später wieder exakt so aus wie vorher. Je mehr Kinder du bekommst, desto mehr Veränderungen können sichtbar werden. Das resultiert daraus, dass erst Schwangerschaft und Geburt und dann der Alltag als Mama den Körper maximal fordern. Besonders die ersten Jahre sind geprägt von einem 24-Stunden-Bereitschaftsdienst mit chaotischen Tagesabläufen, Schlafmangel, Stillen, wenig Me-Time für Sport, Entspannung oder Körperpflege ... Manchen Frauen sieht man das mehr an, manchen weniger.

Das Mamasein ist absolut erfüllend und sinnstiftend, aber auch sehr anstrengend. Manch ein Mama-Blog oder Social-Media-Account wirkt wie ein Ton-in-Ton-Wellnessurlaub im Glitzerlicht, aber das entspricht nicht der Wahrheit. Das Leben als Mama ist teilweise überwältigend toll, aber genauso ist es auch eine große Herausforderung. Und diese sieht man dem Körper in vielen Fällen auch an. Manche Frauenkörper verändern sich mehr, manche weniger, aber viele Veränderungen sind normal und nur sehr bedingt durch Training beeinflussbar:

- Die Gesichtszüge verändern sich bei vielen Frauen, oft verlieren sie ein wenig ihre pralle Jugendlichkeit.
- Die Füße können »plattfüßiger« wirken und man kann bis zu zwei Schuhgrößen größere Füße haben.
- Das Becken kann etwas breiter wirken als früher.
- Die Haut, vor allem die am Bauch, kann Spuren wie Pigmentflecken oder Dehnungsstreifen zurückbehalten.
- Die Haut beziehungsweise das Gewebe am Bauch ist weicher und nicht mehr so straff.
- Die Form von Taille und Bauch kann fülliger wirken. Das Gewebe hat weniger Festigkeit und Spannkraft.
- Im Fall eines Kaiserschnitts ist die Narbe wahrscheinlich sichtbar.
- Es kann sein, dass ein Mehr an Körpergewicht beziehungsweise das Unterhautfettgewebe bleibt. Genauso kann es sein, dass man mit Untergewicht zu kämpfen hat.

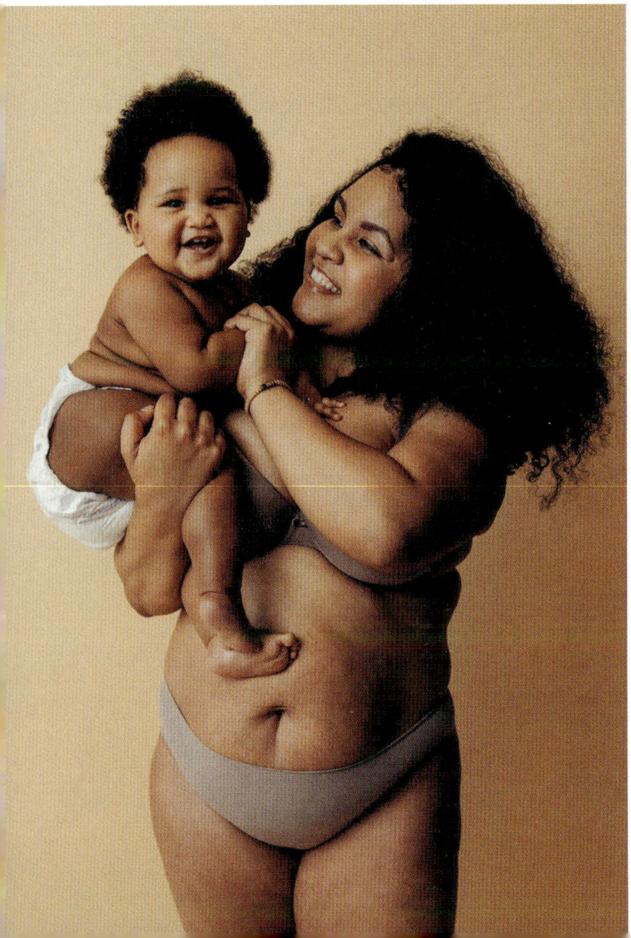

Sich attraktiv fühlen zu wollen und nach körperlichem Wohlgefühl zu streben, ist gut und richtig und ein weibliches Grundrecht. Kritisch wird es nur dann, wenn wir völlig normale körperliche Mutterschaftszeugnisse zu unserem Feind machen oder uns von unrealistischen Vorbildern terrorisieren lassen. Jede Frau soll sich wohl- und schön fühlen. Lediglich ist zu hinterfragen, welches Schönheitsideal du dir als Referenz nimmst. Und wir Frauen dürfen auch die kritische Stimme in unserem Kopf bitten, freundlich und wohlwollend mit diesem weiblichen Körper zu sprechen, der unserem Lieblingsmenschen das Leben schenkte.

Mehr Gewicht nach der Geburt ist völlig unproblematisch, wenn Muskulatur und Herz-Kreislauf-System gut funktionieren und einen aktiven Alltag ermöglichen.

Eine persönliche Erfahrung möchte ich euch gerne mitgeben: Auch ich gehöre zu den Frauen mit überdimensionalen Forderungen an die eigene Optik und wünsche mir Dinge, die nicht nur unrealistisch, sondern auch dem eigenen Körper gegenüber unfair sind. Auf Dauer macht einen das unglücklich. Mein innerer Dialog war früher ausschließlich kritisierend und fordernd: Du sollst schlanker sein, definierter sein, mehr Leistung bringen, schneller laufen, mehr Gewicht im Fitnessstudio stemmen und so weiter. Mit niemandem war ich so unerbittlich und garstig wie mit meinem Körper. Irgendwann entschied ich, das zu ändern. Ich übe seither täglich, den inneren Dialog mit mir selbst freundlich und wertschätzend zu führen. Ich lobe mich selbst und rede anerkennend mit meinem Körper, der schon so viel für mich und meine Familie geleistet hat.

Zunächst ist es eine Entscheidung, so mit sich umzugehen, und danach ist es auch viel Übung, wenn man es nicht gewohnt ist. Hilfreich sind außerdem folgende Maßnahmen:

- Sich ausgewogen und bewusst ernähren ist gut, aber Diäten sind tabu, weil sie den Körper durcheinanderbringen und zwangsläufig zum Jo-Jo-Effekt führen! Vor allem als Mutter brauchst du gehaltvolle Nahrung.
- Trenne dich von Vorbildern, die dir nicht guttun. Wenn du dich jedes Mal schlecht fühlst, weil du »nicht so toll bist wie sie«, dann weg damit! Löschen, ignorieren, andere Vorbilder suchen.
- Schau dir Frauen an, die unperfekt und authentisch sind und dich inspirieren, deine Individualität zu feiern.
- Sei gut zu dir selbst.

Wenn dir das schwerfällt, dann hilft dir dieser Gedanke vielleicht: Kinder schauen sich intuitiv bei den Eltern ab, wie diese mit sich umgehen, was sie sich gefallen lassen und was nicht. Stelle dir also vor, dein Kind wird in der Schule wegen seines Aussehens gehänselt. Was soll es in diesem Moment denken? Was hat es sich von dir abgeguckt? Idealerweise denkt es: »Was für einen Unsinn geben diese Kinder denn von sich ... ich bin doch prima ...«, dreht sich um und spielt mit anderen Kindern weiter. An dieser Stelle empfehle ich den Dokumentarfilm *Embrace* (2016) von Taryn Brumfitt, den sollte jede Frau gesehen haben.

Außerdem hilft dir vielleicht noch ein anderer Gedanke: Viele Frauen können keine Kinder bekommen und würden sich maßlos über Dehnungsstreifen am Bauch freuen. Auch dieses Bewusstsein hilft, wenn man sich mit Selbstzweifeln ob einiger »Schönheitsmakel« plagt.

Stelle dir also die Frage: Sind die Veränderungen meines Körpers ganz normale Mama-Veränderungen? Bin ich zu kritisch mit mir, sollte ich meinen Anspruch überdenken? Oder sind meine körperlichen Auffälligkeiten eine Problematik, um die ich mich kümmern sollte?

Wichtig: Wenn deine Bauchform ungewöhnlich stark gewölbt ist, wenn auffällige Löcher, Beulen oder Knicke in der Bauchwand zu sehen sind, dann solltest du das überprüfen. Dass der Bauch nach einer oder mehreren Schwangerschaften nicht mehr so flach und straff ist wie zuvor, ist durchaus normal, aber wenn man dich anspricht, ob du wieder schwanger bist, ist es das nicht.

DER SELBSTTEST

Du kannst diesen Test allein durchführen oder eine Person, der du vertraust, um Hilfe bitten.

Bevor du deine Bauchwand testest, musst du die ersten Kapitel gelesen haben, wo du auch übst, richtig zu atmen und die Körpermittemuskulatur anzuspannen.

Bitte beachte auch die beiden folgenden Dinge:

- Wenn viel Unterhautfettgewebe am Bauch vorhanden ist, ist das Abtasten der Bauchwand deutlich schwieriger als bei wenig Unterhautfettgewebe. Im Fall von starkem Übergewicht ist das Tasten manchmal gar nicht möglich.
- Wenn die Geburt nur wenige Wochen zurückliegt, sind die beiden geraden Bauchmuskelstränge gegebenenfalls so dünn, dass man die Ränder kaum oder gar nicht ertasten kann.

ÜBERPRÜFUNG DER BAUCHWAND IM SELBSTTEST

Um die Bauchwand zu testen, überprüfst du folgende drei Faktoren:

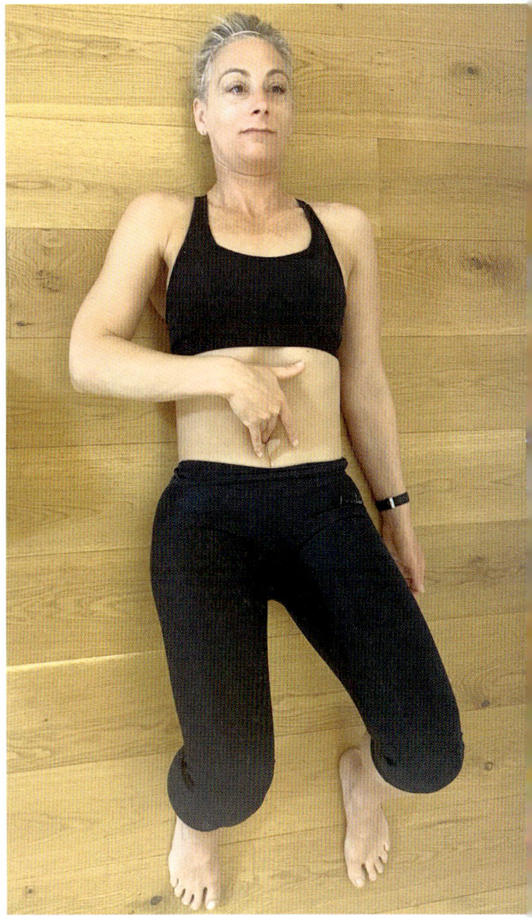

1. Atmung
2. Abstand der beiden Bauchmuskelstränge der geraden Bauchmuskulatur
3. Beschaffenheit (Festigkeit, Spannungsfähigkeit) der *Linea alba*

Lege eventuell dein Handy mit Sprachaufnahmefunktion neben dich und sprich das, was du feststellst, einfach vor dich hin. Nachher kannst du deine Aussagen abhören und notieren, denn während der Testung solltest du dich nicht immer wieder aufrichten, um zu schreiben.

Ausgangsposition

Lege dich auf den Rücken, die Beine sind angewinkelt aufgestellt. Der Bauch muss vom Schambein bis zum Brustbein unbekleidet sein, ein dünner Schlüpfer stört nicht. Becken und Wirbelsäule sollen möglichst entspannt in neutraler Position liegen. Schambein und Beckenknochen befinden sich in etwa in einer Ebene wie ein kleines dreieckiges Tablett und unter der Lendenwirbelsäule ist eine minikleine Lücke zum Boden, wo gerade so eine Ameisenstraße hindurch kann.

Atmung

- Überprüfe die Beweglichkeit der Rippen: Lege beide Hände an den Brustkorb und versuche, nur in diese zu atmen. Beim Einatmen weiten sich die Brustkorbhälften in deine Hände und in den Boden, beim Ausatmen wird der Brustkorb eng, der Rippenabstand schmälert sich und unter dem Brustbein nähern sich die Brustkorbhälften an wie eine sich schließende Aufzugtür. Hast du diese Beweglichkeit aktuell nicht, dann übe die Brustkorbatmung regelmäßig.

- Überprüfe danach die natürliche Atmung: Atme entspannt durch die Nase ein und durch den Mund aus. Atme nur so viel Luft, wie du im Liegen benötigst, also keine übermäßigen Luftmengen. Der Atem soll natürlich fließen. Stelle dir vor, du hast eine Luftröhre, die von der Nase durch den Brustraum und Bauchraum hindurch bis zum Schambein führt. In der Vorstellung fließt die Einatemluft bis zum Schambein und entweicht dann von selbst wieder Richtung Ausgang. Übe das einige Minuten. Lege eine Hand seitlich an den Brustkorb und eine auf den Unterbauch und fühle nach: Der Brustkorb dehnt sich beim Einatmen ein wenig aus und der Unterbauch wölbt sich minimal, beim Ausatmen entweicht die Luft ohne dein Zutun, der Bauch wird flacher und der Brustkorb schmaler. So wäre es optimal. Gelingt es nicht, brauchst du vielleicht nur einige Tage Übung. Gelingt es auch danach nicht, kann es sein, dass die Atemmechanik nicht so gut funktioniert.

Bauchmuskelabstand und Beschaffenheit der *Linea alba*

- Für das Abtasten werden zwei oder drei Finger quer auf den Bauch gestellt, bei einer sehr breiten Bauchmuskelspalte können vier Finger und mehr notwendig sein.
- Verschaffe dir einen ersten Eindruck über die gesamte Bauchwand: Bleibe entspannt liegen und taste die Mittellinie des Bauches vom Brustbein bis kurz vor dem Schamhügel ab. Versuche, besonders weiche Stellen auf der Linie auszumachen. Frage dich: Wo sind weiche Stellen, wie tief kommt man hinein und wie viel Gegenspannung zeigt das Gewebe? Je tiefer man reinkommt, desto schwächer ist das Bindegewebe. Nehme ich irgendwo in der Tiefe Bewegungen wahr? Das könnten Darmbewegungen sein. Kann ich an den auffälligen Stellen die beiden Bauchmuskelstränge rechts und links der weichen *Linea alba* ertasten? Formuliere deinen ersten Eindruck von der gesamten Bauchwand und an welchen Stellen du Auffälligkeiten festgestellt hast.
- Danach überprüfst du, was sich ändert, wenn du die Beckenbodenmuskeln und den queren Bauchmuskel anspannst. Lege die Finger in die weichen Stellen und spanne beim Ausatmen an: Beckenboden schließen und in den Körper hineinspannen, als wolltest du einen Tampon Richtung Brustkorb bewegen: Gleichzeitig stellst du dir vor, dass die beiden Beckenknochen (rechts und links vom Nabel) sanft aufeinander zu und dann ein wenig Richtung Brustbein ziehen. Äußerlich bewegt sich nichts im Körper, du baust nur innen Spannung auf, der Bauch darf keinen Millimeter rauspressen

und du darfst keine Bauchpresse (wie beim Stuhlgang) nach unten machen. Spüre genau, was sich in der Tiefe tut. Sofern du etwas mehr Festigkeit beim Anspannen merkst, ist das ein gutes Zeichen.

- Teste den Bauchmuskelabstand in entspannter Rückenlage an drei konkreten Punkten: zwei Finger oberhalb vom Bauchnabel, direkt auf dem Bauchnabel, zwei Finger unterhalb vom Bauchnabel. Wenn die Rektusdiastase sehr lang ist, muss gegebenenfalls an weiteren Stellen gemessen und notiert werden.
- Bleibe weiterhin entspannt liegen, versuche, die beiden Kanten der geraden Bauchmuskeln an den drei vorher genannten Stellen zu fühlen. (Es kann sein, dass du sie nicht fühlst, weil sie sehr ausgedünnt sind oder dir die Routine fehlt.) Stelle so gut es geht den Abstand an den drei Punkten fest. Messe den Abstand anhand deiner Fingerbreite oder in Zentimetern und beschreibe die Beschaffenheit beziehungsweise Festigkeit des Spalts.

Test mit Kopfheben zunächst ohne Spannung der Körpermitte

- Als Nächstes willst du den Abstand der angespannten Bauchmuskeln beim Kopfheben messen. Messe an den drei Punkten wie vorher. Du setzt an den relevanten Punkten die Finger an und rollst dann ohne Körpermittevorspannung den Kopf und ein kleines bisschen auch die Schultern noch, danach sehr langsam wieder senken. Ist der Kopf oben, sind beide Bauchmuskelstränge angespannt und du merkst dir die Spaltbreite. Wichtig ist jetzt auch wieder die Beschaffenheit des Spalts. Achte darauf, wie fest oder weich sich die *Linea alba* darstellt. Achte auch darauf, ob sie sich nach oben wölbt wie ein Damm oder nach innen einsaugt wie eine Schlucht.
- Danach legst du extrem langsam den Kopf ab und beobachtest, wie stark die Stränge sich dabei auseinanderbewegen. Oft ist der Abstand vor dem Kopfablegen am größten, und diesen Abstand merkst du dir.
- Wiederhole das Prozedere an den anderen zwei Punkten.

Wichtig: Viele denken, dass allein der Abstand bei gehobenem Kopf relevant ist, aber das ist falsch. Wenn die geraden Bauchmuskeln sich durch das Kopfheben ganz eng zueinanderbewegen, aber beim Kopfablegen sehr weit auseinanderdriften und keinerlei Spannungsaufbau in der *Linea alba* stattfindet, kannst du davon ausgehen, dass es deiner Bauchwand an Stabilität fehlt.

Test mit Kopfheben mit Spannung der Körpermitte

Nun willst du prüfen, was sich ändert, wenn du die Körpermittemuskulatur anspannst.

- Spanne Beckenboden und queren Bauchmuskel an, halte die Spannung und hebe den Kopf. Saugt sich der Spalt weiterhin nach innen oder wölbt sich? Wird die *Linea alba* fester oder nicht?
- Wiederhole diese Testung ebenfalls an den neuralgischen Stellen.

Interpretation und Handlungsempfehlungen

Wenn die *Linea alba* an manchen Stellen schwach ist, aber ein Hauch von Spannung möglich ist, arbeite mit dem Programm »Stabile Körpermitte«. Die *Linea alba* sollte nach dem Programm deutlich mehr Festigkeit haben.

Wenn der Abstand weniger als drei Zentimeter breit ist, arbeite mit dem Programm »Stabile Körpermitte«, danach wird der Abstand wahrscheinlich geringer, vor allem aber die Spalte fester sein.

Eine Spezialistin solltest du in diesen Fällen aufsuchen:

- Die natürliche Atmung kannst du trotz Wochen des Übens nicht umsetzen.
- Das Anspannen des Beckenbodens gelingt trotz geduldigem Üben überhaupt nicht.
- Der Abstand zwischen den geraden Bauchmuskeln ist nach dem »Stabile Körpermitte«-Programm an einer oder mehreren Stellen breiter als drei Zentimeter.
- Nach dem Programm »Stabile Körpermitte« ist die *Linea alba* überhaupt nicht in der Lage, Spannung aufzubauen. Beim Aufrollen saugt sich die *Linea alba* wie eine Schlucht nach innen oder wölbt sich ohne Kontrolle nach außen, sodass ein Wall oder eine Beule entsteht.

Der Tastbefund kann je nach Tageszeit und Tagesform unterschiedlich ausfallen. Das Gewebe der *Linea alba* kann zum Beispiel am Morgen nach einer erholsamen Nacht straffer wirken, wohingegen am Abend nach einem anstrengenden Tag und blähendem Essen die Situation schon anders aussieht.

Aufgrund der Haut- beziehungsweise Fettschicht und natürlich der unsichtbaren Lage der Muskeln ist eine Ultraschalluntersuchung nochmals detaillierter und genauer. Wenn du mit dem Programm »Stabile Körpermitte« deine Beschwerden nicht auflösen konntest, ist eine Untersuchung per Ultraschall dringend empfehlenswert.

Ultraschalluntersuchung

Eine Ärztin oder Physiotherapeutin mit spezieller Ausrichtung kann den Beckenboden und die Bauchwand palpatorisch (mit den Händen von innen und außen) und zusätzlich bildgebend mit einem Ultraschallgerät genauestens untersuchen. Die Untersuchung findet im Liegen und im Stehen unter Einwirkung der Schwerkraft statt.

Bei diesem speziellen Check-up erfährst du:

- ob Muskeln nicht ansteuerbar sind,
- ob es verspannte Muskeln gibt,
- ob du auf die richtige Weise die richtigen Muskeln anspannst oder entspannst,
- welche Übungen ganz speziell für deine Situation hilfreich sind,
- ob du als Therapieunterstützung ein Pessar oder einen Bauchgurt brauchst,
- ob Verdacht auf Verletzungen von Muskeln oder Faszien besteht,
- ob eine Hernie, also ein Bruch in der Bauchwandfaszie, vorliegt, die vernäht werden muss,
- ob eine Operation notwendig ist.

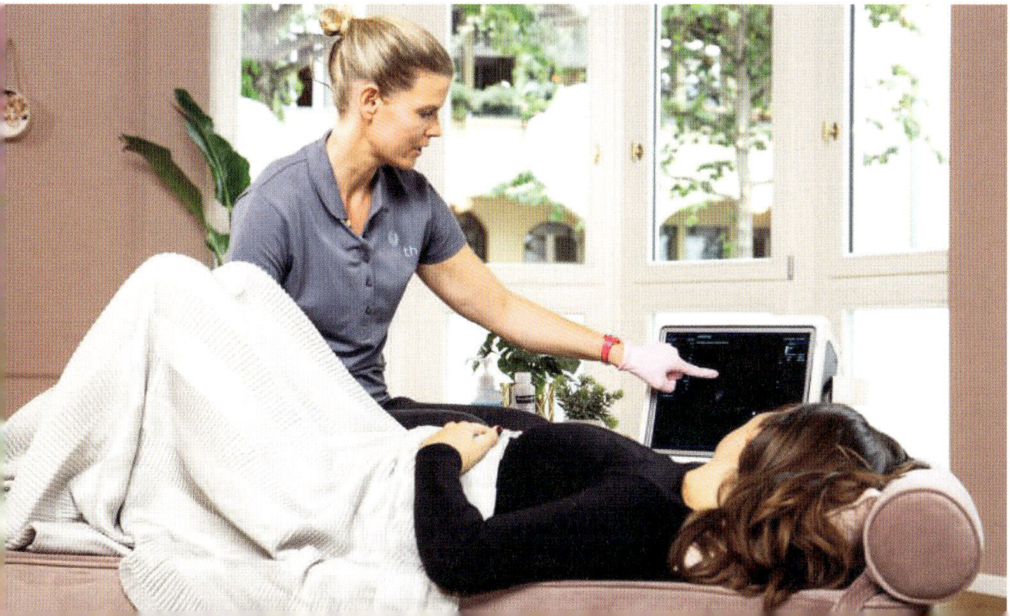

Physiotherapeutin Sabrina Nieland beim Körpermitte-Check. Fotografin: Sonja Hornung

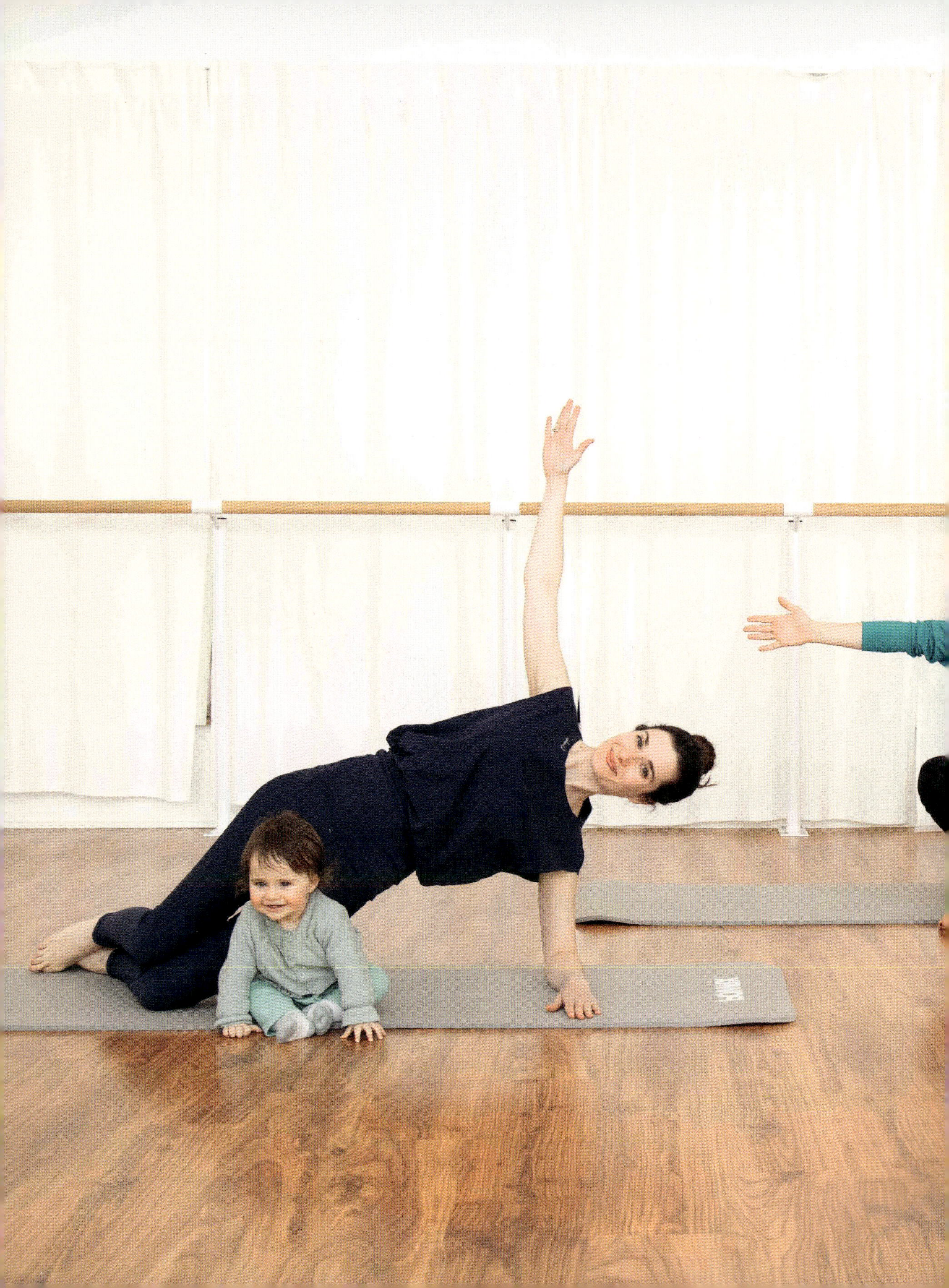

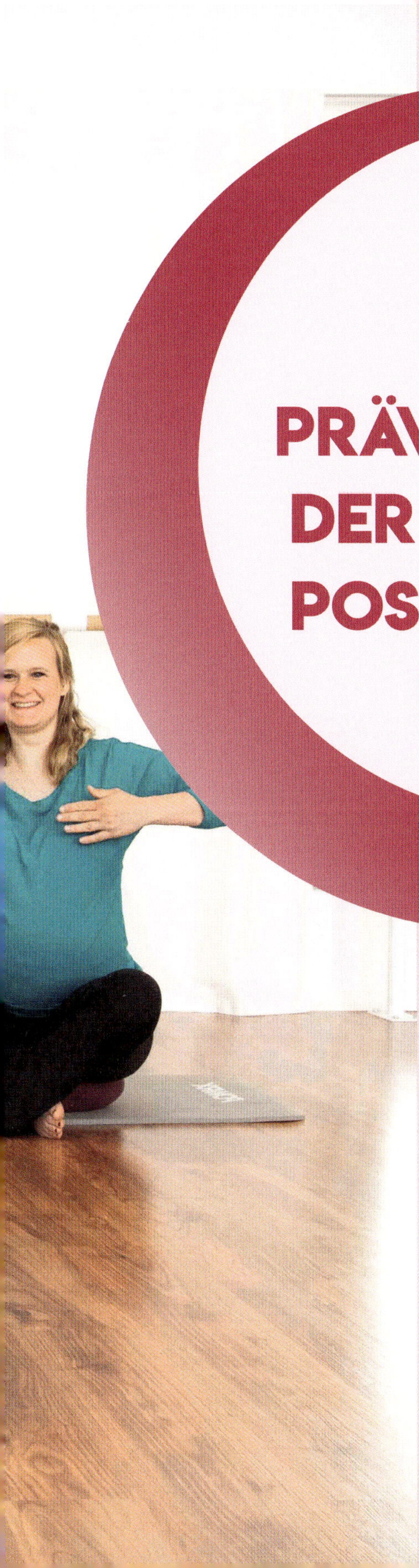

4

PRÄVENTION IN DER PRÄ- UND POSTNATALEN PHASE

Wie du gut für deine Körpermitte sorgst, erfährst du in diesem Kapitel. Du lernst »Druckmanagement«, denn starker intraabdominaler Druck, wie er durch Pressen, extremes Krafttraining oder andere körperliche Überbelastung entsteht, kann eine Bauchwandproblematik begünstigen. Du erfährst außerdem, welche Körperhaltungen, welches Bewegungsverhalten beziehungsweise welche Übungen günstig oder ungünstig sind.

PRÄVENTION

Die Entstehung einer Rektusdiastase oder einer Körpermittedysfunktion ist wissenschaftlich noch wenig erforscht. Nachgewiesen jedoch ist: Die Hauptverursacher sind Schwangerschaft und Geburt, vor allem in Kombination mit einem etwas höheren Alter. Allerdings spielen auch andere Ursachen eine Rolle. Eindeutige wissenschaftliche Belege gibt es wenige, viele Erkenntnisse basieren auf anatomischer Logik und jahrelanger Praxiserfahrung.

Bei der Entstehung und Heilung spielen die genetische Prädisposition und das Alter eine wesentliche Rolle. Die genetisch vorgegebene Bindegewebsbeschaffenheit kannst du zwar nicht verändern, allerdings mit sorgsamer Prävention viel positiven Einfluss nehmen. Denn Sport wirkt sich generell positiv auf deine Gesundheit aus.

ANLEITUNG ZUM LESEN DIESES KAPITELS – WELCHE INHALTE SIND RELEVANT FÜR DICH?

- Wenn du aktuell noch schwanger bist, lies die Empfehlungen zur Prävention in der Schwangerschaft sowie zur Prävention in der Wochenbett- und Rückbildungsphase sowie in der Zeit des Wiedereinstiegs in den Sport.
- Wenn die Geburt vor Kurzem gewesen ist, dann lies die Ausführungen zur Wochenbett-, Rückbildungs- und Wiedereinstiegsphase.
- Viele Frauen stellen mitten in der Rückbildungsphase oder kurz danach fest, dass die Bauchwand mehr als normal überdehnt, schwach oder funktionseingeschränkt ist. Sie bemerken, dass ihre Körpermitte mehr individuelle Unterstützung benötigt, als ein normaler Rückbildungskurs liefert. Ist das bei dir der Fall, dann arbeite ab sofort mit dem Programm »Stabile Körpermitte« und gehe bitte erst zu einem sportlichen Training über, nachdem deine Körpermitte sich stabilisiert hat.
- Wenn du deine Bauchwandproblematik erst Jahre nach der Geburt bemerkst, solltest du ebenfalls mit dem Programm »Stabile Körpermitte« arbeiten. In dem Fall kannst du die kommenden Ausführungen zur Prävention überspringen.
- Wenn du gerade ein Kind bekommen hast und unsicher bist, ob du eine Körpermitteproblemsituation hast oder nicht, dann absolviere erst das »Stabile Körpermitte«-Programm. Damit machst du definitiv nichts falsch und wirst auf jeden Fall Stabilität aufbauen. Im Anschluss kannst du immer noch ein Rückbildungsprogramm mitmachen.

PRÄVENTION WÄHREND DER SCHWANGERSCHAFT

So wunderbar eine Schwangerschaft ist, so anstrengend ist sie für die Bauchwand. Alle muskulären und faszialen Fasern werden in die Länge gezogen und dadurch natürlich auch dünner. Stell dir mal einen Luftballon vor dem ersten Aufpusten vor, da ist das Gummi noch sehr fest und straff. Durch das Aufpusten wird das Gummi immer weiter und auch dünner. Lässt du die Luft wieder raus, ist die Festigkeit nicht mehr die gleiche. So in etwa kannst du dir den Zustand nach der Entbindung vorstellen. Glücklicherweise ist unser Körper »lebendiges Material«, welches sich eigenständig reparieren kann.

Spätestens ab der 35. Schwangerschaftswoche haben die meisten Frauen eine gedehnte Bauchwand und eine verbreiterte Spalte. Eine Studie zeigte, dass im zweiten Trimester 27 Prozent der Schwangeren eine Rektusdiastase aufweisen und im dritten Trimester 66 Prozent. Die Ausprägung ist sehr unterschiedlich und hängt von verschiedenen Faktoren ab:

- Alter der Schwangeren (mit dem Alter verlieren grundsätzlich alle Bindegewebe im Körper Spannung sowie Elastizität),
- genetische Veranlagung, also die generelle Beschaffenheit des Bindegewebes,
- Anzahl der vorangegangen Schwangerschaften und Geburten,
- Bauchumfang (vor allem bei Mehrlingsschwangerschaften), Größe und Lage des Kindes oder der Kinder,
- körperliche Gesamtkonstitution vor und während der Schwangerschaft,
- Kraft- und Funktionsfähigkeit der Körpermitte vor und während der Schwangerschaft.

Die meisten Ursachenfaktoren kannst du als Schwangere nicht beeinflussen, doch durch bewusstes Verhalten im Alltag und beim Sport kannst du präventiv handeln, um die Bauchwand nicht unnötig zu belasten oder auszudehnen.

Vorbeugen ist besser als heilen – dieses Sprichwort hat noch immer Gültigkeit. Auf der Basis bisher verfügbarer Studien, aber vor allem auf der Basis unserer Praxiserfahrung wurden für das MamaWORKOUT-Konzept präventive Maßnahmen für Schwangere entwickelt. Unsere Herangehensweise basiert auf der aktuell verfügbaren Studienlage, viel anatomischer Logik, anatomischen Ultraschallbeobachtungen sowie Klientinnen-Feedback.

Auch wenn alle Präventionsratschläge korrekt befolgt werden, können Frauen trotzdem eine Rektusdiastase oder Disbalance zurückbehalten. Der Wirkung von Präventionsmaßnahmen sind Grenzen gesetzt, weil die Entstehung des Problems nicht allein vom Verhalten abhängt. Ob die Ausprägung ohne präventive Verhaltensmaßnahmen vielleicht noch drastischer gewesen wäre, kann man nicht ermitteln. Umfassende Studien gibt es hierzu noch nicht, aber es bestehen gute Chancen, dass die hier beschriebenen Maßnahmen einer späteren Problematik entgegenwirken.

Die Rektusdiastasenbildung in der Schwangerschaft können und wollen wir nicht verhindern. Das Ziel der Prävention ist vielmehr, die zwei geraden Bauchmuskeln nicht mehr als nötig zu dehnen oder auseinanderzuschieben, außerdem soll die ohnehin überdehnte, ausgedünnte Bauchwand mit der *Linea alba* nicht unnötig belastet werden. Die Bauchwand ist sanft zu stärken und gleichzeitig vor Überbeanspruchung zu schützen. Es geht darum, in einem sicheren Rahmen zu trainieren, um den Körper, vor allem die Körpermitte, fit zu halten. Gleichzeitig geht es darum, Überbeanspruchung zu vermeiden. Deshalb erfährst du in diesem Buch, wie du sicher trainierst, was im Alltag sinnvoll ist und welche Risikofaktoren du vermeiden kannst.

Wahrnehmung und Ansteuerungsfähigkeit der Körpermitte

Eine sensible Körperwahrnehmung trägt wesentlich zur Prävention bei und als aufgeklärte und wahrnehmungsfähige Schwangere kannst du im Alltag sowie im Sport dir selbst die beste Ratgeberin sein und sorgsam auf deinen Körper achten.

Nachdem du dich mit dem Anatomiekapitel befasst und die Übungen durchgeführt hast, bist du in der Lage, die Muskulatur gezielt anzuspannen und zu entspannen. Wichtig ist die Aktivierungsfähigkeit der Muskulatur der Körpermitte, dadurch kannst du übermäßigen Bauchinnendruck identifizieren, abmildern oder mit angemessener Muskelspannung entgegenwirken.

Dein Körperwissen führt zu einem feineren Körpergefühl und mehr Fokus auf das Bewegungsverhalten. Du weißt, wie sich eine stabile Körpermitte aufbauen lässt und wie du diese in Sport und Alltag sinnvoll einsetzen kannst. Du kannst die Körpermitte korrekt einsetzen, wenn du im Alltag eine Anforderung oder im Sport eine Übung zu bewältigen hast. Du kannst Grundspannung oder sanfte Trainingsspannung von maximaler Muskelspannung unterscheiden und spürst, wenn du dich überanstrengst.

Genauso gehen bei dir die Alarmglocken an, wenn du zu starken Bauchinnendruck oder andere Überbelastungen spürst. Du kannst diese managen, indem du mit entsprechenden Entlastungs- und Entspannungsmaßnahmen reagierst.

Alle diese Fähigkeiten gewinnst du mithilfe des Anatomiekapitels.

Schulung der Atmung

Die Kenntnis, wie Atmung und Körpermitte zusammenhängen, ist für Schwangere sehr hilfreich. Das Verständnis und die damit verbundene Körperwahrnehmung und Körperkontrolle sind wichtig während der Schwangerschaftszeit, aber auch während einer Vaginalgeburt.

Im Kapitel über die Atmung hast du erlernt, dass du die Körpermitte mit der Ausatmung aktivieren kannst und damit mehr Rumpfstabilität hast. Dies benötigst du bei alltäglichen Bewegungen wie zum Beispiel beim Heben einer Einkaufstüte in den Kofferraum.

Außerdem hast du auch gelernt, dass man ausatmend mit einem lang gezogenen »Haaaaaaaaa« den Beckenboden entspannen kann. In der Eröffnungsphase musst du im Becken nachgeben, loslassen, entspannen. Wenn du das geübt hast, kannst du den Geburtsverlauf mit dieser Atemtechnik unterstützen. Diese Kenntnisse und Fähigkeiten können die Geburt erleichtern und damit auch die Körpermitte schonen.

Tipp: Informiere dich auch über beckenbodenfreundliche Gebärpositionen und besprich mit deiner Hebamme die Frage, wie du den Geburtsverlauf körperlich unterstützen kannst.

ENTSPANNUNGSATMUNG ALS GEBURTSVORBEREITUNG

Entspannung ist für Schwangere nicht nur angenehm, sondern auch wichtig. Für die Geburt ist es hilfreich zu lernen, wie man die Atmung entspannend für die Körpermitte und den Geist einsetzt.

- Setze dich bequem hin, stütze den Rumpf bequem irgendwo ab, am besten in aufrechter oder vorgeneigter Position. Bringe die Hüftgelenke in eine außenrotierte, offene Position. Öffne etwas die Lippen, entspanne den Kiefer, lege die Zunge in den Mundboden.
- Das Einatmen erfolgt immer entspannt durch die Nase, dabei musst du nichts anspannen, einfach locker einatmen. Beim Ausatmen übst du das Entspannen und Loslassen von Beckenboden und Muskelkorsett.

So entspannst du den Beckenboden

- Atme durch den deutlich geöffneten, aber lockeren Mund mit einem lang gezogenen »Haaaaaaaaa« aus.
- Entspanne den Beckenboden mit seinen drei Schichten. Lasse dein Kind innerlich nach unten sinken, stelle dir vor, wie der Damm weich wird und die Sitzhöcker auseinanderstreben, weite alle Körperöffnungen. Spüre nach, wie das lang gezogene »Haaaaaaaaa« dich dabei unterstützt.

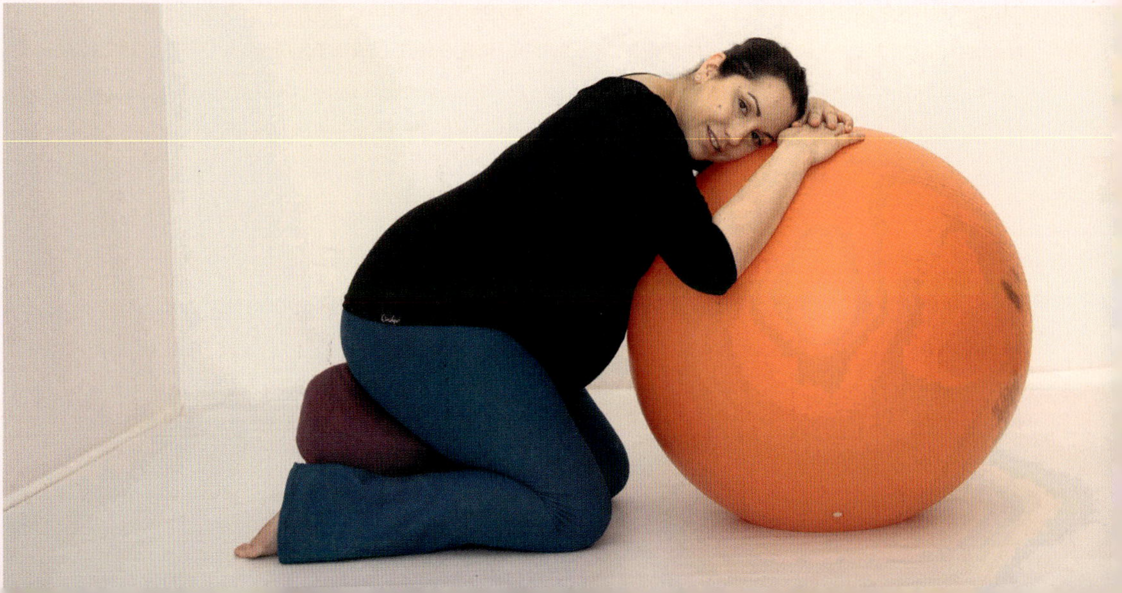

So entspannst du das Muskelkorsett

- Dein Muskelkorsett umgibt die Körpermitte wie ein breiter, fester Gürtel und gibt dem Baby und dem Rücken Halt. In der Öffnungsphase der Geburt soll es weich werden.
- Beim Ausatmen mit »Haaaaaaaaa« wird die Bauchdecke weich, der Bauchnabel strebt nach vorne unten, dein Kind sinkt tief in den Unterbauch hinab, du spürst, wie der Bauch nachgibt und schwer wird.

Übe zunächst die Technik für den Beckenboden, dann für das Muskelkorsett. Wenn beides gut funktioniert, kombiniere beides zu einer Übung. Im letzten Trimester kannst du die Entspannungsübung eine bis fünf Minuten immer nach dem Sport oder zwischendurch im Alltag machen.

Körpermittefreundlicher Haltungsaufbau

Der Bauch wächst, gleichzeitig verliert die Körpermitte an Kraft und Stabilität, dadurch werden die Rumpfstatik und Körperhaltung empfindlich gestört: Der untere Rücken tendiert aufgrund dem von vorne fehlenden Halt zum überstarken Hohlkreuz, zudem fallen die Schultern nach vorne. Je größer der Bauch und je stärker diese typische Haltungsschwäche ausgeprägt ist, desto mehr Druck bekommt die Bauchwand von innen und desto mehr Rückenprobleme treten auf.

Eine Haltungsschulung speziell für Schwangere wird dir helfen, du erlernst ein Haltungsmanagement, das den typischen Problemen entgegenwirkt.

SO BAUST DU DEINE HALTUNG WÄHREND DER SCHWANGERSCHAFT AUF

Auf dem ersten Bild sind die Füße ohne Grundspannung, die Knie nach hinten durchgedrückt, das Becken übermäßig gekippt, die Körpermitte ohne Grundspannung, Lenden- und Halswirbelsäule zu stark nach innen gekrümmt, der Schultergürtel fällt vorwärts, der Bauch drückt sich übermäßig nach außen und die Bauchwand bekommt massiven Druck von innen. Durch die verbesserte Haltung im zweiten Bild sind alle Faktoren deutlich abgemildert. Folgende Übung zeigt dir, wie du deine Haltung optimal aufbaust und verbesserst.

1. Stelle die Beine so breit unter dem Becken auf, dass du dich gut getragen fühlst – je größer der Bauch, desto breiter die Aufstellung. Verteile das Gewicht gleichmäßig auf Ferse, Fußaußenkante und Ballen. Spanne das Fußgewölbe sanft auf, indem du es etwas vom Boden entfernst.

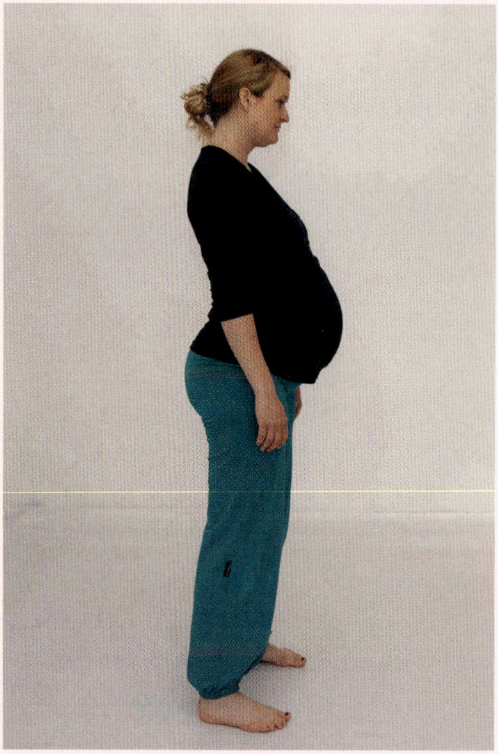

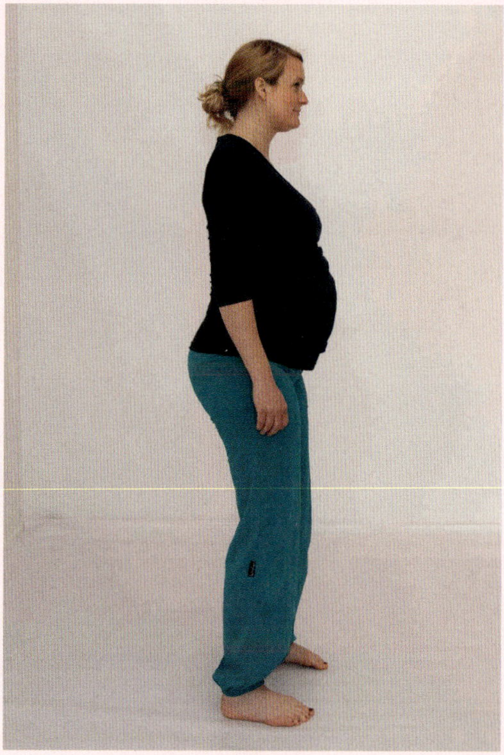

2. Beuge minimal die Knie, bis du etwas Entlastung im Lendenwirbelbereich merkst. Lasse das Steißbein zum Boden sinken, während du den Rest der Wirbelsäule nach oben streckst.
3. Aktiviere sanft die Körpermitte: Dein Kind liegt auf einer stabilen Beckenbodenhängematte und bekommt sanften Halt von der Bauchwand, als würdest du den Bauch mit deinen Händen halten. Die Körpermittespannung soll nicht anstrengend sein, sondern gut haltbar. Du kannst dabei weiter bis zum Unterbauch atmen.
4. Hebe das Brustbein etwas und lasse auf der anderen Körperseite den Schultergürtel nach hinten unten sinken.

Probiere mal den Unterschied aus: Lasse dich nochmals völlig ohne Körperspannung schwer zusammensacken und richte dich danach wieder von den Füßen beginnend auf. Spürst du den Unterschied?

Vermeidung von Überlastung der Körpermitte

Je größer der Babybauch ist, desto weniger Belastung ergibt sich! Stelle dir zwei Luftballons vor: Der erste ist nur halb und der zweite ist maximal aufgeblasen worden. Ganz automatisch würdest du den pralleren weniger mit Druck belasten als den weniger prallen, oder? Je mehr Luft wir in einen Ballon pumpen, desto dünner und empfindlicher wird die Gummiwand. Das ist ein gutes Bild, um zu verstehen, warum du im achten Monat beim Großeinkauf oder im Haushalt Hilfe benötigst.

Im Alltag sowie im Sport ist es sinnvoll, Überlastung der Körpermitte auszuschließen. Einige Informationen hast du bereits im Anatomiekapitel erhalten, hier bekommst du noch einmal konkrete Hinweise zum Bewegungsverhalten.

Natürlich kannst du auch als Schwangere noch körperliche Anforderungen bewältigen, aber die Dosis sollte geringer sein als früher, reduziere die Anstrengung deutlich. Deine Extremitäten behalten weitgehend ihre Kraft, sie sind also nicht der limitierende Faktor und sollten deshalb nicht als Maßstab dienen. Spüre in deine Körpermitte hinein: Entsteht bei einer Tätigkeit Bauchinnendruck, der sich gegen die Bauchwand oder den Beckenboden richten könnte? Kann die Muskulatur die Anstrengung noch mit angenehmer, wenig intensiver Anspannung bewältigen? Fange ich an, mein Muskelkorsett krampfhaft festzumachen, weil es eigentlich überanstrengt ist?

Viele Frauen überanstrengen sich, weil sie den Alltag bestmöglich bewältigen wollen. Dies trifft vor allem auf Schwangere zu, die schon Mutter eines oder mehrerer Kleinkinder sind. Ähnliches gilt für leistungsorientierte Sportlerinnen, die sich nicht von den ursprünglichen Leistungen trennen möchten. Stelle dir die Frage, ob es auch mit weniger Anstrengung gehen würde, und finde Lösungen, die zu dir und deinem Leben passen.

DON'TS

Wenn du diese Verhaltensweisen im Alltag vermeidest, tust du deiner Körpermitte einen großen Gefallen:

- **Auf- und Abrollen über die gerade Bauchmuskulatur. Wenn du auf dem Rücken liegst, dann richte dich nicht gerade nach oben auf.**
- **Gerades Aufrichten aus einer halb liegenden Sitzposition, zum Beispiel von der Sonnenliege aufstehen.**
- **Schweres Heben und Tragen, zum Beispiel Getränkekisten schleppen.**
- **Anstrengende Tätigkeiten wie Ziehen, Schieben, Anheben von schweren Gegenständen, zum Beispiel Schieben einer Kommode.**
- **High-Impact-Belastungen, zum Beispiel Stoßbelastungen wie intensives Laufen, Hüpfen.**
- **Krafttraining mit hohen Gewichten, die dich mehr als moderat fordern.**

Körpermittefreundlicher Alltag

Im Anatomiekapitel hast du schon viele Infos zum optimalen Bewegungsverhalten bekommen. Hier noch mal ein paar konkrete Beispiele.

Mache es dir bei der PC-Arbeit bequem. Lege die Beine hoch und stütze Knie und Rücken mit Kissen. Am Schreibtisch solltest du auf einem ergonomischen Stuhl oder Hocker und möglichst nicht zu lange am Stück sitzen. Beschäftige dich mit dem Thema Ergonomie am Arbeitsplatz, denn das ist in der Schwangerschaft besonders wichtig.

Egal, ob du von einem Sofa, dem Bett oder der Sonnenliege aufstehst, gewöhne dir Folgendes an: Drehe dich erst auf die Körperseite, richte dich dann mithilfe der Arme und der seitlichen Rumpfmuskulatur in den Sitz auf und komme dann mit Körpermittegrundspannung in den Stand.

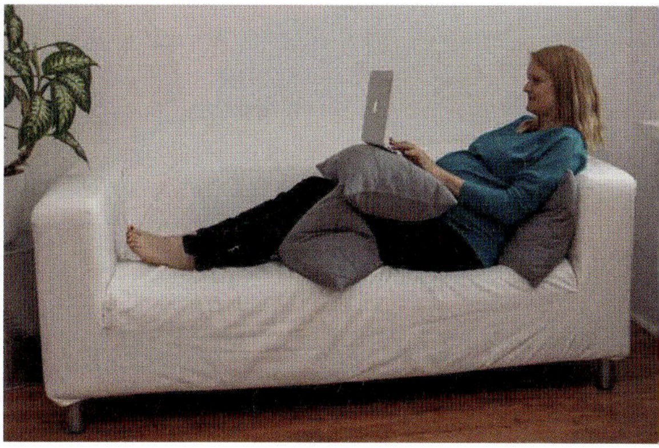

Bequeme Sitzposition mit Laptop

Das Aufstehen und Hinsetzen wird zunehmend mühsamer. Nutze diese häufige Alltagsbewegung für deine Prävention. Setze dich vorne auf die Kante, stelle einen Fuß unters Knie und den anderen Fußballen etwas zurück, neige den Rumpf vor, spanne vor dem Aufstehen die Körpermitte stärker an, bringe Kraft in beide Beine und Pobacken und stehe auf. Das Hinsetzen machst du immer langsam und genauso mit bewusster Kraft in der Körpermitte und den unteren Extremitäten.

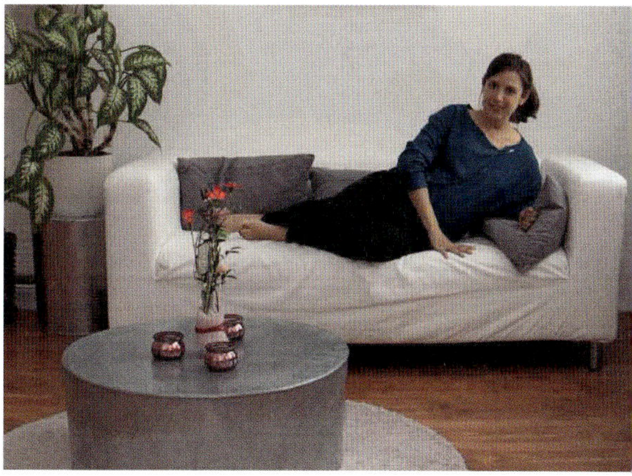

Aus dieser Position aufzustehen, ist angenehmer für deine Körpermitte.

Viele Alltagstätigkeiten werden mühsamer, vor allem, wenn du etwas bodennah erledigen musst. Beine- und Pomuskeln sind ganz wichtige Helfer, wenn du sie beugend und streckend einbeziehst, kannst du den Rücken gerader, den Rumpf stabiler und die Körpermittemuskulatur aktiver halten. Diese Tipps werden dir helfen:

- Grundsätzlich gilt: Aktiviere beim Heben von ganz leichten Sachen (zum Beispiel Spielzeug) ganz leicht die Körpermitte und bei etwas schwereren (zum Beispiel Sporttasche) etwas intensiver.
- Grundsätzlich gilt: Je dicker der Bauch ist, desto breiter und stabiler musst du die Füße aufstellen.
- Setze die Beine stets beugend ein, um nach unten zu kommen, dann kannst du den Rücken etwas gerader machen und die Körpermittemuskulatur gut ansteuern.

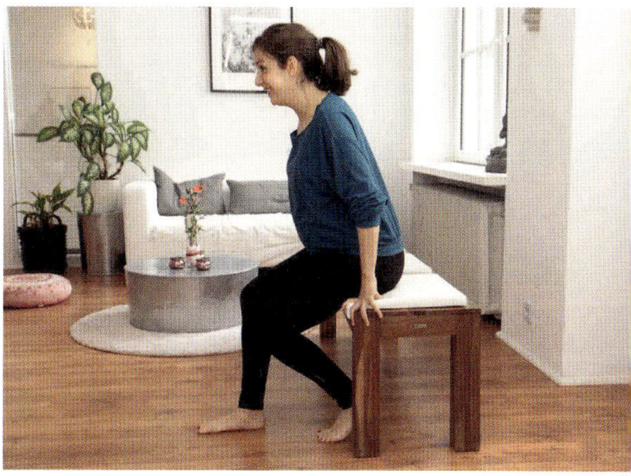

Die richtige Position beim Aufstehen und Hinsetzen

- Du kannst die Beine parallel halten und in eine Art Kniebeuge gehen, wenn du eine Kiste oder Ähnliches hochheben möchtest.
- Willst du richtig tief am Boden etwas aufheben, öffne die Beine in eine gut stabile Schrittstellung, wo dein Bauch auch dazwischenpasst.
- Willst du länger am Boden bleiben, weil du beispielsweise etwas auffegst oder deinem Kleinkind den Schuh bindest, dann nutze den Kanutenstand auf einem Knie abgestützt.

Alltagssituationen optimal bewältigen

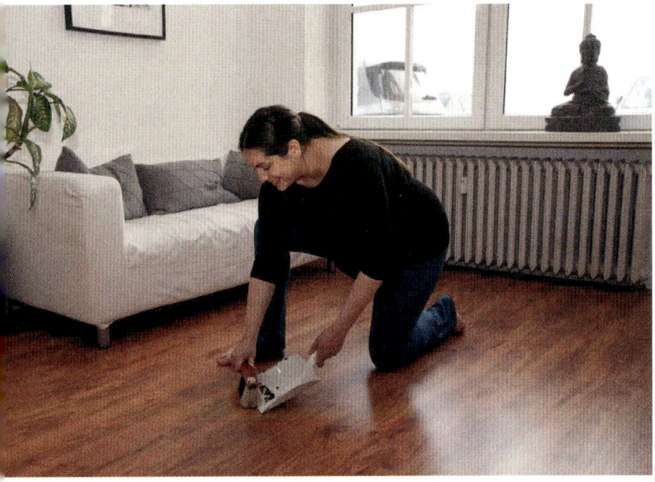

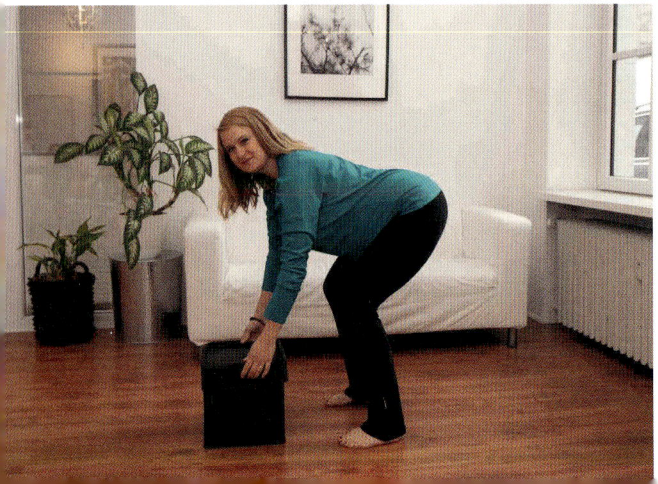

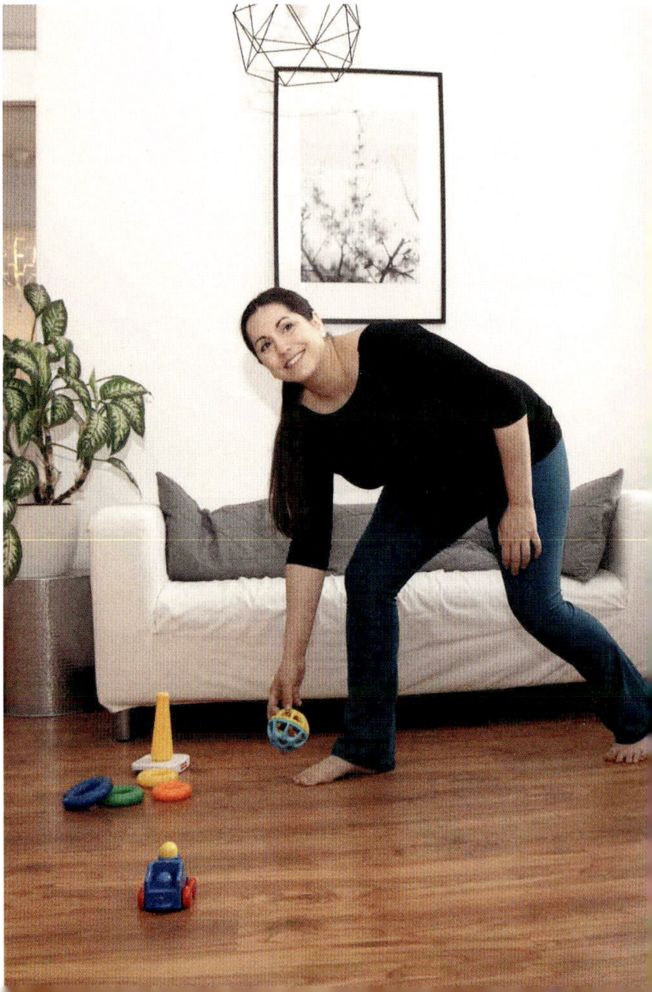

KRÄFTIGUNG DES GESAMTEN KÖRPERS

Als Schwangere willst du auch mit zunehmendem Gewicht und aus dem Lot geratender Körperstatik dein Leben leben. Vielleicht möchtest du Spaziergänge mit dem Hund unternehmen, mit dem Rad zur Arbeit fahren, einen Shoppingbummel machen oder du musst im Alltag den Haushalt schmeißen, Treppen steigen, Kinder versorgen, im Beruf körperliche Anforderungen bewältigen.

Je mehr Kraft du in den Extremitäten und der Rumpfmuskulatur zur Verfügung hast, desto leichter fällt dir der Alltag. Der Körper benötigt Muskelkraft, um das Leben mit Babybauch beziehungsweise mehr Gewicht gut zu schaffen. Eine gute Ganzkörperkraft hilft bei diesen Herausforderungen und wirkt sich positiv auf das körperliche Wohlbefinden aus. Daraus folgt: Ein schwangerschaftsangepasstes Krafttraining für den ganzen Körper ist absolut sinnvoll.

Auch alle Körpermittemuskeln müssen sanft gekräftigt werden, um die Riesenkugel stabilisieren zu können. Durch eine gewisse Körpermittegrundspannung und angepasste Körperhaltung wird der Druck des Babys von innen gegen die dünner und schwächer werdende Bauchwand abgemildert.

Auch für die Zeit nach der Geburt ist Kraft wichtig, wenn das Baby getragen und das Babyequipment manövriert werden muss. Je mehr Kraft und Stabilität du hast, desto leichter fällt dir der Mama-Baby-Alltag und desto weniger Fehlbelastungen schleichen sich ein.

In der Schwangerschaft ist das statische sowie dynamische Kraftausdauertraining unterhalb der Belastungsgrenze am besten geeignet. Es geht also weder um die Maximalkraft noch um die Schnellkraft, stattdessen steht das Training der Kraftausdauer im Vordergrund. Kraftausdauertraining ist gut dosierbar, das heißt, die Belastungen können so gesteuert werden, dass sie im submaximalen Bereich bleiben, auf diese Weise wird Überbelastung ausgeschlossen.

Das Kraftausdauertraining hat in der Schwangerschaft folgende Ziele:

- Erhalt der dynamischen und statischen Kraftausdauer,
- Erhalt der Koordination,
- Vorbereitung der Muskulatur auf die Geburt,
- Vorbereitung der Muskulatur auf das Baby- und Equipmenthandling,
- nebenbei wird auch das Herz-Kreislauf-System ein wenig mittrainiert, was eine gesundheitsfördernde Wirkung hat.

Trainingsprinzipien für das Kraftausdauertraining	
Methode	Submaximales Kraftausdauertraining • mit bester Bewegungsqualität • mit langsamer Bewegungsausführung
Atmung	• Pressatmung oder Atemanhalten soll verhindert werden. • Die Atmung kann beim Training locker durch die Nase ein- und den Mund ausfließen. • Die Atmung muss man nicht zwingend speziell an eine Bewegung koppeln. Wenn es gut umsetzbar ist, kann man bei der anstrengenderen Bewegung ausatmen.
Wiederholungszahl bei dynamischen Übungen	• Es sollten 12 bis 20 Wiederholungen durchgeführt werden, je nach Anstrengungsgrad der Übung. • Wenn die Muskeln Ermüdung signalisieren (Erschöpfung, Brennen oder Zittern), die Technik schlechter wird oder die Körpermitte nicht mehr stabilisiert werden kann, ist die submaximale Belastung erreicht und es sollte eine Pausenposition/Pausenübung erfolgen.
Dauer bei statischen Übungen	• Man sollte immer 30 bis 60 Sekunden halten, je nach Anstrengungsgrad der Übung. • Wenn die Muskeln Ermüdung signalisieren, die Atmung stockend oder pressend wird, die Technik sich verschlechtert oder die Körpermitte nicht mehr stabilisiert werden kann, ist die submaximale Belastung erreicht und es sollte eine Pausenposition oder Pausenübung erfolgen.

Trainingsprinzipien für das Kraftausdauertraining	
Intensität 50–70 % der Maximalkraft	• Die Intensität sollte so gewählt werden, dass gegen Ende der Übung eine Muskelermüdung in der Arbeitsmuskulatur spürbar wird. Dabei sollte man im submaximalen Bereich bleiben, was bedeutet, dass man mit dem Gefühl »Ich spüre die Anstrengung, ich könnte noch zwei bis drei weitere Wiederholungen (oder 20 weitere Sekunden) schaffen, aber dann wäre es sehr anstrengend« aufhört. • In der Arbeitsmuskulatur darf kein starkes Muskelbrennen, Muskelzittern oder ein sichtbarer Verlust an Bewegungsqualität (Technik) auftreten. • Du bist während der Übung stets in der Lage, über sanfte Körpermittespannung den Rumpf zu stabilisieren. Klappt dies nicht mehr, spürst du starken Druck Richtung Nabel oder Beckenboden und du solltest die Übung beenden. • Die Anstrengung muss mit regelmäßiger Atmung zu bewältigen sein, keine Pressatmung. • Ist am Ende der Übung gar keine Ermüdung spürbar, sollte die Übung anspruchsvoller beziehungsweise intensiver gestaltet werden.
Umfang 1–2 Sätze	• Ein Satz ist ausreichend. • Bei einem Zweier-Satz-Training sollten zwischen den Sätzen eine Pause von 30 bis 60 Sekunden liegen, die Pause kann mit einer Entspannungs- oder Beweglichkeitsübung gefüllt werden.

Sinnvolle Kraftausdauerübungen für Arme, Schultern und Nacken

Du brauchst Kraft in den Armen und dem Schultergürtel für den Schwangerschaftsalltag, aber auch für das Babyhandling nach der Geburt. Da das Baby in den ersten Wochen zwischen drei und fünf Kilo wiegen wird, sind je nach Übung Hanteln zwischen zwei und vier Kilo sinnvoll. Bei allen Übungen solltest du bitte die Prinzipien für submaximales Krafttraining aus der Tabelle berücksichtigen.

KRÄFTIGUNG ARMBEUGER

1. Baue eine schwangerschaftsangepasste Haltung mit Körpermittegrundspannung auf. Dein Atem fließt entspannt durch die Nase ein und durch den Mund aus.
2. Du arbeitest mit dem Oberarmmuskel vorne. Fixiere die Oberarme neben dem Körper, während du den Ellbogen beugst und streckst. Halte dabei die Haltung beziehungsweise die Körpermitte stabil.

Wenn der Muskel zu wenig Anforderung spürt, kannst du die folgende schwerere Alternative ausführen: Hebe die Arme mit ausgestrecktem Ellbogen nach vorne bis auf Schulterhöhe. Weiche nicht ins Hohlkreuz aus.

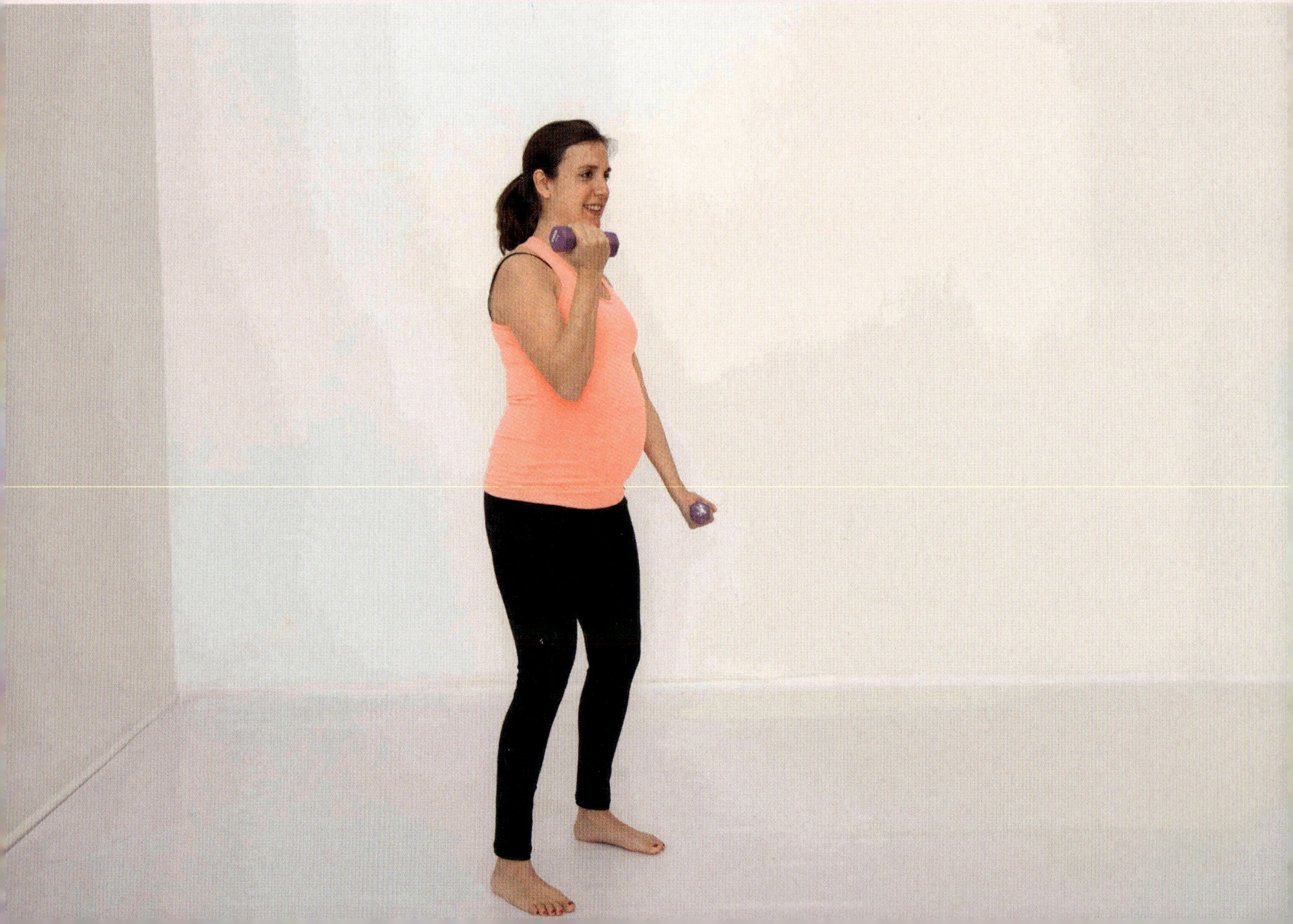

KRÄFTIGUNG SCHULTERGÜRTEL

1. Baue eine schwangerschaftsangepasste Haltung mit Körpermittegrundspannung auf. Dein Atem fließt entspannt durch die Nase ein und durch den Mund aus.
2. Du arbeitest mit dem Schulter- und dem Nackenmuskel. Beuge die Ellbogen im rechten Winkel. Hebe die Oberarme seitlich bis auf Schulterhöhe und senke sie dann zur Taille.
3. Halte die Körpermitte stabil, beim Heben der Arme brauchst du etwas mehr Körpermittespannung als beim Senken.

Wenn der Muskel zu wenig Anforderung spürt, kannst du diese schwerere Alternative ausführen: Hebe die Arme mit ausgestreckten Ellbogen.

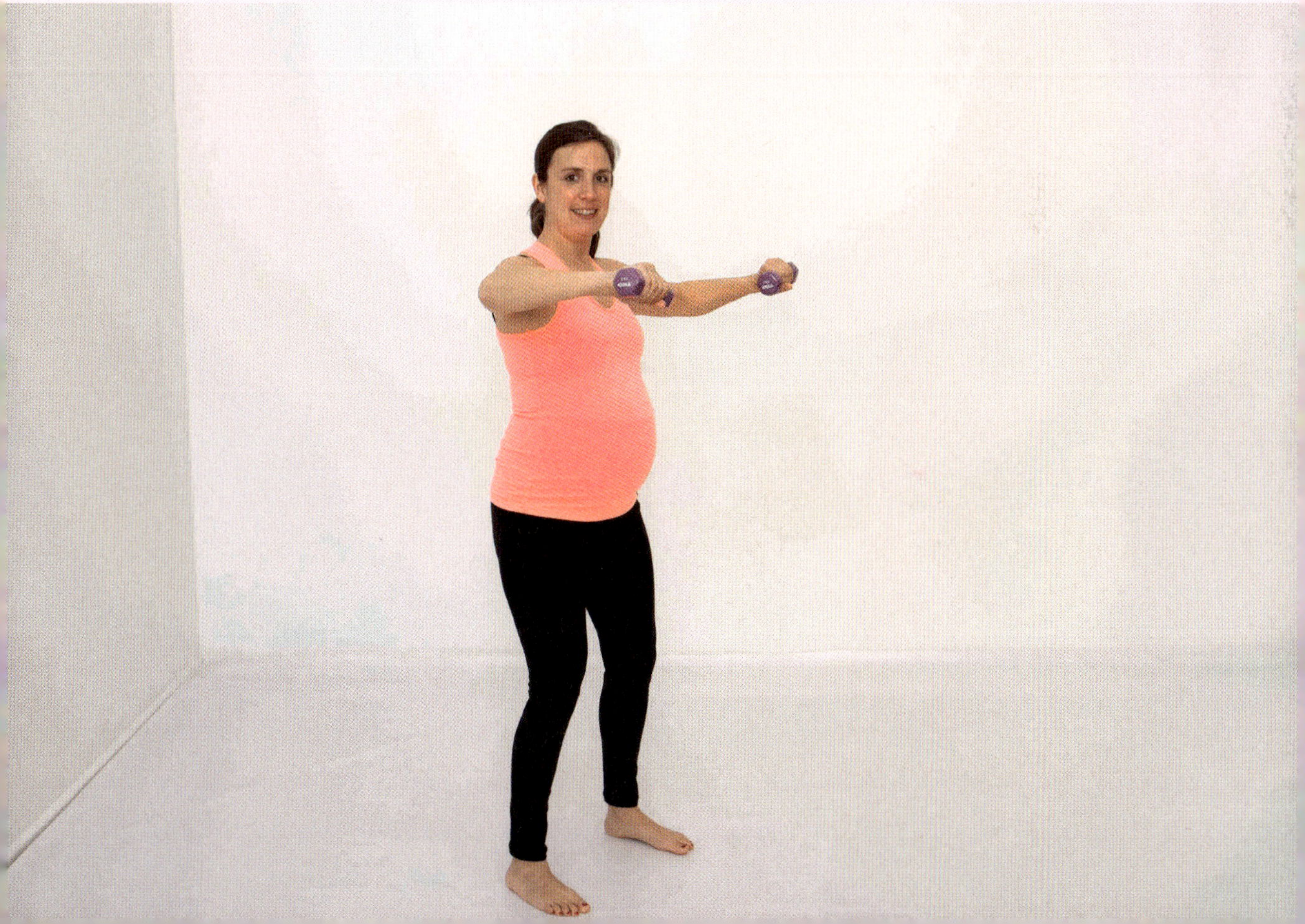

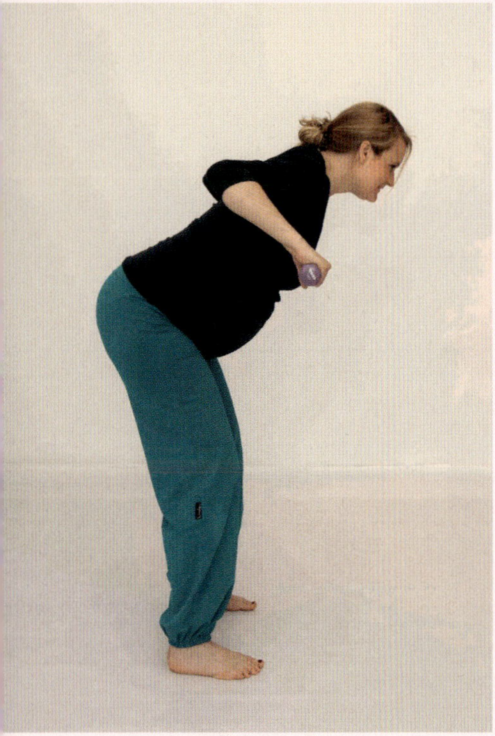

KRÄFTIGUNG RÜCKENSTRECKER, OBERER RÜCKEN UND SCHULTERGÜRTEL

1. Je nach Bauchgröße stellst du deine Füße breit und sanft aktiviert auf. Die Knie sind gebeugt und der Rumpf ist nach vorne geneigt; je tiefer du den Rumpf absenkst, desto anstrengender wird es. Bringe die Körpermitte in Grundspannung. Dein Atem fließt entspannt durch die Nase ein und durch den Mund aus.
2. Du arbeitest mit dem Rücken und der hinteren Schultermuskulatur. Ziehe die Ellbogen so hinter die Rückenlinie, dass sich die Schulterblätter einander annähern, dann führe die Arme wieder Richtung Boden und strecke dabei die Ellbogen.
3. Halte die Körpermitte stabil, beim Rückwärtsziehen der Ellbogen brauchst du mehr Körpermittespannung als beim Vorführen.

Ab dem dritten Trimester oder wenn es für den Rückenstrecker oder die Bauchmuskeln nicht mehr in der Oberkörpervorneigung realisierbar ist: Mache die Armbewegung einfach im aufrechten Stand.

KRÄFTIGUNG VON SCHULTERGÜRTEL UND ARMBEUGER IN KOMBINATION MIT KÖRPERMITTE UND BEINEN

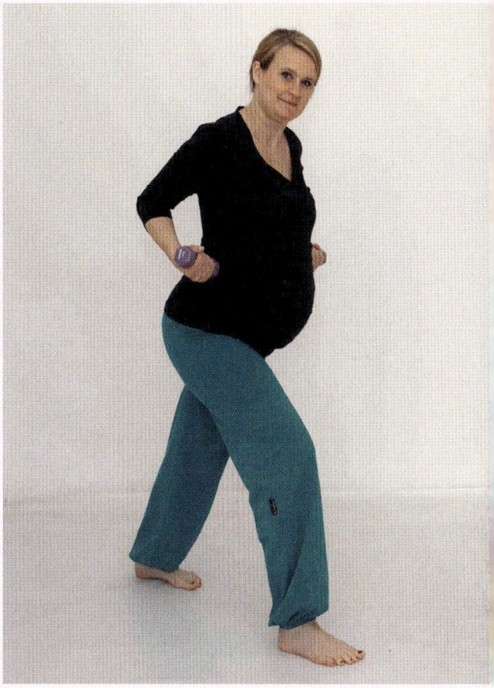

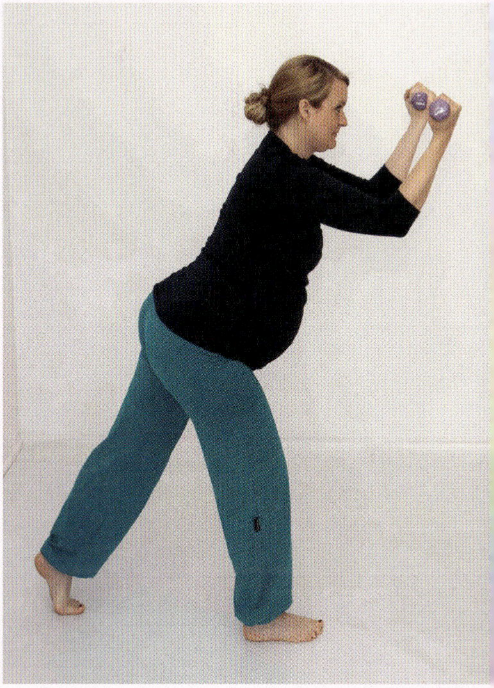

1. Nimm eine stabile Schrittstellung mit vorgeneigtem Rumpf ein: Das gebeugte rechte Bein trägt vorne das meiste Gewicht, das gestreckte linke Bein befindet sich in einer Linie mit dem Rücken, die Ferse drückt hinten in den Boden, bis eine Wadendehnung spürbar wird, der leicht vorgeneigte Rumpf hat Grundspannung in den Beckenboden- wie Muskelkorsettmuskeln. Die Oberarme befinden sich neben dem Rumpf. Dein Atem fließt entspannt durch die Nase ein und durch den Mund aus.
2. Hebe die hintere Ferse und schiebe damit den Körper etwas mehr vor, du arbeitest in der hinteren Wade und im vorderen Oberschenkel. Hebe gleichzeitig die Oberarme nach vorne oben bis auf Schulterhöhe, du arbeitest mit der Schultermuskulatur und der vorderen Armmuskulatur.
3. Halte die Linie zwischen hinterem Bein und Rücken, du brauchst jetzt mehr Körpermittespannung, um den Rumpf in Verlängerung des hinteren Beins stabil zu halten. Gehe danach zurück in die Ausgangsstellung und führe die Übung anschließend mit dem linken Bein durch.

Sollte dich die Übung überhaupt nicht anstrengen, erhöhe das Hantelgewicht.

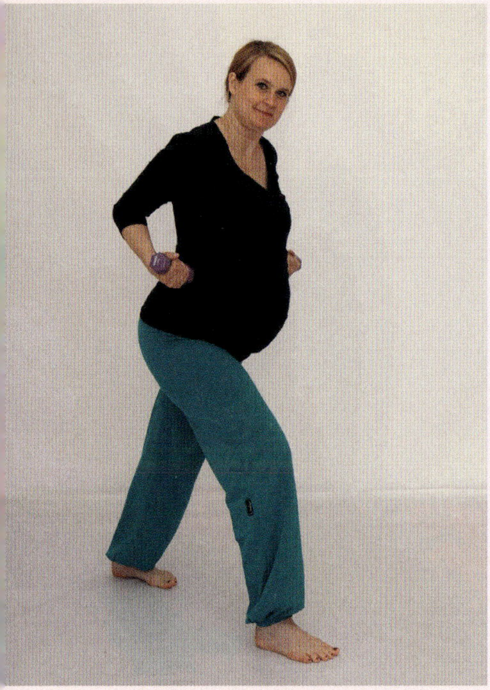

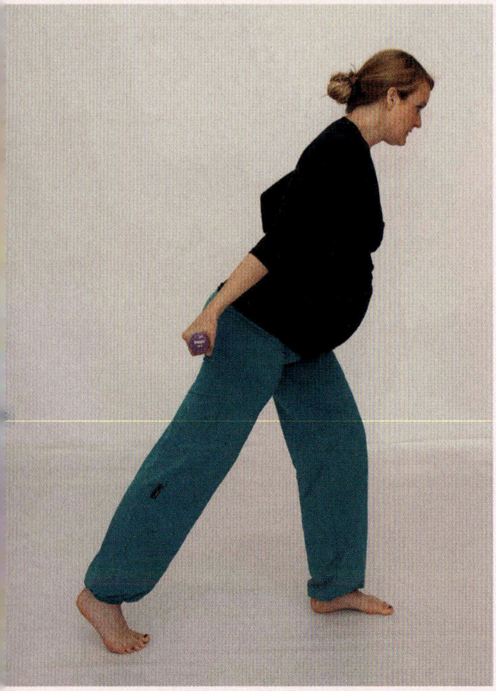

KRÄFTIGUNG VON SCHULTERGÜRTEL UND ARMSTRECKER IN KOMBINATION MIT KÖRPERMITTE UND BEINEN

1. Nimm eine stabile Schrittstellung mit vorgeneigtem Rumpf ein: Das gebeugte rechte Bein trägt vorne das meiste Gewicht, das gestreckte linke Bein befindet sich in einer Linie mit dem Rücken, die Ferse drückt hinten in den Boden, bis eine Wadendehnung spürbar wird, der leicht vorgeneigte Rumpf hat Grundspannung in den Beckenboden- wie Muskelkorsettmuskeln. Die Oberarme befinden sich neben dem Rumpf. Dein Atem fließt entspannt durch die Nase ein und durch den Mund aus.
2. Hebe die hintere Ferse und schiebe damit den Körper etwas mehr vor, du arbeitest in der hinteren Wade und im vorderen Oberschenkel. Strecke gleichzeitig den rechten Ellbogen und ziehe dabei den Arm hinter die Rückenachse, du arbeitest mit der Armrückseite und dem oberen Rücken.
3. Halte die Linie zwischen hinterem Bein und Rücken, die Körpermitte bleibt stabil. Die Übung anschließend mit der anderen Körperseite wiederholen.

Sollte dich die Übung überhaupt nicht anstrengen, erhöhe das Hantelgewicht.

Sinnvolle Kraftausdauerübungen für Beine und Gesäß

Auch in der unteren Extremität, vor allem auch im Gesäß, brauchst du Power. Für das Kraftausdauertraining reicht in der Regel dein eigenes Körpergewicht, das ja ohnehin im Verlauf der Wochen ansteigt.

KRÄFTIGUNG DER BEINE MITTELS KNIEBEUGEN

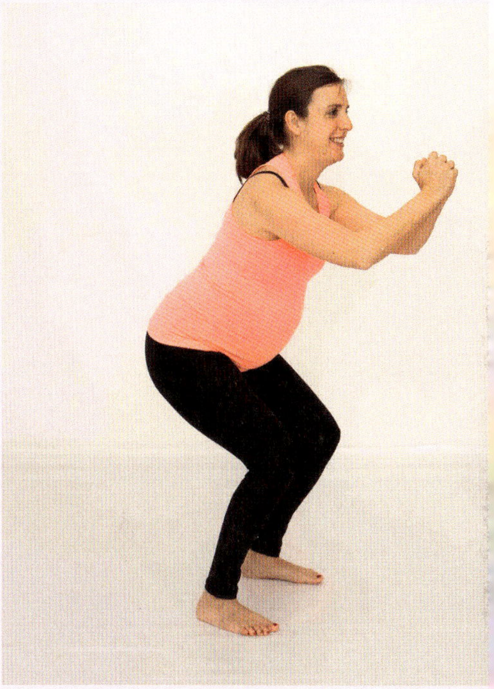

1. Stelle die Füße so breit auf, dass der Bauch ausreichend Platz hat. Belaste die Füße gleichmäßig (Ferse, Außenkante und Ballen), das Gesäß ist hinten unten, die Knie bleiben hinter den Fußspitzen. Dein Rumpf ist vorgeneigt mit in sich gestreckter Wirbelsäule und in Grundspannung aktivierter Körpermittemuskulatur. Verstärke die Körpermittespannung etwas, bevor du dich aufrichtest.
2. Schiebe die Fersen in den Boden, um den Po zu spüren, gehe dann langsam und mit viel Power aus Po und Beinen in die Streckung, bis du normal aufrecht stehst.
3. Nun gehst du langsam wieder hinunter in die Ausgangsposition, beim Runterkommen in die Kniebeuge bleibt die Wirbelsäule lang und du hast sanfte Grundspannung in der Körpermitte.

Wenn du dich nicht genug gefordert fühlst, führe die Übung auf einer wackeligen Unterlage, wie einer Schaumstoffmatte oder Ähnlichem, durch.

KRÄFTIGUNG DES GESÄSSES AUF DER MATTE

1. Stütze dich auf die Unterarme, die Ellbogen sind direkt unter den Schultergelenken, entferne Schultergürtel und Ohren voneinander (langer Hals), baue Stabilität im Schultergürtel auf. Halte eine sanfte Grundspannung in der Bauchdecke.
2. Hebe ohne Schwund das gebeugte Bein rauf und runter, arbeite dabei kraftvoll aus dem Gesäßmuskel.
3. Der Rumpf sollte sich nicht bewegen. Achte vor allem beim Beinheben auf Stabilität im Rumpf.

Wenn die Pomuskulatur nicht genug gefordert ist, kannst du das Bein bei der Übung gestreckt halten.

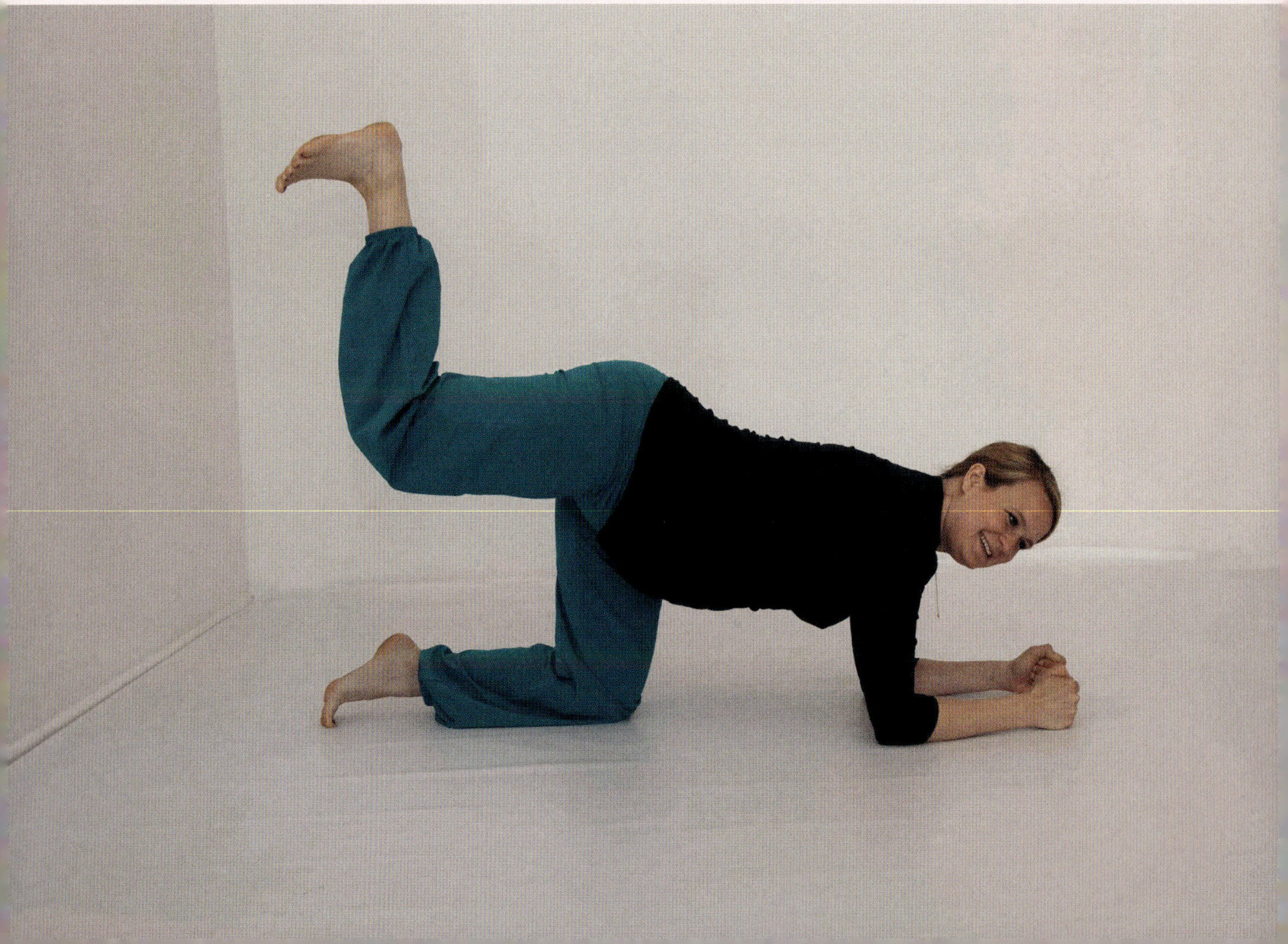

KRÄFTIGUNG VON GESÄSS, BEINEN UND KÖRPERMITTE AUF DER MATTE

1. Nimm eine Seitlage ein, bei der das untere Bein gebeugt, das obere Bein gestreckt ist. Der untere Arm dient dem Kopf als Ablage, der obere Arm drückt gegen den Ball. Dein Becken und deinen Bauch kannst du, wenn gewünscht, mit dünnen Kissen unterlagern. Die Beckenknochen befinden sich exakt übereinander, die Wirbelsäule ist in Neutralstellung. Aktiviere sanft die Körpermittemuskulatur.
2. Hebe das obere Bein ohne Schwund und drücke dabei gegen den Ball. Beim Heben brauchst du mehr Körpermittespannung, um den Oberkörper ruhig zu halten.
3. Senke danach das Bein wieder ab.

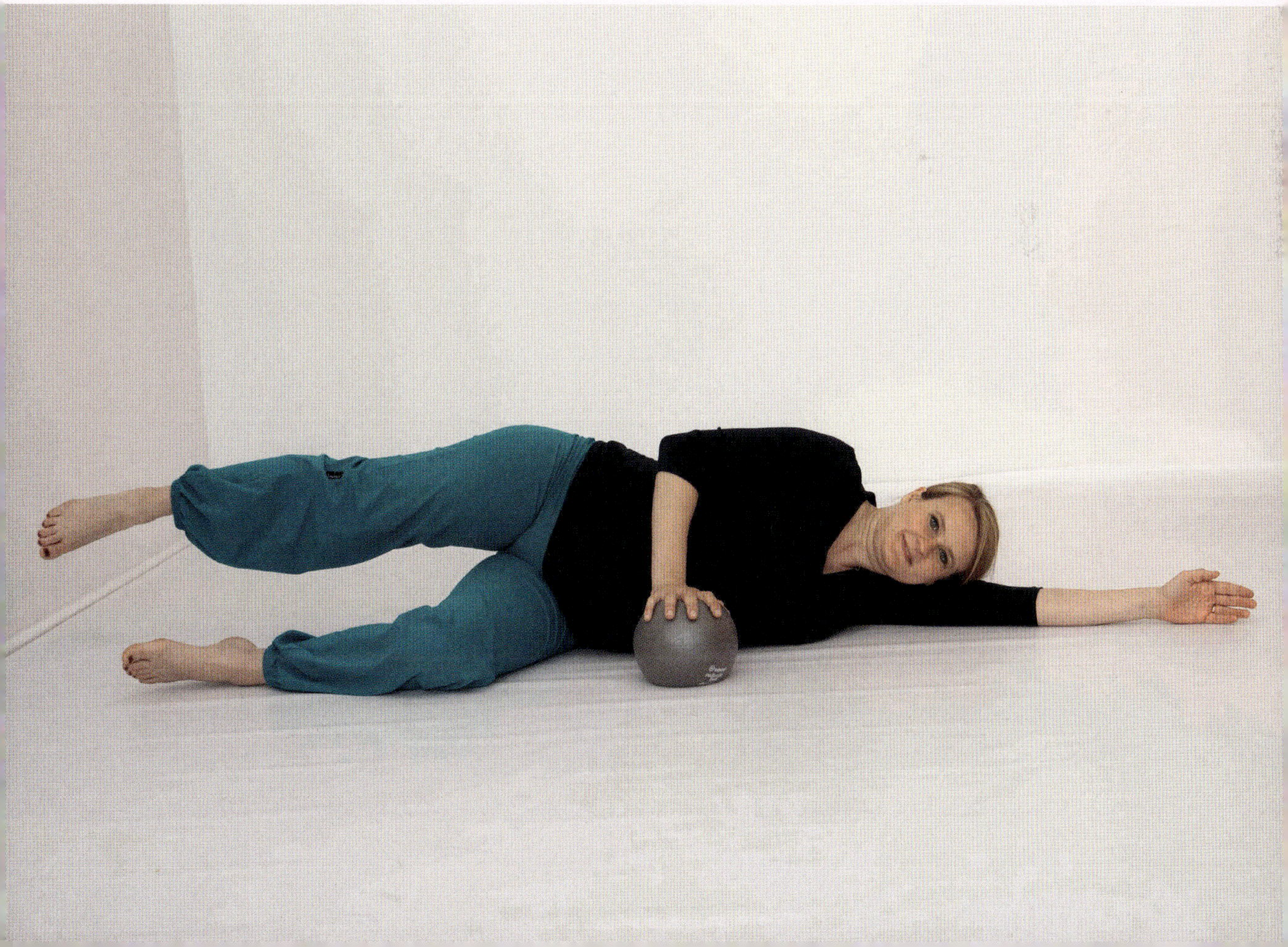

Sinnvolle Übungen für den Rücken

Trainiere die Kraft im Rücken und integriere möglichst auch den Rest der Körpermitte. Das schützt dich in der Schwangerschaft und auch im späteren Babyalltag vor Rückenbeschwerden.

KRÄFTIGUNG DER KÖRPERRÜCKSEITE IN KOMBINATION MIT DER KÖRPERMITTEMUSKULATUR

1. Begib dich in die Bankstellung, bei der die Hände unter den Schultern, die Knie unter den Hüftgelenken sind. Aktiviere die Bauchdecke so, dass dein Kind auf einer angenehm gespannten Hängematte ruht und nicht nach unten durchdrückt.
2. Drückt der Bauch schwer oder unkontrolliert Richtung Boden oder schmerzt der Rücken, ist die Übung nicht mehr sinnvoll. Wechsle dann zu Übungen in aufrechter Rumpfposition.
3. Bewege die Hand und den diagonalen Fuß schleifend über den Boden nach vorne. Um die Körpermitte stabil zu halten, brauchst du jetzt etwas mehr Körpermittespannung. Setze danach wieder ab und wechsle die Seite.

Wenn dir das sehr leichtfällt, hebe Arm und Bein, bis sie eine Linie mit dem Rücken bilden.

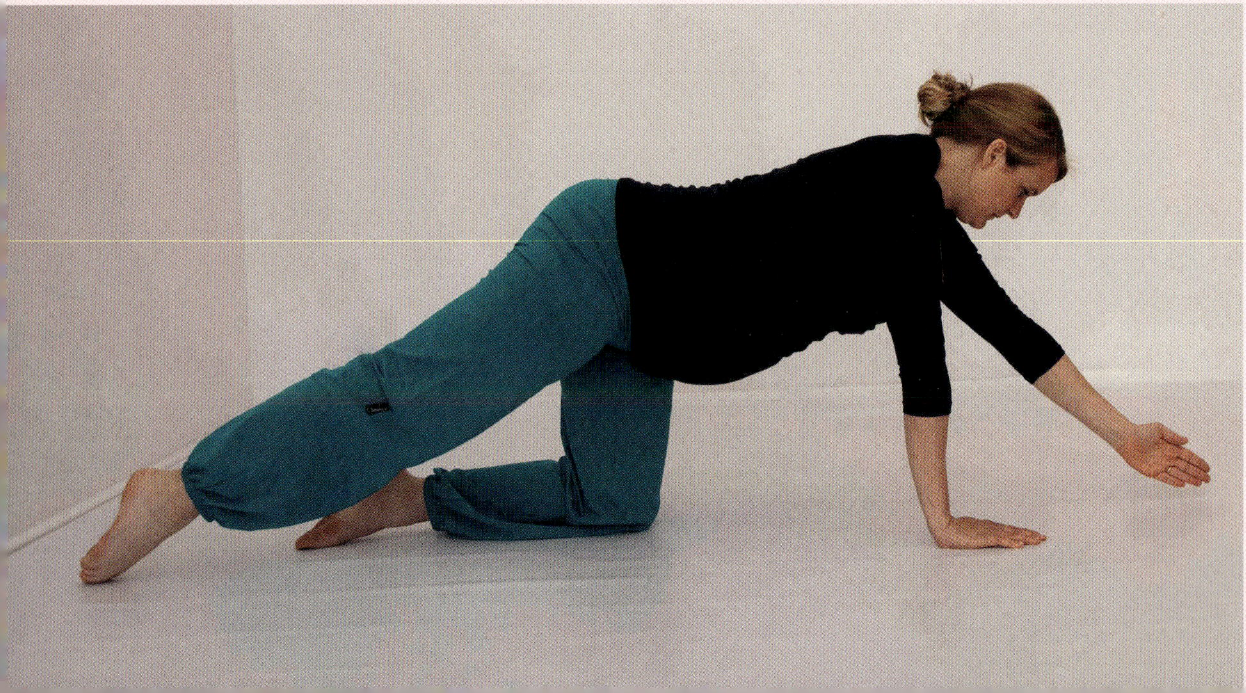

KRÄFTIGUNG DES RÜCKENS IN KOMBINATION MIT DER KÖRPERMITTEMUSKULATUR

1. Setze dich auf den Boden, alternativ auf einen Hocker oder ein dickes Kissen. Platziere hinter dir Yogablöcke oder etwas Ähnliches, um die Hände aufzustützen.
2. Mache den Rücken lang und drücke ein wenig gegen die Blöcke, bis du Spannung im großen Rückenmuskel merkst.
3. Drücke mit den Händen die Blöcke in den Boden, bis du deutlich die Armrückseite und den Rücken arbeiten spürst. Gleichzeitig spanne den Beckenboden nach innen Richtung Baby.
4. Halte die Spannung 30 bis 60 Sekunden statisch.

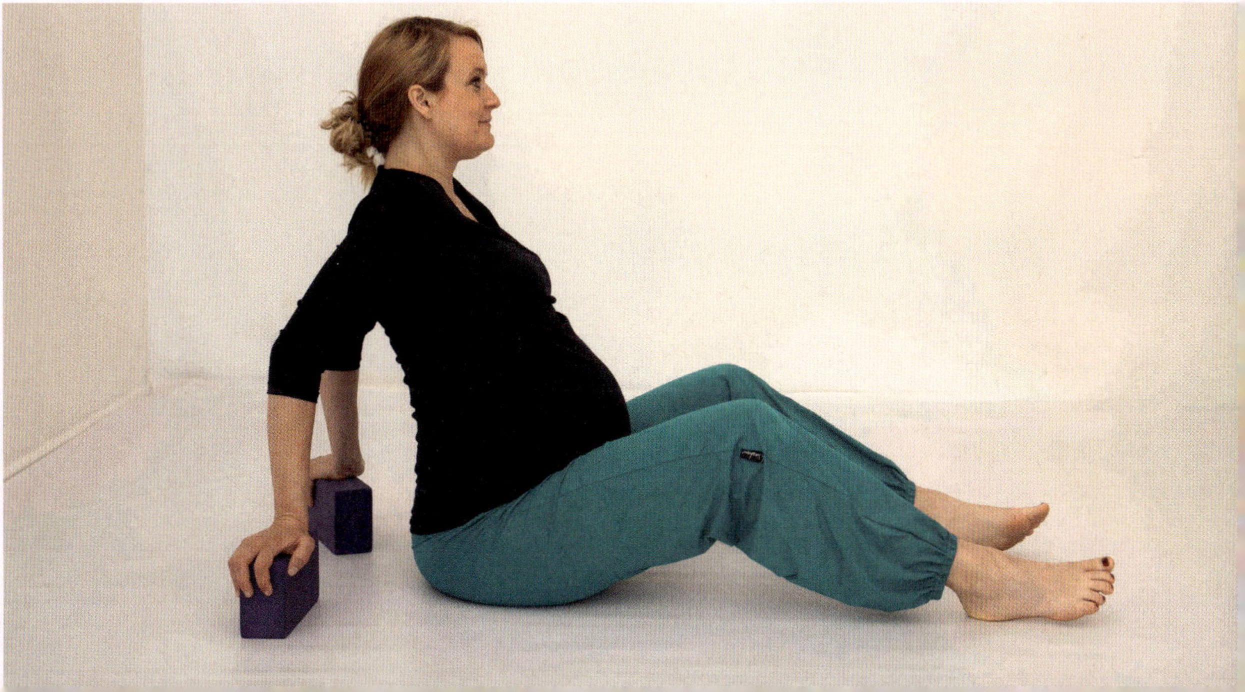

KRÄFTIGUNG DER KÖRPERSEITE IN KOMBINATION MIT DER KÖRPERMITTEMUSKULATUR

1. Nimm eine Seitstützstellung auf Unterarmen und Unterschenkeln ein. Wenn es dir zu leicht ist, kannst du die Beine strecken und die Füße als Aufstützfläche nutzen. Wenn es zu schwer wird, stütze auf dem Becken und dem Unterarm.
2. Drücke den Unterarm in den Boden und entferne Schulter und Ohr voneinander.
3. Aktiviere die Körpermittemuskulatur so, um den Bauch von vorn zu stützen.
4. Halte die Spannung 30 bis 60 Sekunden statisch.

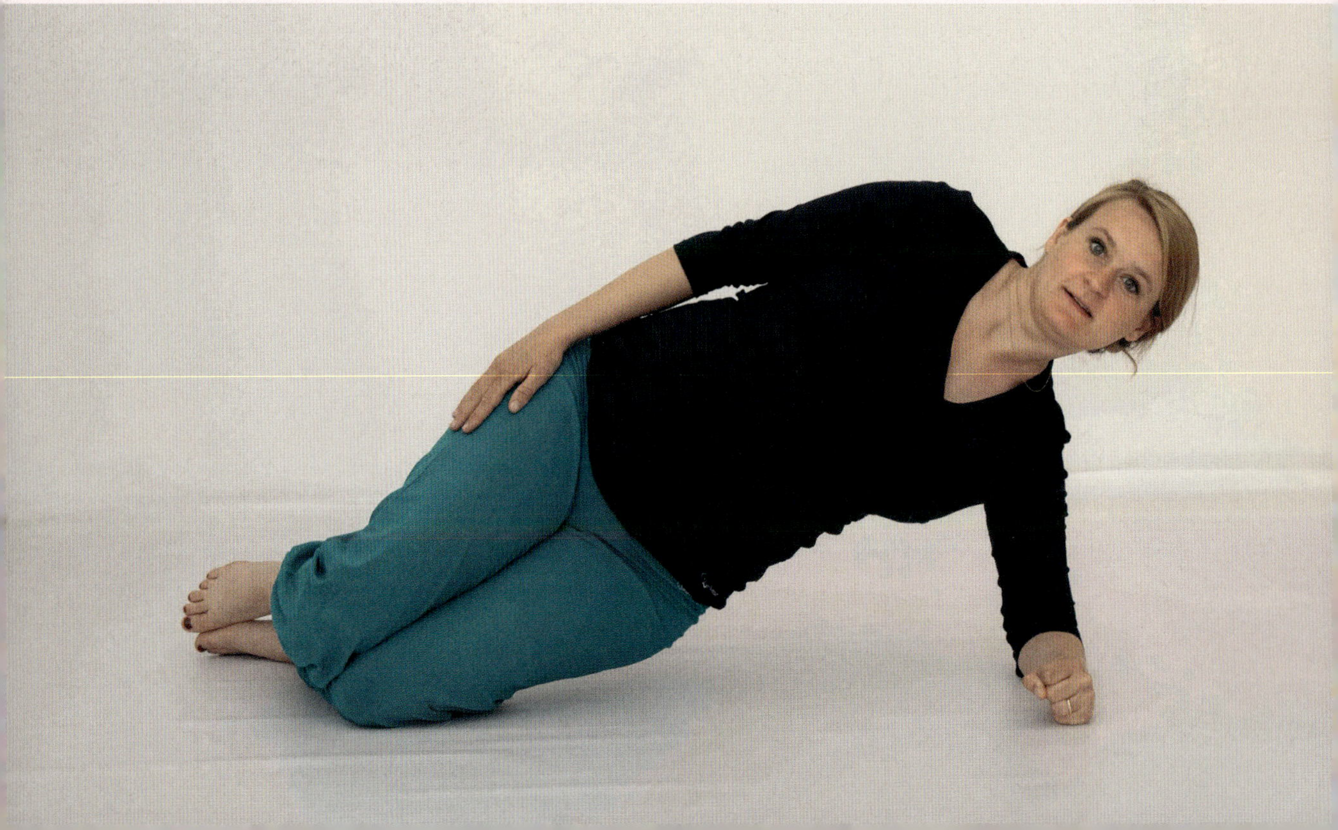

Ungeeignetes Krafttraining

Krafttraining ist mittlerweile auch bei Frauen populär und grundsätzlich spricht nichts dagegen, weiterhin mit Hanteln oder an Krafttrainingsgeräten zu trainieren. Jedoch sollte das Krafttraining angemessen abgewandelt werden. Denkst du jetzt: »Aber ich bin schwanger und nicht krank«? Dann ist die Antwort: »Du bist nicht krank, aber in anderen Umständen, und diese Umstände wollen Berücksichtigung finden.«

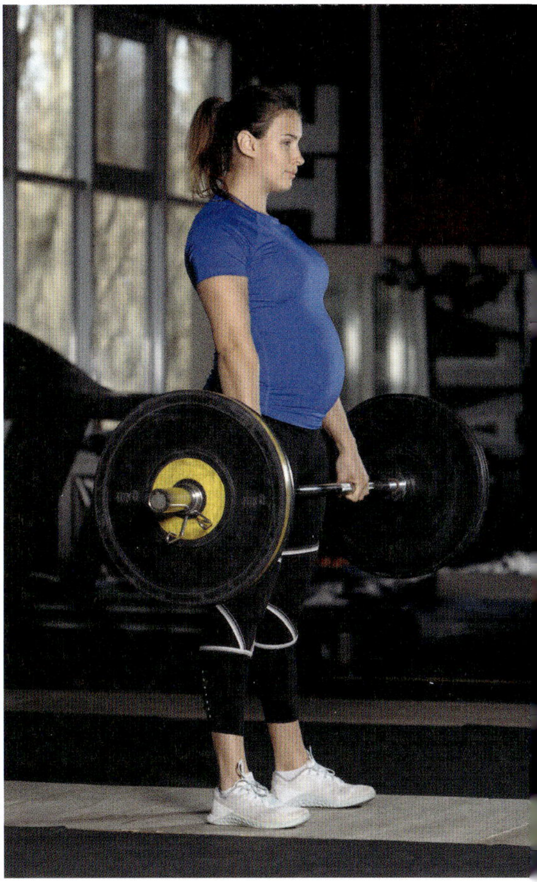

Krafttraining ist durchaus sinnvoll, die Intensität sollte jedoch deutlich geringer sein als vor der Schwangerschaft.

Natürlich kann eine Frau, die vor der Schwangerschaft ein hohes Kraftausgangsniveau hatte, Übungen mit mehr Gewicht durchführen als eine schwächere Person. Bei Kraftsportlerinnen ist es allerdings so, dass die sehr starken Extremitäten Kilogrammzahlen bewegen oder stemmen können, die für die schwangere, abgeschwächte Körpermitte viel zu viel sind. Hier ist Vorsicht geboten. Ich empfehle, ab dem sichtbaren Bauchwachstum deutlich die Intensität zu reduzieren. Übungen, die du mit sanfter, nicht intensiver Körpermittespannung durchführen kannst, sind in der Regel okay.

Die Frage ist, ob man in diesen besonderen neun Monaten unbedingt mit schweren Gewichten trainieren muss. Wenn ja, dann frage dich bei jeder Übung: Kann ich meinen Beckenboden und das Muskelkorsett hier sanft anspannen und dies halten? Kann ich locker weiteratmen oder fange ich an zu pressen? Entsteht hier großer Druck innerlich gegen die Bauchwand oder den Beckenboden? Entsteht auf meinem Babybauch eine Wölbung nach außen?

Für sehr sportlich ambitionierte Schwangere ist eine Umstellung auf softeres Training nicht ganz einfach, denn man hat ja auch Jahre auf das aktuell hohe Trainingsniveau hingearbeitet und liebt es, sich zu fordern. Aber du bleibst ja nicht für immer schwanger und du wirst sehr glücklich sein, wenn dein Körper nach der Rückbildungszeit gesund und fit und ohne Beschwerden sein wird. Vielleicht nutzt du die Zeit, um mal was ganz anderes auszuprobieren und dich auf neue Weise herauszufordern. Entwickle dich weiter mittels neuem Input, wie beispielsweise Yoga, Pilates oder Wanderungen in der Natur. Probiere mal etwas aus, was du noch nicht kennst. Du kannst ja nach dem Abenteuer, das dir bevorsteht, wieder zu deinem früheren Sport zurückkehren.

DON'TS

Im Krafttraining solltest du folgende Übungen meiden:

- Manche Übungen beinhalten intensive Sprünge, doch diese belasten die weicheren Strukturen von Becken und Beckenboden enorm.
- Übungen, die den Rumpf aus der Rückenlage aufrollen, wie beispielsweise gerader und schräger Crunch oder Klappmesser, schieben den Beckenboden nach außen und belasten die *Linea alba*.
- Wenn du merkst, dass die Muskeln brennen oder zittern oder du keine korrekte Technikausführung mehr hinbekommst, ist die Übung zu anspruchsvoll.
- Manche Übungen kriegen deine Extremitäten noch richtig gut hin, aber die Körpermitte schafft sie nicht mehr. Spüre immer nach: Mache ich hier jetzt eine maximale Bauchpresse, die den Beckenboden rausschiebt? Ist da zu viel Druck von innen gegen die Bauchwand? Wölbt sich eventuell sogar ein Hubbel oder Wall durch die Rektusdiastase nach außen? Kann ich die Übung mit Grundspannung in der Körpermitte überhaupt korrekt ausführen? Halte ich die Luft an oder fange ich mit Pressatmung an? Werde ich instabil im Rumpf? Dann lasse die Übung weg oder reduziere die Intensität.
- Wenn du so aus der Puste kommst, dass du deine Anschrift nicht mehr aufsagen kannst, ist die Intensität zu hoch.
- Die Bauchlage wird irgendwann unangenehm, es fühlt sich an, als hättest du einen kleinen Golfball im Unterbauch. Das ist das Anzeichen, sich nicht mehr auf den Bauch zu legen.
- Die Rückenlage wird für manche Schwangeren unangenehm, weil das Baby ein Blutgefäß einengt (erkennbar durch Schwindel oder Unwohlsein) oder auf den Magen oder die Lunge drückt (erkennbar durch Druckgefühl). Wechsle dann die Ausgangsstellung.

- Wenn du hohe Gewichte über Kopf drückst, schiebt sich im Körperinneren alles nach unten. Es ist besser, mit geringerem Gewicht nur bis auf die Höhe des Schultergürtels zu heben.
- Die tiefe Hocke ist nicht ohne Grund eine Gebärposition, denn der Beckenboden wird gedehnt und das Baby nach unten geschoben. Während der Schwangerschaft empfehlen sich Kniebeugen mit einem Kniewinkel von circa 80 bis 90 Grad.
- Meide alle Rückbeugeübungen, bei denen die Bauchmuskulatur noch mehr als sowieso schon gedehnt wird

MOBILISATION UND ENTSPANNUNG

Je weiter die Schwangerschaft fortschreitet, desto belasteter und unbeweglicher ist der Körper. Mithilfe von Dehnungs- und Mobilisierungsübungen kannst du dir eine gewisse Beweglichkeit erhalten und typischen Schwangerschaftsbeschwerden, wie zum Beispiel Nackenschmerzen, entgegenwirken. Die Aussage, dass man wegen der weicheren Körperstrukturen gar nicht dehnen soll, ist falsch. Richtig ist: keine ruckartigen Dehnungen, keine Gelenküberstreckung und keine maximalen Dehnungszustände herstellen.

Trainingsprinzipien für Dehnungen und Mobilisierungen

Führe sanftes, statisches Dehnen durch:

Bei statischen Dehnübungen bringst du die Muskulatur an ihre Dehnschwelle; das heißt, es entsteht ein angenehmes Zuggefühl im Muskel. Die Dehnung wird je nach Wohlbefinden 20 bis 60 Sekunden gehalten, währenddessen solltest du tief in die gedehnte Muskulatur hineinatmen.

Übungsauswahl beim sanft-statischen Dehnen:

Dehnungsübungen für den ganzen Körper, Schwerpunkte setzen auf: Hals-Nacken-Bereich, Rücken, hüftgelenksumgebende Muskulatur.

Intensität beim sanft-statischen Dehnen:

- Dehnung nur bis zur Dehnschwelle, leichtes Zuggefühl, kein Schmerz.
- Keine Gelenküberstreckung.
- Es soll sich wohltuend anfühlen.
- Achte vor allem im Bereich Schambeinfuge, Lendenwirbelsäule und Kreuzbein darauf, dass es niemals einen stechenden Schmerz gibt. Ein »Wohlweh-Schmerz«, wie man ihn von Massagen kennt, darf sein, wenn du merkst, dass dadurch ein Nachlassen in der Muskulatur eintritt.

Mache viele Mobilisationsübungen:

Um ein Gelenk zu mobilisieren, muss man es in alle ihm möglichen Bewegungsrichtungen bewegen. Ziel einer Mobilisationsübung ist, das Gelenk in allen zur Verfügung stehenden Bewegungsrichtungen mit der maximal großen Bewegungsamplitude zu bewegen. Dabei soll kein Schmerz entstehen, sondern vielmehr ein angenehmes Mobilitätsgefühl.

Übungsauswahl bei Mobilisationsübungen:

Mobilisationsübungen für alle Gelenke, Schwerpunkt setzen auf: Schultergürtel, Wirbelsäule (vor allem Lendenwirbelsäule), Hüftgelenke.

Intensität bei Mobilisationsübungen:

- Sanftes, mobilisierendes Durchbewegen der Gelenke.
- Es soll sich wohltuend anfühlen.

BEWEGLICHKEIT UNTERER RÜCKEN UND HÜFTGELENKE

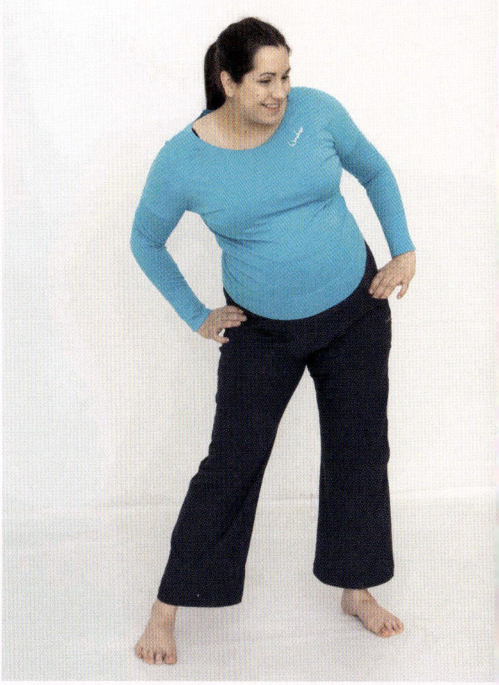

1. Stelle dich breitbeinig auf, beuge die Knie weich, sodass du das Becken gut bewegen kannst. Es ist auch sehr angenehm, sich dabei mit den Händen an einer Wand abzustützen. Lasse den Atem fließen.
2. Bewege das Becken in kleinen bis großen Kreisen, sodass es sich wohltuend im Bereich der Hüfte und der Wirbelsäule anfühlt. Vergiss nicht, in beide Richtungen zu kreisen.

BEWEGLICHKEIT SCHULTERGÜRTEL UND WIRBELSÄULE

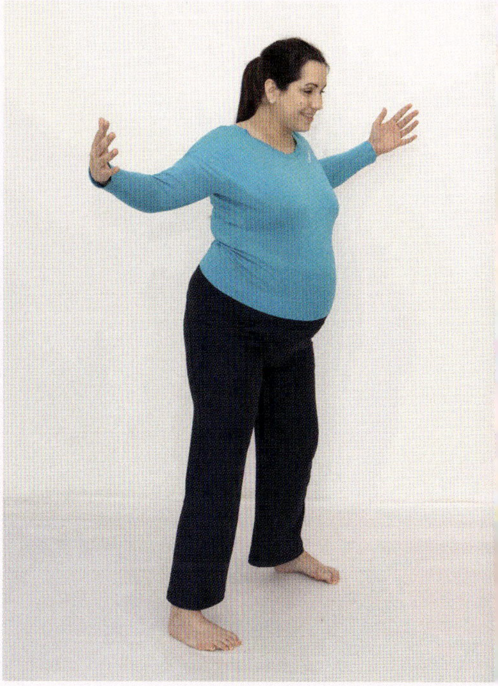

1. Stelle dich breitbeinig auf, beuge die Knie sanft und lasse dein Becken hängen, sodass die Lendenwirbelsäule sich entspannt. Der Atem fließt entspannt ein und aus.
2. Mobilisiere den gesamten Schultergürtel: Strecke und recke die Arme nach hinten, nach vorne, nach oben und unten. Bewege dazu auch den Kopf und den Nacken in angenehmen, leicht dehnenden Variationen.

BEWEGLICHKEIT BEINRÜCKSEITE SOWIE BECKEN- UND LENDENWIRBELBEREICH

1. Setze dich in den Langsitz und schlinge einen Bademantelgürtel oder Ähnliches um die Füße und ziehe den Rumpf in die Streckung und leicht vorwärts, bis du eine Dehnung in der Beinrückseite hast. Der Rücken soll dabei gerade sein. Wenn das nicht klappt, unterlagere die Sitzhöcker mit einem Kissen. Die Beine solltest du so öffnen, dass der Babybauch Platz hat. Der Atem fließt hinein bis zum Becken und entweicht ohne Anstrengung.
2. Mithilfe der Arme hältst du dich in der sanften Beinrückseitendehnung. Nun schiebe abwechselnd den rechten und linken Fuß von dir weg gegen den Bademantelgürtel. Du spürst die Mobilisierung in den Beinrückseiten, im Becken und in der Lendenwirbelsäule. Wenn du tief in die Bereiche der Dehnung atmest, kannst du dort noch mehr locker lassen.

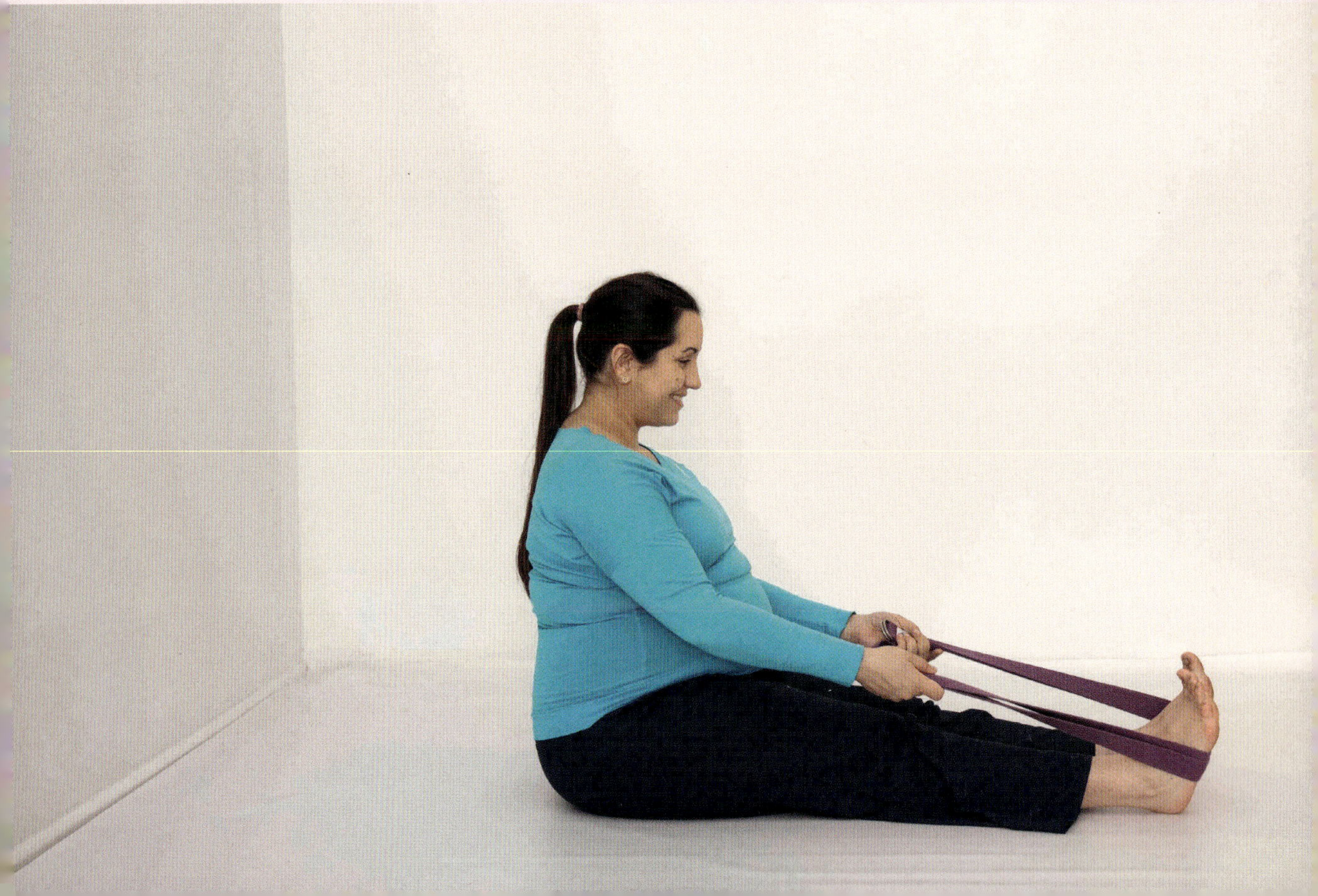

BEWEGLICHKEIT BEININNENSEITE, HÜFTE, SEITLICHER RUMPF UND SCHULTERGÜRTEL

1. Setze dich in einen halben Grätschsitz, schlinge einen Bademantelgürtel oder Ähnliches um einen Fuß und ziehe den Rumpf in die Streckung und leicht seitwärts, bis du eine Dehnung in den Beininnenseiten merkst. Wenn du den Rücken nicht aufrichten kannst, brauchst du eine Unterlagerung unter den Sitzhöckern; je höher, desto besser. Lasse den Atem fließen.
2. Ziehe den Rumpf sanft Richtung Bein, sodass sich die Dehnung in der Flanke und im Bein etwas verstärkt. Atme dabei tief und entspannend in die Körperbereiche, wo du Dehnung spürst. Wiederhole die Übung anschließend auf der anderen Seite.

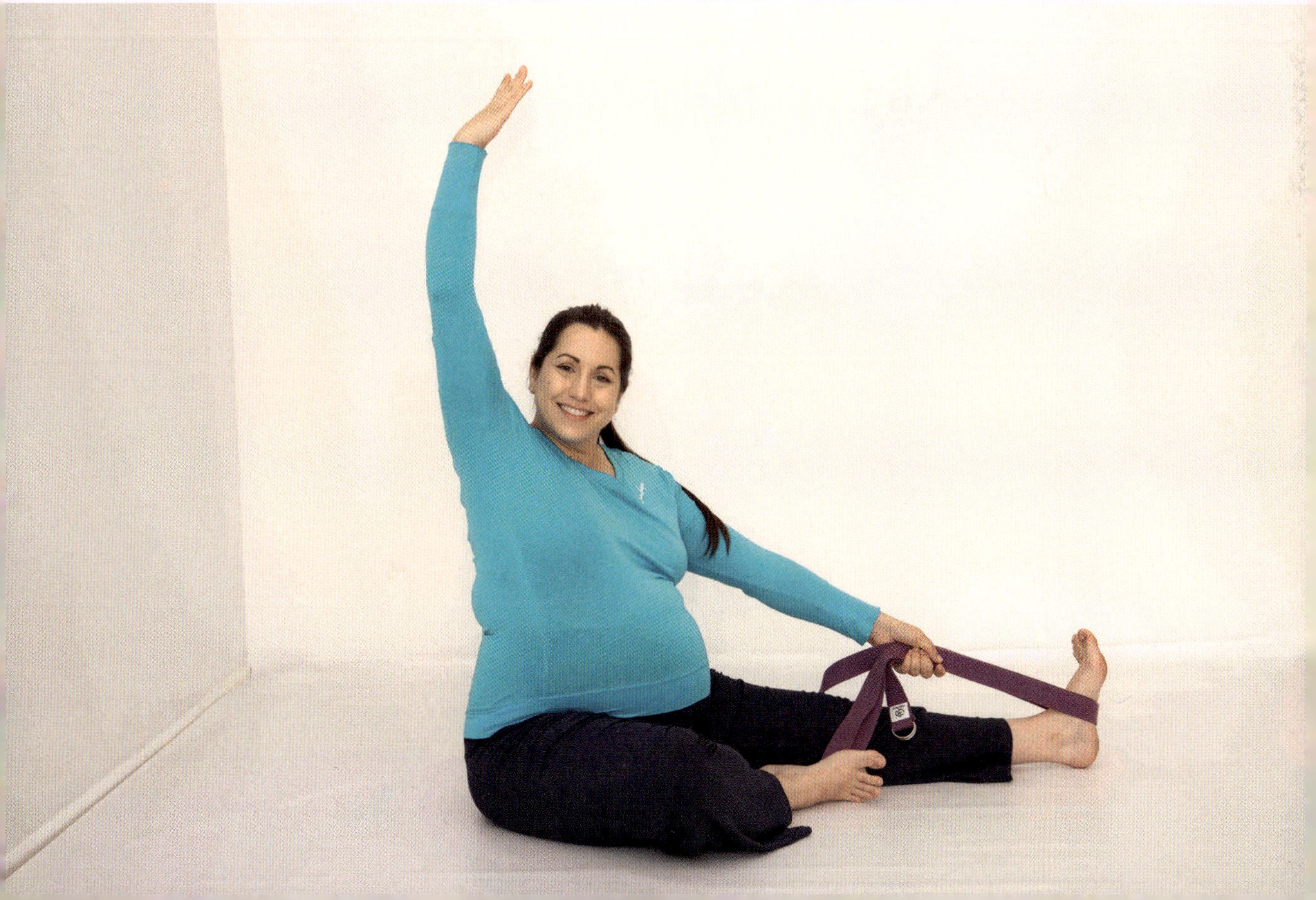

BEWEGLICHKEIT GESÄSS, HÜFTE UND UNTERER RÜCKEN

1. Du sitzt im Z-Sitz, deine Beine liegen in etwa wie der Buchstabe auf dem Boden, dabei sollten beide Pobacken den Boden berühren. Wenn die Hüftbeweglichkeit das nicht zulässt, positioniere die Beine etwas anders, bis es sich angenehm dehnend anfühlt. Stütze dich mit den Händen am Boden ab. Sind die Arme dafür zu kurz, hilf dir mit zwei Yogablöcken oder alternativ zwei eingeschweißten Kaffeepaketen. Die Luft des Einatmens strömt bis hinunter ins Becken, die Ausatmung kannst du einfach entweichen lassen.
2. Bewege den Rumpf sanft schwankend nach vorne und nach rechts und links. Die Dehnung ist in verschiedenen Bereichen der Hüfte spürbar. Gehe immer bis zur Dehnschwelle, halte dort und atme in die gedehnte Partie. Wiederhole die Übung anschließend auf der anderen Seite.

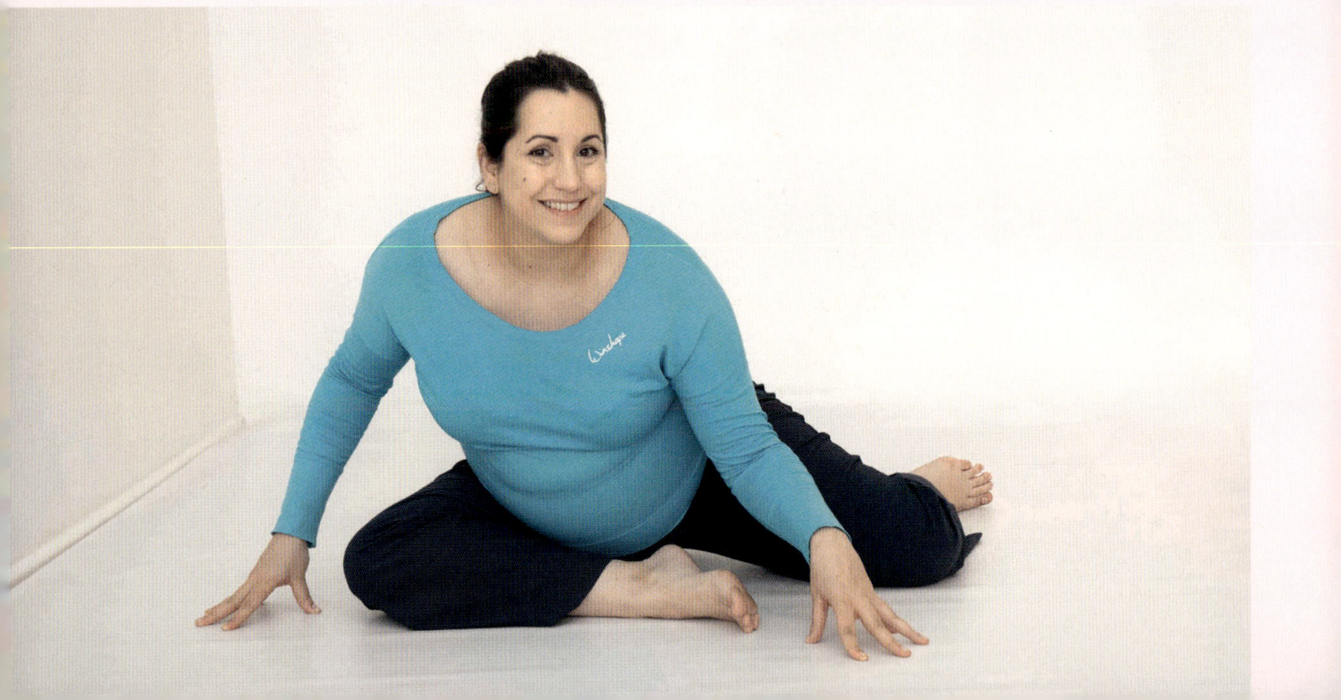

BEWEGLICHKEIT VORDERE HÜFTE (HÜFTBEUGER) UND OBERSCHENKELVORDERSEITE

1. Du liegst entspannt auf der Seite. Wenn der Bauch Richtung Boden sackt, unterlagere ihn mit einer Decke oder Ähnlichem. Mit der Schlinge um den oberen Fuß holst du die Oberschenkelvorderseite und die Hüftvorderseite in eine Dehnung und atmest dort hinein.
2. Konzentriere dich darauf, das gedehnte Bein mit der Hüfte zu dehnen und dabei den Bauch nicht rauszustrecken beziehungsweise die Lendenwirbelsäule dabei nicht zusammenzuknautschen. Atme in die Dehnung und Streckung hinein. Wiederhole die Dehnung anschließend auf der anderen Seite.

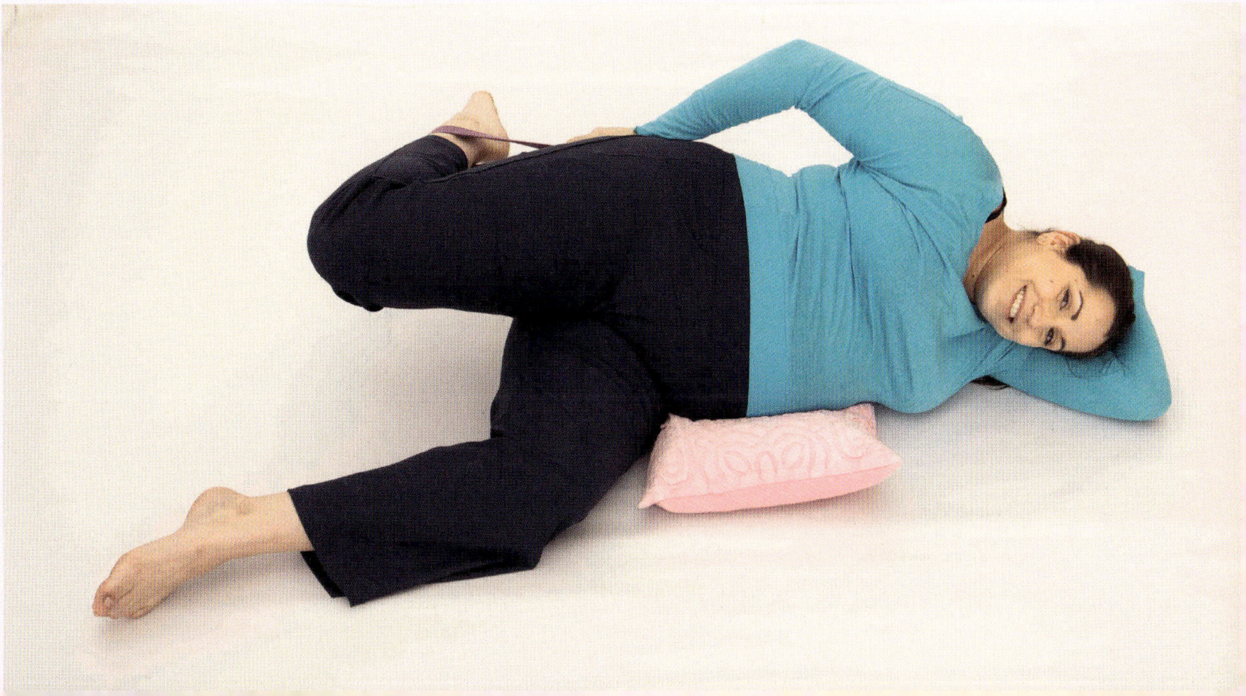

BEWEGLICHKEIT GESAMTER RÜCKEN UND SCHULTERGÜRTEL

1. Du befindest dich in der Bankstellung, die Knie sind unter den Hüftgelenken, die Hände unter den Schultergelenken. Spanne den Nabel Richtung Baby und schiebe den runden Rücken in die Dehnung. Die Einatmung schiebt die Rippen Richtung Decke, die Ausatmung entweicht entspannt.
2. Konzentriere dich auf die Dehnung im Rücken, bewege dich sanft in die Rückenpartien, wo die Dehnung besonders guttut.

ACHTUNG BEI ÜBUNGEN IN DER BANKSTELLUNG

Bei schon überaus großer Rektusdiastase oder einem instabilen, drückenden Bauchwandgefühl trage einen bauchstützenden Slip. Alternativ versuche die Übung vor einer Wand oder einem Tisch stehend durchzuführen: Stelle dich mit gebeugten Beinen vor eine Wand oder einen Tisch und platziere dort die Hände. Stelle dir vor, du wärst in der Bankstellung, und führe die Dehnung aus.

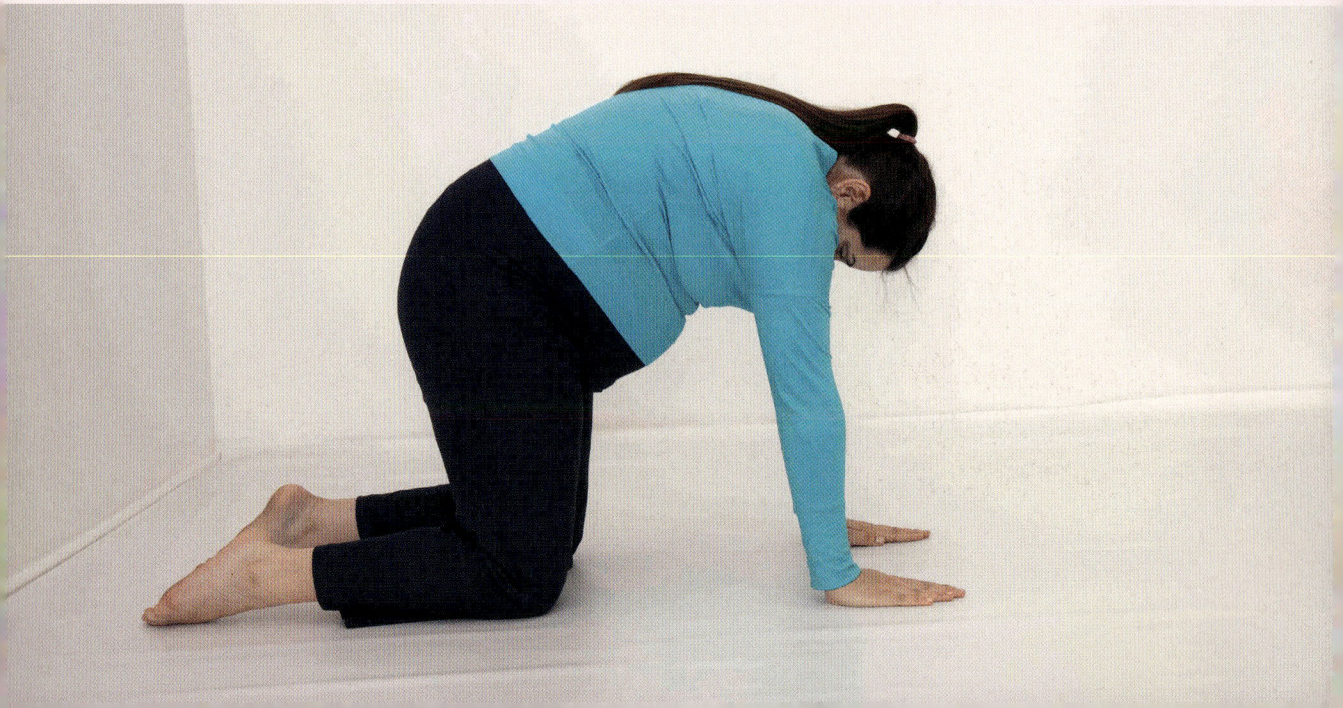

BEWEGLICHKEIT NACKEN, SCHULTERGÜRTEL UND RÜCKEN

1. Du befindest dich in der Bankstellung, die Knie sind unter den Hüftgelenken, die Hände unter den Schultergelenken. Aktiviere die Körpermitte für eine gute Bauchwandstabilität. Dann tauche mit einem Arm unter den anderen Stützarm und lege die hintere Schulterpartie und den Kopf ab.
2. Spanne den Nabel Richtung Baby und schiebe den runden Rücken in die Dehnung. Die Einatmung schiebt die Rippen Richtung Decke, die Ausatmung entweicht entspannt. Konzentriere dich auf die Dehnung im Rücken, in der Schulter und im Nacken, atme bewusst tief in die gedehnte Muskulatur hinein. Wiederhole im Anschluss die Dehnung auf der anderen Seite.

Achtung: Ab dem dritten Trimester oder wenn du Druck in der Bauchwand verspürst, mache es so: Stelle dich mit gebeugten Beinen vor eine Wand und platziere die Hände an der Wand. Schiebe dich auf diese Art in die Rückendehnung.

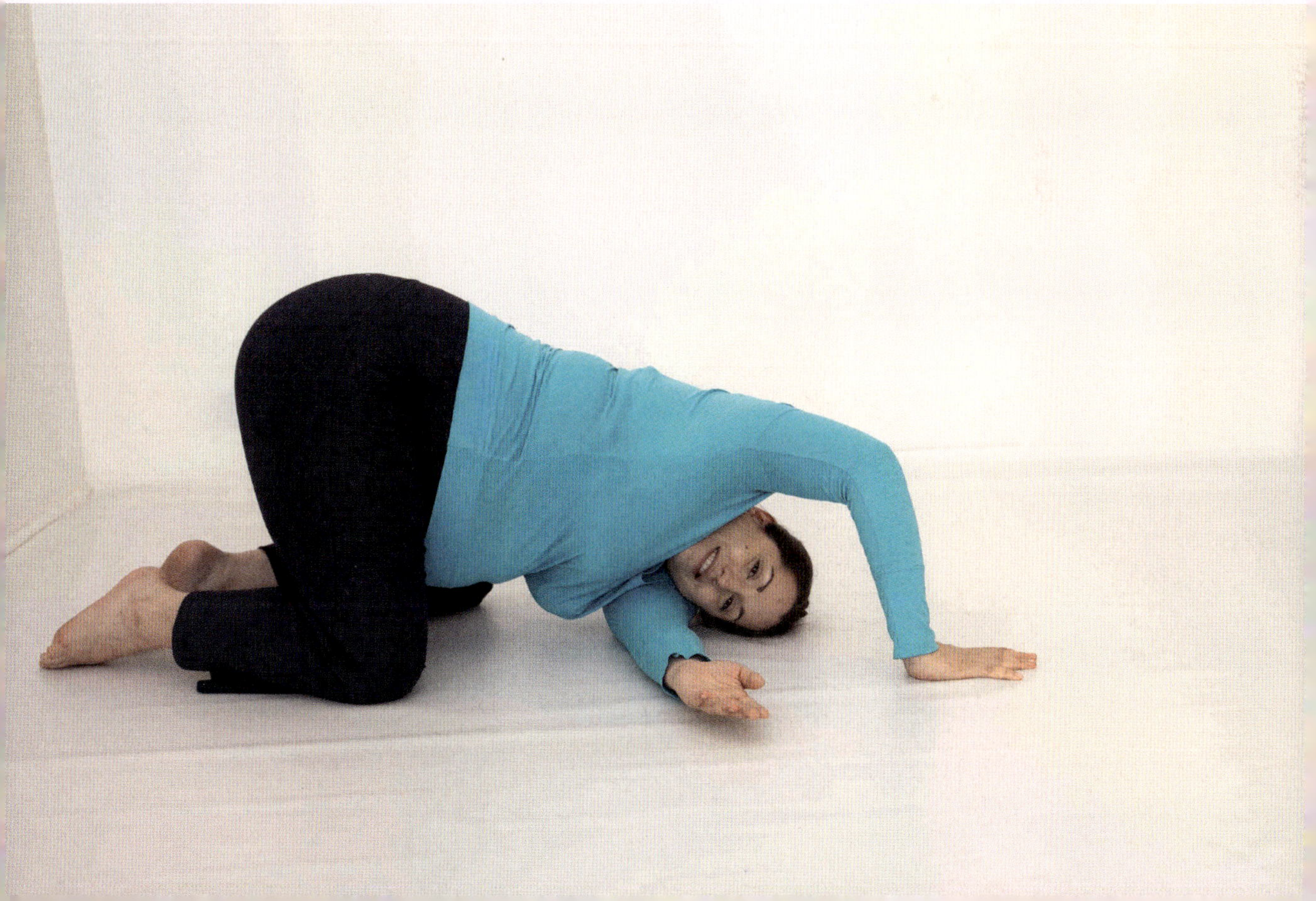

Entlastung und Unterstützung

Mit fortschreitender Schwangerschaft treten gerne mal nervige Zipperlein auf wie geschwollene Füße oder Beine, Inkontinenz, Rückenschmerzen, Dehnungsdruck in der Bauchwand oder Ähnliches. Hier erfährst du, was dem Körper diesbezüglich guttut.

Superangenehm sind Aquajogging und Aquafitness – sogar bis zum Tag vor der Geburt. Hier kannst du trotz Riesenbauch noch entlastet Sport treiben, außerdem hilft das kühle Nass, gestautes Körperwasser auszuleiten und so Schwellungen abzubauen.

Mit zunehmendem Gebärmuttergewicht entsteht bei vertikaler Rumpfposition immer mehr Druck nach unten auf den Beckenboden und nach vorne gegen die Bauchwand. Im Stehen ist der Druck am größten, allerdings ist dieser auch in einer aufrechten Sitzposition nicht gerade gering. Außerdem wird im aufrechten Sitz die Hüfte so geknickt, dass die Zirkulation von Blut und Lymphe gehemmt wird. Regelmäßige Entlastung durch Rückenlage, Seitlage oder abgestütztes nach hinten gelehntes Sitzen ist unbedingt zu empfehlen. Das gilt insbesondere ab dem dritten Trimester.

Entlastung durch stützende Slips und Bauchbandagen

Es gibt speziell für Schwangere gefertigte Slips aus hochwertigem, leicht stützendem Material. Diese helfen vor allem ab dem dritten Trimester, sie geben dem Bauch sanf-

Bringe deinen Körper so oft wie möglich aus der Senkrechten in die Waagerechte.

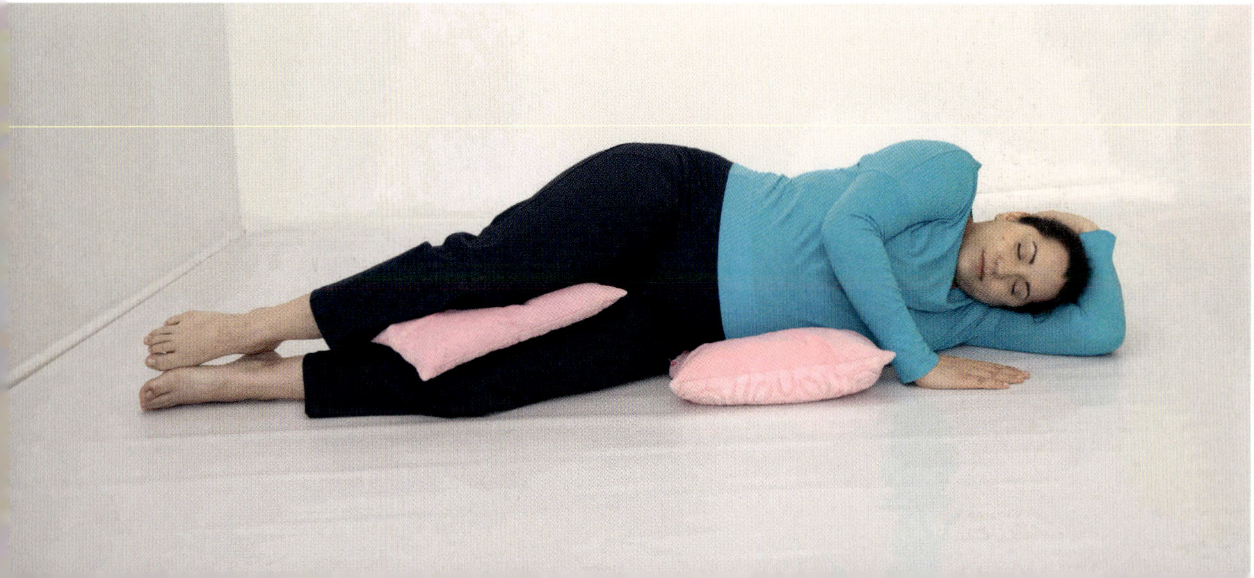

ten Halt, regulieren den Bauchdruck von innen und entlasten somit auch Becken und Rücken. So helfen diese Slips, den Bauchinnendruck bei Übungen mit Oberkörpervorneigung zu halten. Darauf sollst du dich natürlich nicht ausruhen, sondern immer die Idee haben, dass deine Bauchmuskeln das Gleiche tun sollen wie der Slip, der dir nur etwas Hilfestellung gibt.

Achte bei den stützenden Slips auf qualitativ hochwertige Produkte, da das Material sonst ausleiert oder man schwitzt sehr darunter.

Wer einen sehr großen Bauch hat, viel unterwegs sein muss oder schon mit einer bestehenden Rektusdiastase in die Schwangerschaft gestartet ist, sollte statt Slip eine intensiv stützende Bandage aus dem Orthopädiefachgeschäft tragen. Diese ist in anstrengenden Alltagssituationen hilfreich. Eine Stützbandage ist unbedingt empfehlenswert, wenn man längere Steh- oder Gehphasen oder andere Herausforderungen bewältigen muss. Dies Bandage unterstützt die Körpermitte und mildert die Belastung für die problematischen Bereiche Bauchwand, Beckenboden und Lendenwirbelsäule.

Ein Stützslip entlastet den Bauch und auch den Rücken. Bild mit freundlicher Genehmigung von Kaiserschluepfer.de

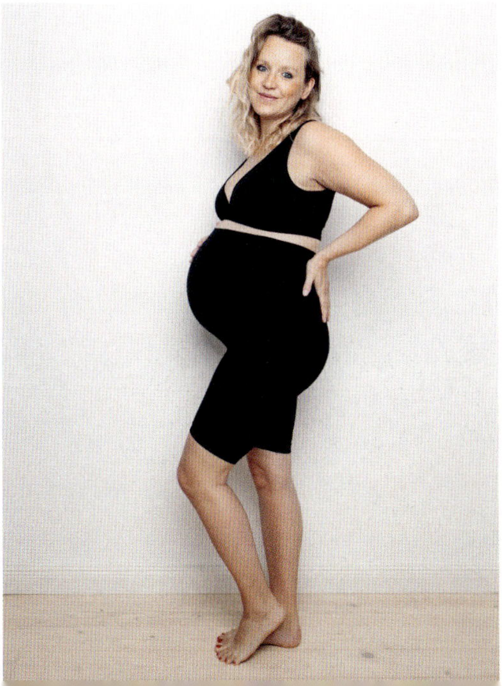

Gegen Schwangerschaftsende wirkt eine unterstützende Bandage sehr erleichternd.

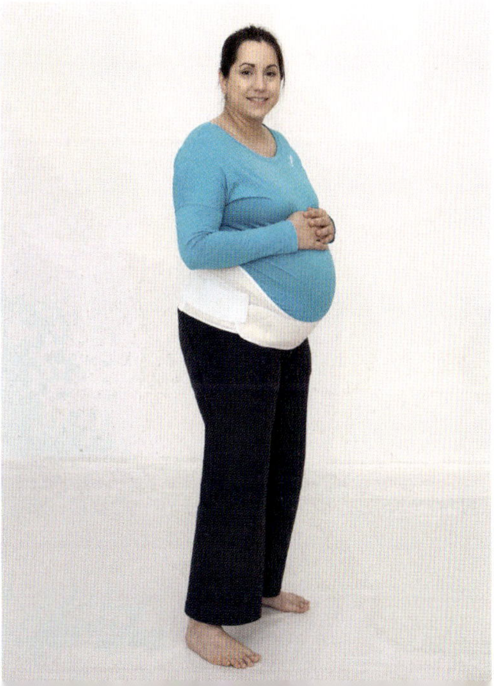

Diese stützenden, haltgebenden Hilfsmittel werden oft mit dem Hinweis kritisiert, dass diese externe Unterstützung die Muskulatur zur Abschwächung veranlassen würde. Dies ist jedoch nicht zu befürchten, wenn regelmäßig eine Körpermittekräftigung erfolgt. Außerdem ist der Nutzen hier deutlich größer als der Schaden.

PRÄVENTION NACH DER GEBURT

Auch nach der Geburt kannst du einiges für die Vorbeugung einer Bauchwandproblematik tun. Du erfährst hier, was du direkt nach der Geburt bereits im Wochenbett unternehmen kannst und welche Schritte in der Rückbildungsphase ab Woche sieben sinnvoll sind. Zudem erfährst du in diesem Kapitel auch, was du tun kannst, falls die Geburt schon lange zurückliegt.

Um einer späteren Bauchwandproblematik vorzubeugen, kannst du dich an die folgenden drei aufeinander aufbauenden Trainingsphasen halten.

1. **Regenerationsphase** = Erholung im Wochenbett = circa Woche eins bis sechs (oder länger)
In dieser Phase hat die Beziehungsbildung zwischen Mutter und Kind erste Priorität. Die zweite Priorität gilt der körperlichen Regeneration der Mutter. Bestimmte Verhaltensweisen und Übungen fördern den Erholungsprozess, andere wiederum behindern ihn. Mit einem Regenerationsprogramm kannst du den Genesungsprozess unterstützen und den Körper auf die Rückbildungsphase vorbereiten. Das ist eine gute Basis, um langfristig wieder richtig fit zu werden.

2. **Rückbildungsphase** = circa ab Woche sieben
Nach Rücksprache mit Ärztin beziehungsweise deiner Hebamme beginnst du nach dem Wochenbett mit der Rückbildungsgymnastik. Mit speziellen Übungen wird zunächst die Körpermitte stabilisiert, schrittweise integrierst du dann immer mehr Ganzkörperübungen ins Training. Das Trainingsprogramm erstreckt sich über mindestens zehn Wochen.

3. Wiedereinstiegsphase = nach der Rückbildungsgymnastik
Nach der Rückbildungsphase beginnt die Wiedereinstiegsphase, das bedeutet, du kannst schrittweise wieder in ein Sportprogramm einsteigen. Der Körper verfügt in dieser Phase noch nicht über die gleiche Konstitution wie vor der Schwangerschaft, daher müssen einige Sicherheitsregeln und Trainingsbesonderheiten berücksichtigt werden. Dies kann bis zu zwei Jahren dauern. Empfehlenswert ist ein an die familiären, zeitlichen und auch körperlichen Bedingungen angepasstes Training.

Dein Konzept für die Prävention

Für alle frischgebackenen Mütter mit »normal geschwächter« Körpermitte ist das Standard-MamaWORKOUT-Konzept empfehlenswert, welches auf den nächsten Seiten detailliert beschrieben ist und präventiv wirkt. Mit »normal geschwächt« ist gemeint: Die Körpermitte wurde von Hebamme, Ärztin oder Physiotherapeutin als nicht außergewöhnlich geschwächt, verletzt oder beeinträchtigt beurteilt. Das Standardkonzept hilft, die Körpermitte zu regenerieren und zurückzubilden und somit einer bleibenden Rektusdiastase beziehungsweise Disbalance der Körpermitte vorzubeugen.

Zu dem Konzept vorab noch eine Information: Auch wenn uns für groß angelegte wissenschaftliche Studien das Budget fehlte, so sind unsere Ansätze seit 2008 praktisch erprobt und von Tausenden Müttern für gut befunden. Manchmal jedoch können selbst unsere Programme nicht wirken, weil beispielsweise Nerven, Muskeln oder Faszien nachhaltig verletzt wurden und nicht mehr funktionieren, das trifft aber eher selten zu.

Nach der Entbindung sind eine vergrößerte Bauchmuskelspalte, eine schwache, weiche Bauchwand sowie eine Beckenbodenschwäche bis zu einem gewissen Grad völlig normal. Sie benötigen Zeit, Ruhe und spezielle Übungen, um wieder zu alter Form und Funktionalität zu gelangen. Viele Frauen sind nach ihrer ersten Geburt verblüfft, wie groß, weich und instabil der Bauch im Wochenbett erst einmal bleibt. Hinzu kommen gegebenenfalls Beschwerden im Beckenboden, im Unterleib oder im Narbenbereich.

Es ist nun wichtig, den Körper angemessen zu schonen und gleichzeitig systematisch wiederaufzubauen. Zunächst wird er mit dem Regenerationsprogramm unterstützt, dann werden Kraft und Funktionalität mittels Rückbildungsgymnastik wiederhergestellt. Erst danach sollte der Körper schrittweise und behutsam an größere Belastungen herangeführt werden.

Es gibt zwei Hauptfehler, die in der postnatalen Phase oftmals vorkommen: Der erste Fehler ist das Garnichtstun. Manche – oft besonders junge – Körper mit genetisch guter Prädisposition vertragen dies trotzdem und sind ohne jegliches Zutun nach einigen Monaten in der gleichen körperlichen Verfassung wie vor der Schwangerschaft. Allerdings trifft das nicht auf viele Frauen zu. Daher ist es sinnvoll, sich um die Körpermitte aktiv zu kümmern.

Der zweite Fehler wird eher von sehr ehrgeizigen oder sportlichen Frauen begangen, indem sie sich körperlich zu früh zu stark fordern. Dies fällt zu Beginn nicht unbedingt auf, weil der Körper kompensiert. Wenn jedoch die großen oberflächlichen Muskeln kompensierend und viel arbeiten, während schwache Muskeln oder schwache Faszien nicht »hinterherkommen« und im Schatten der großen Muskeln verkümmern, entstehen langfristig Probleme. Die Strukturen der Körpermitte sollten von innen nach außen schrittweise aufgebaut werden. Erst werden die schwächsten Strukturen stabilisiert, danach werden diese mit den großen, oberflächlicheren Muskeln vernetzt und die Zusammenarbeit geschult. Daran anschließend kann man zunehmend anspruchsvolleres Training aufbauen. Durch diese Vorgehensweise entsteht langfristig wieder eine gute gesamtkörperliche Konstitution.

Die folgende Tabelle gibt dir einen Überblick über die zeitliche Struktur, die im Hinblick auf die Prävention sinnvoll ist. **Den Starttermin besprichst du am besten mit deiner Hebamme oder Ärztin. Je nach Starttermin verschieben sich die Wochenangaben eventuell weiter nach hinten.**

PRÄVENTION IN DREI PHASEN		
	Empfehlenswert für alle Frauen nach unkomplizierter Spontan- oder Kaiserschnittgeburt	Alternativprogramm für ehrgeizige Sportlerinnen/ Leistungssportlerinnen nach unkomplizierter Spontangeburt
Woche	1. Regenerationsphase	1. Regenerationsphase
1	Regenerationsprogramm	Regenerationsprogramm
2	Regenerationsprogramm	Regenerationsprogramm
3	Regenerationsprogramm	Regenerationsprogramm
4	Regenerationsprogramm	Regenerationsprogramm
		2. Rückbildungsphase
5	Regenerationsprogramm	Rückbildungsprogramm + zusätzlich täglich 15 Minuten Basisübungen
6	Regenerationsprogramm	Rückbildungsprogramm + zusätzlich täglich 15 Minuten Basisübungen
	2. Rückbildungsphase	
7	Rückbildungsprogramm	Rückbildungsprogramm + zusätzlich täglich 15 Minuten Basisübungen + aerobes Low-Impact-Training*
8	Rückbildungsprogramm	Rückbildungsprogramm + zusätzlich täglich 15 Minuten Basisübungen + aerobes Low-Impact-Training*
9	Rückbildungsprogramm	Rückbildungsprogramm + zusätzlich täglich 15 Minuten Basisübungen + aerobes Low-Impact-Training*
10	Rückbildungsprogramm	Rückbildungsprogramm + zusätzlich täglich 15 Minuten Basisübungen + aerobes Low-Impact-Training*

		3. Wiedereinstiegsphase
11	Rückbildungsprogramm + aerobes Low-Impact-Training*	Vorsichtiger Wiedereinstieg ins sportliche Training.
12	Rückbildungsprogramm + aerobes Low-Impact-Training*	Sicherheitsregeln und Grundsätze für die Wiedereinstiegsphase berücksichtigen! Regelmäßig Rückbildungsübungen in die Trainingsroutine integrieren.
13	Rückbildungsprogramm + aerobes Low-Impact-Training*	Körpermittetest durchführen, bei gutem Testergebnis Trainingsbelastung langsam und vorsichtig steigern. Weiterhin Sicherheitsregeln und Grundsätze für die Wiedereinstiegsphase berücksichtigen. Weiterhin Rückbildungsübungen in die Trainingsroutine integrieren. Manche Sportlerinnen überlasten die Körpermitte zu früh und bemerken dies nicht. Genaueres hierzu liest du im Abschnitt »Die Wiedereinstiegsphase«.
14	Rückbildungsprogramm + aerobes Low-Impact-Training*	
15	Rückbildungsprogramm + aerobes Low-Impact-Training*	
16	Rückbildungsprogramm + aerobes Low-Impact-Training*	

	3. Wiedereinstiegsphase
17	Vorsichtiger Wiedereinstieg ins sportliche Training. Sicherheitsregeln und Grundsätze für die Wiedereinstiegsphase berücksichtigen. Körpermittetest durchführen, bei gutem Testergebnis Trainingsbelastung langsam und schrittweise steigern. Weiterhin Rückbildungsübungen ins Training integrieren.

** Aerob bedeutet »wenig anstrengend«, du hast stets genug Puste, um kurze Sätze zu sagen. Low Impact heißt ohne Flugphase, das bedeutet, ein Fuß ist immer am Boden, wie beim Fast Walking, Radfahren, Rollerbladen. Im Gegensatz zu High Impact handelt es sich um sanfte, stoßarme, erschütterungsarme Bewegungsabläufe.*

So nutzt du das Wochenbett für die Regeneration

Im Wochenbett befindet sich der Körper in einem absoluten Ausnahmezustand und beginnt langsam, die schwangerschaftsbedingten Veränderungen »zurückzubauen«. Das braucht Zeit. Um dir die Relevanz dessen zu verdeutlichen, erhältst du hier eine Übersicht der wichtigsten Körperprozesse in den ersten Wochen:

- Nachdem sich der Mutterkuchen von der Gebärmutter gelöst hat, verbleibt dort eine Wundfläche, die abheilen beziehungsweise sich schließen muss.
- Die Gebärmutter, die von Birnengröße auf Kürbisgröße herangewachsen war, muss sich langsam wieder auf das Normalmaß verkleinern.
- Bei einer Vaginalgeburt wurde der Beckenboden massiv überdehnt, hat vielleicht auch Verletzungen davongetragen. Ein Dammriss oder Dammschnitt muss eventuell abheilen.
- Nach einer Bauchgeburt (Kaiserschnitt) muss der Körper die Operation verarbeiten und die Narben heilen.

- Die abgeschwächte und überdehnte Bauchwand fällt erst einmal in sich zusammen wie ein Ballon, aus dem man die Luft gelassen hat. Mit der Zeit nähern sich die geraden Bauchmuskeln wieder aneinander an und die gesamte Bauchwand gewinnt wieder etwas Stabilität.
- Der Hormonhaushalt und auch der Körperflüssigkeitshaushalt müssen sich komplett umkrempeln.
- Der Körper muss die Milchproduktion in Gang bringen, was auch nicht immer so einfach klappt. Oder er muss sich damit arrangieren, dass die Milch nicht fließt wie geplant, weil das Baby das Fläschchen bekommt.

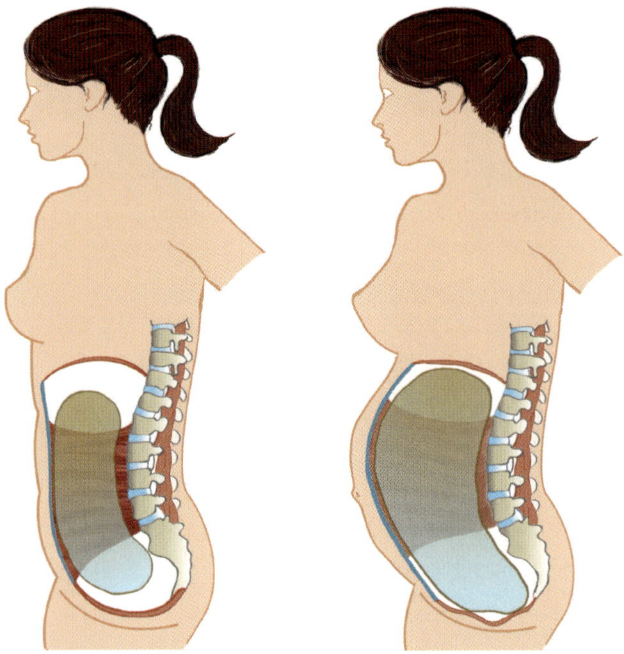

Körpermitte vor der Schwangerschaft versus Körpermitte im Wochenbett

Der Körper produziert jetzt Hormone für den körperlichen »Schwangerschaftsrückbau«, Verletzungen heilen, Muskeln, Faszien und Organe ziehen sich zusammen und repositionieren sich im Bauchraum. Bestimmte Verhaltensweisen und Übungen fördern diesen Prozess, andere wiederum behindern ihn. Es ist wichtig zu wissen, was den körperlichen Prozess jetzt unterstützt und was nicht. Eine gute körperliche Genesung erreichst du am besten durch wenig Anstrengung, Schonung der Körpermitte, viel Ruhe und ein sanftes Bewegungsprogramm mit speziellen regenerativen Übungen.

Leider wird dieser Regenerationszeit oft zu wenig Bedeutung beigemessen, vor allem von Zweitgebärenden. Die Gründe liegen auf der Hand: Frau möchte schnell wieder »alltagstauglich« sein, sie muss sich um die anderen Kinder, den Haushalt und womöglich noch einen Job kümmern, sie möchte schnell wieder schlank und sportlich aussehen und so weiter. Das ist alles verständlich, dient aber keinesfalls dem Zweck, wieder fit, leistungsfähig und schlank zu werden – im Gegenteil. Wenn du dich überlastest, entwickelt der Körper Ausweichstrategien, um das von ihm Geforderte irgendwie zu erledigen, und dadurch können langfristig Probleme entstehen. Sich langsam und sorgsam wieder körperlich aufzubauen, ist nachhaltiger. Ebenso wenig empfehlenswert ist ausschließliches Ruhen, denn aus völliger Bewegungslosigkeit kann zum Beispiel eine Verstopfung resultieren, die den Beckenboden belastet oder im schlimmsten Fall kann es aufgrund einer schlechten Durchblutungssituation zu einer Beinvenenthrombose kommen. Ein sanftes, gut dosiertes Bewegungsprogramm ist dagegen hilfreich.

Ein gutes Regenerationsprogramm umfasst:

- Informationen und Anleitung, wie die Muskulatur der Körpermitte jetzt erspürt werden kann, Wahrnehmungsschulung für Beckenboden und quere Bauchmuskulatur,
- Sicherheitsregeln fürs Wochenbett im Sinne einer adäquaten Schonung,
- allgemeine Verhaltenstipps und Handlungsempfehlungen für den Alltag mit Baby,
- ein sanftes, regeneratives Bewegungsprogramm fürs Wochenbett mit speziellen Übungen wie Venengymnastik, Atementspannung, Basisübungen (Physiotherapieübungen zur Anregung der Rückbildung von Organen und Muskeln).

Dein persönliches Regenerationsprogramm fürs Wochenbett findest du hier. Scanne einfach den QR-Code und los geht's.

Gib das Passwort ein: RivaMamaWorkout

So nutzt du die Rückbildungsphase für den Wiederaufbau

Sechs bis acht Wochen nach der Entbindung steht die standardisierte gynäkologische Nachuntersuchung an, die von den Krankenkassen bezahlt wird. Es gibt einen Check, ob die natürlichen »Körperrückbauprozesse« stattgefunden haben und alles im Normbereich liegt. Die Gynäkologin berät dich zu deinen Gesundheitsfragen, sie überprüft die Herz-Kreislauf-Funktionen, sie prüft deine Gesundheit per Blutabnahme und Abtasten der Brüste. Außerdem schaut sie auf die Geschlechtsorgane (vor allem die Gebärmutter) und die Geburtswunden. Der Beckenboden und die Bauchwand werden auf sichtbare Schädigungen hin überprüft, aber eine sehr tiefgehende, supergenaue Untersuchung des Muskel-Faszien-Systems ist an dieser Stelle nicht Standard und wird auch nicht von den Kassen bezahlt. Du kannst bei der Untersuchung Fragen zur Körpermittemuskulatur stellen und um eine gründliche Untersuchung bitten, aber manchmal reicht die Zeit im Rahmen der Standarduntersuchung nicht aus.

In Deutschland befasst sich die nachgeburtliche Untersuchung beziehungsweise der ärztliche Blick mit den genannten Gesundheitsaspekten, das Muskel-Faszien-System steht nicht im Hauptfokus. Wenn du das Gefühlt hast, dass etwas im muskulären Bereich defekt ist, hake bei deiner Gynäkologin gezielt nach, indem du deine Sorgen oder Beschwerden schilderst. Manche Beschwerden befinden sich im Normbereich, aber manche eben auch nicht. Gegebenenfalls ist direkt in der Praxis oder woanders eine genaue Ultraschalluntersuchung möglich, wie im Abschnitt »Ultraschalluntersuchung« in Kapitel 3 beschrieben. Diese private Gesundheitsdienstleistung ist eine sehr lohnenswerte Investition in deine gesunde, fitte Zukunft.

Nach dem Wochenbett darf die Muskulatur der Körpermitte noch Schwächen aufweisen und auch die Bauchmuskelspalte darf noch etwas offener und auch weich sein. Das wird dann im Rahmen des Rückbildungskurses besser. Falls jedoch bei den Untersuchungen nach dem Wochenbett herauskommt, dass du eine auffällige und ungewöhnlich starke Bauchwandschwäche oder Rektusdiastase hast, ist von einem klassischen Rückbildungskurs abzuraten. Ein klassischer Rückbildungskurs geht nicht ausreichend auf deine persönliche Situation ein. Außerdem werden dort schon einige Ganzkörperübungen durchgeführt, für die dein Körper zu instabil ist. Im Fall einer mehr als gewöhnlichen Bauchwandschwäche wäre es besser, das Programm »Stabile Körpermitte« (siehe Kapitel 5) zu absolvieren statt einen klassischen Rückbildungskurs. Frage bei der Gynäkologin oder der Hausärztin nach, ob zusätzlich Physiotherapie verschrieben werden kann.

Wenn sich jedoch alles im Normbereich befindet, sich der Körper im Wochenbett gut erholt hat und du emotional stabil bist, kannst du in etwa ab der siebten Woche mit Rückbildungsgymnastik beginnen. Nach einem Kaiserschnitt solltest du mit der Rückbildungsgymnastik etwas später loslegen, ungefähr ab Woche zwölf. Deine Hebamme oder Gynäkologin werden dir den richtigen Zeitpunkt nennen. Sollte aus persönlichen Gründen eine längere Ruhephase notwendig sein, kann der Beginn ohne Weiteres um einige Wochen verschoben werden, länger als vier Monate solltest du aber nicht warten. Die Rückbildungsgymnastik braucht mindestens zehn Wochen, um Effekte in der Muskulatur zu bewirken, das ist wissenschaftlich erwiesen. Manchmal werden Rückbildungskurse über acht oder sogar nur sechs Wochen angeboten, in dieser kurzen Zeit kann der Körper nur schwerlich die notwendige Kraft und Stabilität nachhaltig aufbauen. Ist dein Rückbildungskurs kürzer als zehn Wochen, arbeite am besten selbstständig mit Rückbildungsübungen noch eine Weile weiter.

Damit junge Mütter ihre Körpermitte in der Rückbildungsphase gezielt aufbauen, bezuschusst das deutsche Gesundheitssystem verschiedene zweckdienliche Kurse. Im Vergleich zu anderen europäischen Ländern ist das deutsche System hier Vorreiter, denn in nahezu allen Städten werden von Krankenkassen bezuschusste Kurse angeboten. Bezuschusst werden klassische Rückbildungskurse, sofern diese von Hebammen geleitet werden. Aufgrund des zunehmenden Hebammenmangels findet nicht jede Frau einen Hebammenrückbildungskurs, deshalb suchen die Frauen auch nach bezuschussungsfähigen Paragraf-20-Präventionskursen, die die Kräftigung von Beckenboden, Bauch und Rücken in den Mittelpunkt stellen. Diese werden meist von Physiotherapeutinnen oder Sportwissenschaftlerinnen angeboten. Mittlerweile gibt es auch viele sehr qualifizierte Postnataltrainerinnen, die Rückbildung als Privatleistung anbieten.

Ein guter Rückbildungskurs ist kein Fitnesskurs und soll auch nicht so aufgebaut sein. Du erkennst die Qualität an diesen Inhalten:

- Es gibt Sicherheitsregeln für die Rückbildungsphase, Dos und Don'ts.
- Informationen und Wahrnehmungsschulung für die Körpermittemuskulatur werden geboten, also wie man Beckenboden und Muskelkorsett korrekt anspannen lernt.
- Kräftigungsübungen für Beckenboden und Muskelkorsett.
- Aufbauend auf einer stabilen Körpermitte werden auch die Extremitäten gekräftigt.
- Es gibt Übungen auf Papier oder als Video, die man parallel zum Kurs absolvieren kann. Es reicht leider nicht, einmal wöchentlich Übungen zu machen, es ist notwendig, auch zu Hause ein paar Übungen zu absolvieren.

Am Ende findet eine Überprüfung der Körpermittemuskeln beziehungsweise Abfragung von Beschwerden statt. Darauf basierend werden Tipps für die Wiedereinstiegsphase gegeben.

Ein normaler Rückbildungskurs mit vielen Teilnehmerinnen ist nicht geeignet, um eine schwerwiegende Bauchwandproblematik zu heilen. Manchmal stellen die Rückbildungskursleiterinnen in den ersten Stunden fest, dass eine Frau eine sehr breite Rektusdiastase oder schwere Disbalance der Körpermitte aufweist. Dann sollte ins Programm »Stabile Körpermitte« gewechselt werden, gegebenenfalls unterstützt durch ein Einzelcoaching. Diese Entscheidung ist immer individuell und in Absprache mit der Betroffenen und eventuell behandelnden Spezialistinnen zu treffen.

Deinen persönliches Rückbildungsplan findest du auf der Website. Scanne dazu einfach den QR-Code.

Gib den Gutscheincode ein: RivaMamaWorkout

Die Wiedereinstiegsphase

Nach der Rückbildungsphase steht für viele Frauen der Wiedereinstieg ins sportliche Training an. Allerdings ist bei den meisten Frauen trotz Rückbildungsprogramm die frühere körperliche Konstitution noch nicht vollständig wiederhergestellt. Jeder Frauenkörper ist anders veranlagt, daher kann die Zeit der vollständigen Körperrückbildung unterschiedlich verlaufen. Es kann 6 bis 24 Monate dauern, bis der Körper wieder die gleiche Konstitution aufweist wie vor der Schwangerschaft. Bei stillenden Müttern dauert dieser Prozess in der Regel länger als bei Nichtstillenden. Manch ein Körper wird konstitutionell nie wieder genauso fit wie früher.

Viele Frauen fragen, zu welchem Zeitpunkt sie welches Training wieder machen dürfen. Diese Frage kann man nicht pauschal beantworten, weil jeder Frauenkörper anders ist und jede postnatale Phase anders verläuft. Außerdem haben »normale« Mütter ganz andere Voraussetzungen und Erwartungen als ehrgeizige Sportlerinnen oder gar Leistungssportlerinnen. Das Einzige, was für alle gilt, ist: Die Körpermitte muss in der Wochenbettzeit zunächst regenerieren, danach sollte sie durch ein Rückbildungsprogramm systematisch wiederaufgebaut werden. Erst danach kann der Körper in der Wiedereinstiegsphase behutsam und schrittweise wieder an intensivere Belastungen herangeführt werden. Power Walking mit Kinderwagen ist zum Beispiel ein optimales Ausdauertraining für den Wiedereinstieg.

Viele Frauen haben trotz abgeschlossener Rückbildungsgymnastik in den ersten Babyjahren noch körperliche Instabilitäten oder sogar Beschwerden. In welcher körperlichen Verfassung du dich in der Wiedereinstiegsphase befindest, hängt von folgenden Faktoren ab:

- Veranlagung: Die Gene tragen viel zur körperlichen Konstitution bei.
- Mehrfachmütter haben es schwerer: erstens, weil der Körper schon mehrfach Schwangerschaft, Geburt, Hormonumstellung hat wegstecken müssen, und zweitens, weil die Alltagsbelastung mit jedem weiteren Kind ansteigt.
- Trainings- und Gesundheitszustand vor und während der Schwangerschaft: Wenn die Muskeln ein hohes Kraft- und Flexibilitätsniveau hatten, regenerieren sie nach der Geburt schneller.

- Geburtsverlauf: Art und Dauer der Geburt, Verletzungen, Größe des Kindes und so weiter.
- Stillen oder Fläschchen geben: Das beim Stillen ausgeschüttete Hormon Oxytocin unterstützt das »Zusammenziehen« der Gebärmutter und hilft im Allgemeinen beim körperlichen Regenerations- und Rückbildungsprozess. Allerdings haben stillende Mütter nach dem Rückbildungskurs oft noch ein weicheres Muskel-Faszien-System als Fläschchen-Mütter, weil die Stillhormone dafür sorgen, dass der Körper eine gewisse Weichheit noch behält.
- Verhalten der Mutter im Wochenbett: Viel körperliche Belastung behindert die »Rückbauprozesse«. Wer die Regenerationsempfehlungen fürs Wochenbett einhält, wird sich besser und schneller erholen.
- Durchführung des Regenerationsprogramms: Wer sich Zeit für regenerative Maßnahmen und Übungen nimmt, wird die positiven Auswirkungen spüren.
- Durchführung eines Rückbildungsprogramms: Wer konsequent ein qualifiziertes Rückbildungsprogramm verfolgt, erlangt eher eine gute Ganzkörperfitness.

Die meisten Frauen haben noch kleinere oder größere körperliche Auffälligkeiten oder Anfälligkeiten in den ersten Babyjahren. Diese beruhen in aller Regel auf Instabilitäten in der Körpermitte, das heißt auf Instabilitäten im Beckenring, in der Wirbelsäule, im Beckenboden und in den Korsettmuskeln. Weitere Ursachen sind körperliche sowie psychische Erschöpfung. Die Erschöpfung resultiert aus Schlafmangel, allgemeiner Überbelastung, Mineralstoffmangel, ungewohnten Alltagsanforderungen sowie familiären Umstellungen.

Wenn du jetzt unsachgemäß, hart und ohne Rücksicht auf eventuell noch vorhandene Schwachstellen trainierst, können daraus eine Rektusdiastase, Disbalance der Körpermitte oder andere Beschwerden resultieren.

Der Mythos »Nach der Rückbildungsgymnastik kann man alles wieder machen« ist leider noch ziemlich verbreitet und viele Frauen stürzen sich in intensive Ausdauer-

oder Kraftsportarten, ohne zu berücksichtigen, dass die Körpermitte noch fragil ist. Zu intensives Training ohne sorgsame Vorbereitung hat schon manche Frau in eine schlimme Situation gebracht. Eine punktuelle starke Überbeanspruchung kann beispielsweise eine akute Organsenkung oder einen Nabelbruch verursachen. Ebenso kann auch eine leichte Überbeanspruchung, wenn sie dauerhaft und regelmäßig stattfindet, negative Auswirkungen haben.

Ein unangemessenes Wiedereinstiegstraining mit übermäßigen Belastungen zeigt seine Auswirkungen manchmal direkt, aber manchmal auch erst mit einigen Jahren Verspätung. Mögliche Folgen sind: manifeste Rektusdiastase, Disbalance der Körpermitte, Nabelbruch, Beckenbodenschwäche, Inkontinenz, Organsenkungen, Rückenschmerzen oder andere Beschwerden.

Es ist außerordentlich wichtig, in der Wiedereinstiegsphase schrittweise und vorsichtig vorzugehen. Das Wiedereinstiegstraining sollte ein zielgruppenangepasstes Training sein, das die Brücke zwischen Rückbildungsgymnastik und »normaler Belastung« baut. Dazu bieten wir für Frauen ohne ausgeprägte Rektusdiastase oder Disbalance der Körpermitte ein Übergangstraining beziehungsweise ein Wiedereinstiegstraining an, das den Körper ganzheitlich trainiert und besonderen Fokus auf die Körpermitte legt. Wir gehen vorsichtig vor, erhöhen die Trainingsintensität schrittweise und überprüfen stets, ob der Körper bereit für höhere Intensitäten ist. Es gelten spezielle Sicherheitsregeln und Grundsätze für die Wiedereinstiegsphase.

Beispiele für eine gelungene Prävention

Zum Schluss findest du hier einige Beispiele, wie es Frauen gelungen ist, mit behutsamem und nachhaltigem Training wieder fit zu werden. Die Bilder können dich motivieren, diszipliniert, aber sanft deine Übungen zu machen.

Konkrete Tipps für deinen Wiedereinstieg findest du auf der Website. Scanne dazu einfach den QR-Code.

Gib den Gutscheincode ein: RivaMamaWorkout

Bei manchen Frauen wird die Rektusdiastase oder Körpermittedysfunktion leider erst in der Wiedereinstiegsphase festgestellt. Diese Frauen trainieren dann oft wieder im Fitnessstudio oder gehen in den Sportverein und merken irgendwann, dass etwas nicht stimmt. Gehörst du zu diesen Frauen? Dann ist dieses Buch genau das Richtige für dich. Das Programm »Stabile Körpermitte« wird dir helfen. Zusätzlich hilfreich wäre außerdem eine begleitende Physiotherapie oder die Begleitung durch eine speziell geschulte Trainerin.

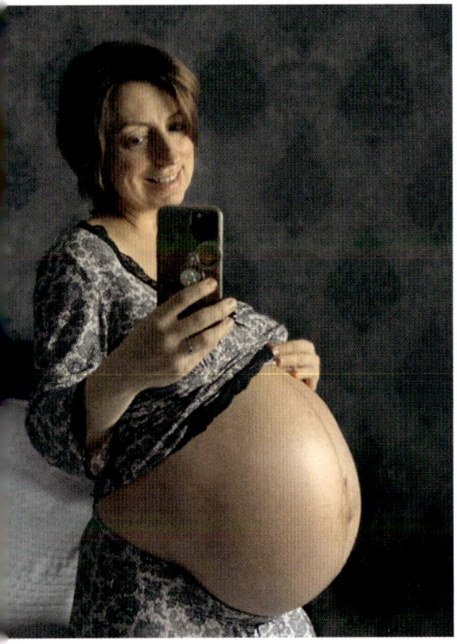

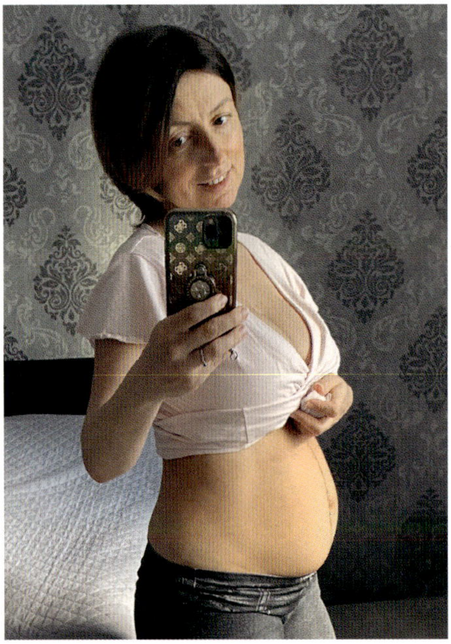

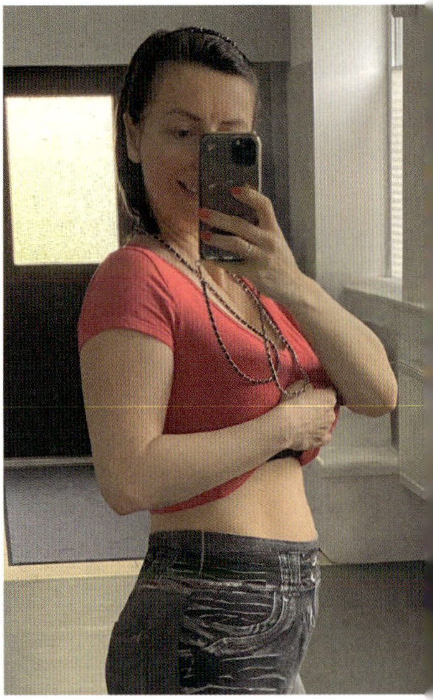

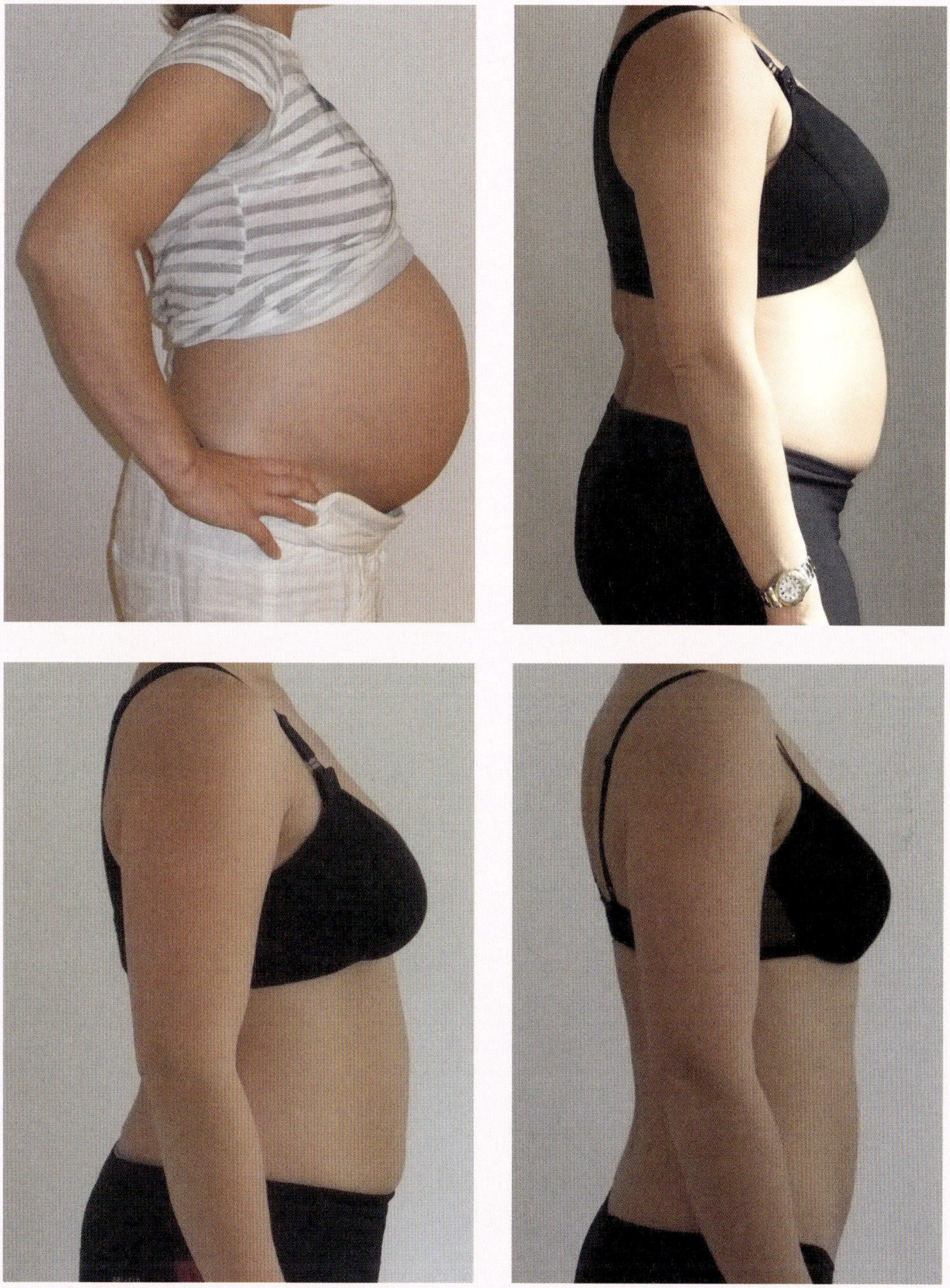

Die MamaWORKOUT-Trainerin Ksenia (Seite 142) von www.herbody.de und ihre Kundin zeigen, wie sich der Körper mit guten Übungen entwickeln kann.

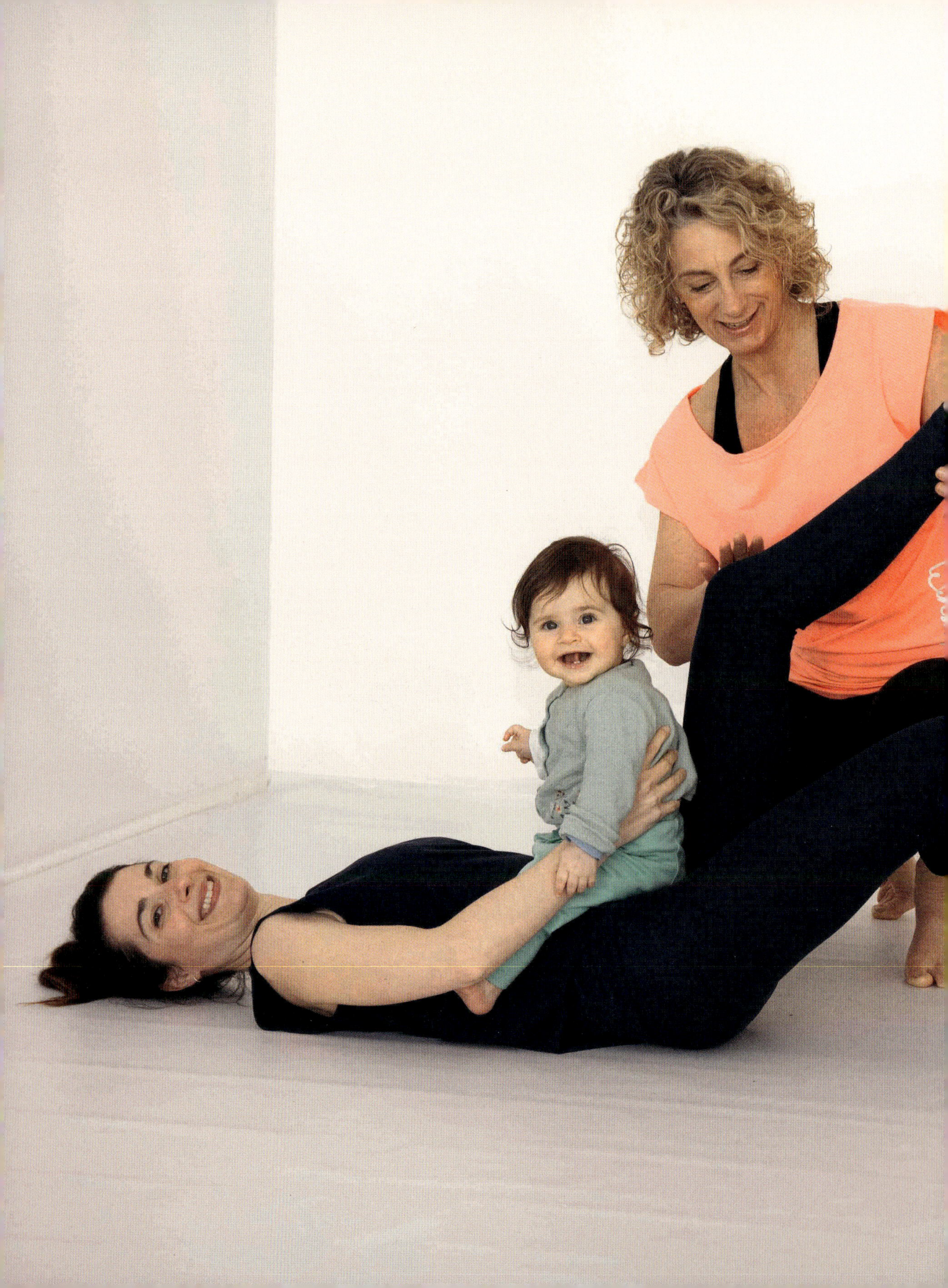

5

BEHANDLUNG DER BAUCHWAND-PROBLEMATIK

Liegt eine persistierende Rektusdiastase oder Disbalance der Körpermitte vor, stellt sich die Frage, wie diese zu behandeln ist. Je nach Schweregrad, je nach Beschwerdebild und je nach Lebenssituation muss individuell entschieden werden, welcher Behandlungsweg Erfolg versprechend ist. Dieses Kapitel zeigt dir, wie du mit dem Programm »Stabile Körpermitte« deine Bauchwandproblematik selbst behandeln kannst, aber auch, wann es notwendig ist, eine entsprechende Expertin aufzusuchen.

THERAPIEMÖGLICHKEITEN

Selbst Jahre nach einer Schwangerschaft kannst du die Körpermitte stabilisieren, allerdings braucht es schon etwas Mühe und Zeit dafür. Sofern du Konsequenz und Geduld für deine Körpermitte einsetzt, kannst du viel erreichen.

Generell gibt es vier Therapiebausteine, die du kennen solltest.

1. **Anpassung des Sport- und Alltagsverhaltens**
   - Vermeidung von Überlastung der Körpermitte im Alltag und im Sport
   - Einüben physiologisch sinnvoller Alltagsverhaltensweisen

2. **Regelmäßige spezielle Übungen für die Körpermitte**
   - Optimierung der Atmung
   - Verstärkung der Blutzirkulation im betroffenen Gewebe mittels Selbstmassage
   - Kräftigung und Funktionsverbesserung der Körpermittemuskulatur. Wichtig ist, dass zuerst die Beckenbodenmuskulatur trainiert wird und dann die Muskulatur des Muskelkorsetts.

Erfahrungsgemäß ist die Kombination aus angepasstem Sport und Alltagsverhalten und regelmäßigen Übungen schon hilfreich. Ist das jedoch nicht ausreichend, kommen die Therapiebausteine 3 und 4 hinzu.

3. **Repositionierung der geraden Bauchmuskeln**
   - Manuelle Repositionierung der Bauchmuskelstränge durch eine darin ausgebildete Physiotherapeutin oder Hebamme, ein bewährtes Verfahren ist der Repositionsgriff nach Angela Heller.
   - Stabilisierung der Bauchmuskelstränge durch Bandagierung oder Taping bei einer Expertin.

4. **Operation**
   - Eine Operation sollte nur in Erwägung gezogen werden, wenn trotz der genannten konservativen Therapieansätze keine Besserung eintritt, denn eine Operation ist immer mit Risiken verbunden.

- Die Operation wird in der Regel in einer Hernienchirurgie oder einer Ästhetischen Chirurgie durchgeführt. Eine Spezialisierung auf diese Thematik musst du vorher erfragen.
- Lasse dich vor einer Operation ausführlich über die Verfahren und ihre Risiken aufklären.
- Eine Operation kann die *Linea alba* straffen, aber natürlich nicht die Muskelfunktionen wiederherstellen. Daher solltest du als Vor- und Nachbereitung der Operation (nach Rücksprache mit der behandelnden Ärztin) das Programm »Stabile Körpermitte« durchführen.

TRAININGSTHERAPIE »STABILE KÖRPERMITTE«

Das hier im Buch vorgestellte Programm deckt die ersten beiden Therapiebausteine (»Anpassung des Sport- und Alltagsverhaltens« sowie »regelmäßige spezielle Übungen für die Körpermitte«) ab. Das Programm beinhaltet eine Mischung aus therapeutischen Ansätzen und Trainingsübungen, deswegen verwenden wir den Begriff »Trainingstherapie«.

Das Programm kann eingesetzt werden:

- als Selbsthilfeprogramm für zu Hause (bei körperlichen Beschwerden muss selbstverständlich ein Arztbesuch stattfinden),
- begleitend zur Physiotherapie,
- begleitend zum Personal Training beziehungsweise Einzelcoaching,
- begleitend zum Workshop im Rahmen einer Kleingruppe,
- vorbereitend und nachbereitend, wenn die Bauchwand operativ korrigiert wird.

Der richtige Zeitpunkt für das Programm

Wenn schon im Wochenbett oder in der Rückbildungsphase sichtbar ist, dass du eine ausgeprägte Körpermitteproblematik hast, starte sofort mit dem Programm »Stabile Körpermitte«. Das gilt für eine Beckenboden- genauso wie für eine Bauchwandproblematik. Ein normaler Rückbildungskurs ist oft unwirksam oder sogar verschlechternd, weil erstens zu viele Frauen daran teilnehmen und zweitens zu wenig spezielle Übungen durchgeführt werden. Nachdem die Körpermitte sich stabilisiert hat, ist dann ein Rückbildungskurs ratsam, um die erwirkte Stabilität zu steigern.

Oft wird die Körpermitteproblematik viele Monate oder sogar Jahre nach der Geburt festgestellt. Es ist nie zu spät! Lege los und arbeite mit dem Programm »Stabile Körpermitte«.

Begleitung durch Expertinnen

Die Befolgung des Programms kann keinen Schaden verursachen, im schlechtesten Fall passiert einfach nichts, das heißt, es findet keine Veränderung statt. Sollte das Programm die Beschwerden nicht lindern, muss spätestens dann eine spezialisierte Physiotherapeutin, Trainerin oder Ärztin hinzugezogen werden. In der persönlichen Betreuung können auch zusätzliche Maßnahmen wie beispielsweise Bauch-Taping oder manuelle Techniken wie beispielsweise der Repositionsgriff nach Angela Heller durchgeführt werden.

Das Tapen des Bauches kann bei der Therapie helfen.

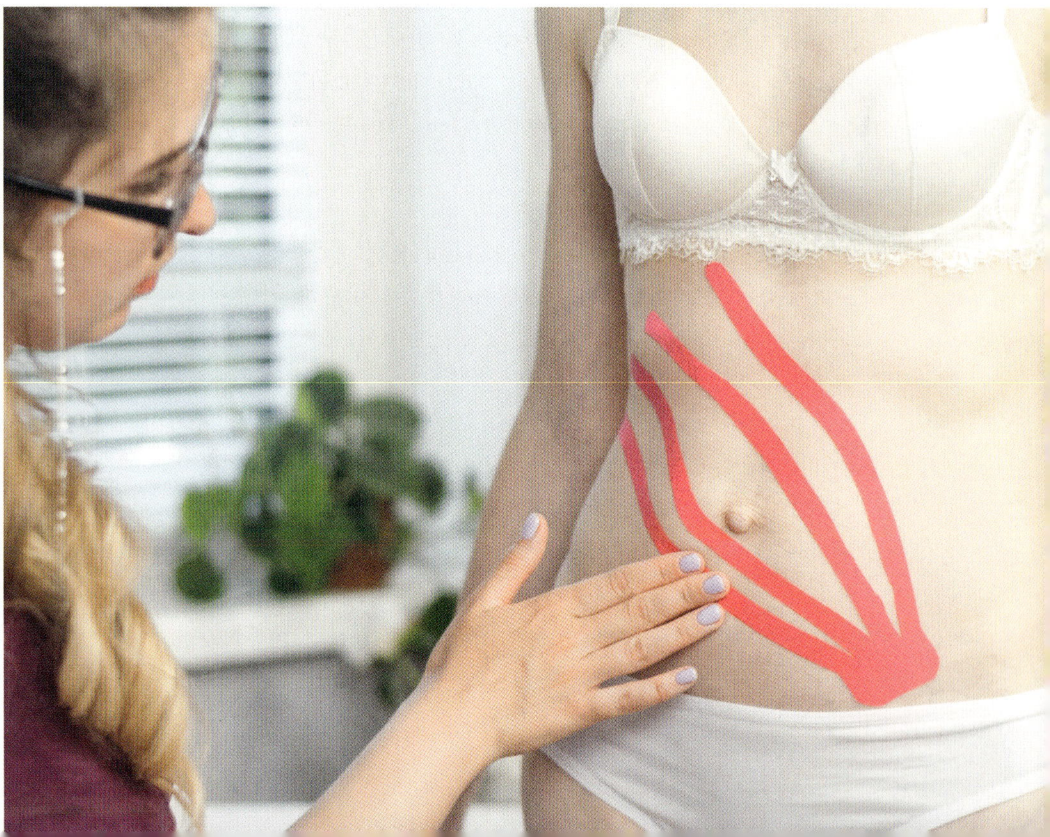

Gegebenenfalls hast du begleitende körperliche Auffälligkeiten wie zum Beispiel Verdauungsprobleme, einen Beckenschiefstand, eine verklebte Rückenfaszie, eine Wirbelblockade, eine Bauchwandhernie oder Ähnliches. Deshalb ist die fachübergreifende Zusammenarbeit zwischen Trainerinnen, Ärztinnen und Physiotherapeutinnen so wichtig. Kommuniziere bei diesen, welche Übungen du jetzt absolvierst, und lasse alle Maßnahmen für dich förderlich zusammenwirken.

Ziele, die du mit dem Programm erreichen kannst

Die Ausprägung der Problematik ist bei jeder Frau unterschiedlich gravierend. Daraus folgend sind die Beschwerden in Qualität und Quantität total unterschiedlich. Auch optisch ist die Problematik unterschiedlich stark sichtbar, ebenso verschieden ist das persönlich empfundene Unglücksgefühl darüber. Das bedeutet, dass du deine persönliche Zielsetzung auch ganz persönlich formulieren solltest.

Fixiere deine Zielsetzung unbedingt schriftlich und nimm dir immer wieder Zeit, sie zu visualisieren. Stelle dir vor, wie dein Körper aussieht und sich anfühlt, wenn du die Trainingstherapie erfolgreich abgeschlossen hast. Es gibt mittlerweile Studien, die belegen, dass der Körper auf das reagiert, was du über ihn denkst. Leistungssportlerinnen beispielsweise stellen sich ihre sportlichen Leistungen und Erfolge in kleinen Meditationen immer wieder vor. Adaptiere diese Technik und visualisiere regelmäßig deine Ziele.

An diesem Vorschlag kannst du dich bei der Zielformulierung ein bisschen orientieren: »Ich fühle mich sicher, stabil und wohl in meinem Körper. Ich kann alle Muskeln der Körpermitte wahrnehmen und ansteuern, ich kann die Muskulatur bewusst anspannen und entspannen. Beckenboden, Muskelkorsett und Atmung arbeiten ausgewogen und funktional miteinander. Die Muskeln haben ausreichend Kraft, um den Anforderungen von Alltag und Sport zu begegnen. Die beiden geraden Bauchmuskelstränge arbeiten funktional mit den restlichen Bauchmuskeln zusammen, die *Linea alba* kann Spannung aufbauen.«

Du kannst darüber hinaus auch noch ins Detail gehen:

- Meine Bauchwand ist stabil und kraftvoll, sie hilft dem Rücken, sodass dieser schmerzfrei ist.
- Meine Haltung ist aufrecht und stabil, ich kann sie auch gegen äußere Veränderungen stabilisieren, zum Beispiel meine Haltung aufrecht lassen und dabei mit den Armen nach vorne paddeln.
- Der Rumpf kann plötzlichen Krafteinwirkungen von außen adäquat standhalten, zum Beispiel bei plötzlichen Bewegungen oder Stößen von außen.
- Die Körpermitte kann plötzlichem Bauchinnendruck gut standhalten, beispielsweise beim Husten, Niesen, Lachen oder Hüpfen.
- Der Rumpf kann Anstrengungen gut verkraften, wie beim Tragen von Kindern oder sportlichem Training.
- Mein Körper arbeitet ökonomisch und ausbalanciert.
- Meine stabile Körpermitte hilft den Organen, am vorgesehenen Platz zu sein und gut zu arbeiten. Verdauungs- und Miktionsprobleme erledigen sich dann von selbst.
- Mein Beckenboden funktioniert gut, er kann gut Spannung aufbauen, aber auch loslassen.
- Ich mag die Optik meines Bauches. Er fühlt sich wieder fester und fitter an. Meine Körpersilhouette ist schön geformt.

Die Schließung der Rektusdiastase ist ein irreführendes Ziel

Viele Konzepte nennen als Therapieziel die Schließung der Rektusdiastase, dies ist jedoch irreführend, da die beiden geraden Bauchmuskeln natürlicherweise einen Abstand zueinander aufweisen. Außerdem stellt eine geringfügig breitere Bauchmuskelspalte nicht zwangsläufig ein Problem dar. Es gibt viele Bäuche mit etwas breiterer Spalte, die aber kraftvoll und funktional arbeiten (siehe Abschnitt »Funktionsfähigkeit trotz breitem Abstand« auf Seite 75). Die Verschmälerung des Bauchmuskelspalts ist wünschenswert, aber nicht das primäre Ziel, es sei denn, der Abstand ist deutlich über der Norm, zum Beispiel dreieinhalb Zentimeter oder größer. Manchmal verbreitert sich sogar der Spalt im Laufe der Trainingstherapie. Es gibt Fälle, bei denen sich der Spalt sogar um ein paar Millimeter verbreitert hat, aber die *Linea alba* fester und die Körpermitte fitter wurde. Die Spaltbreite steht somit nicht zwangsläufig im Mittelpunkt der Therapie.

Fallbeispiele

Um dich zu motivieren, stelle ich dir hier ein paar Ergebnisse von Mamas vor, die durch Umsetzung des Programms »Stabile Körpermitte« wieder eine gute Funktionalität der Körpermitte aufbauen konnten. Danach haben sie diese weiter gefestigt mit einem Rückbildungskurs oder einem Wiedereinstiegssportprogramm.

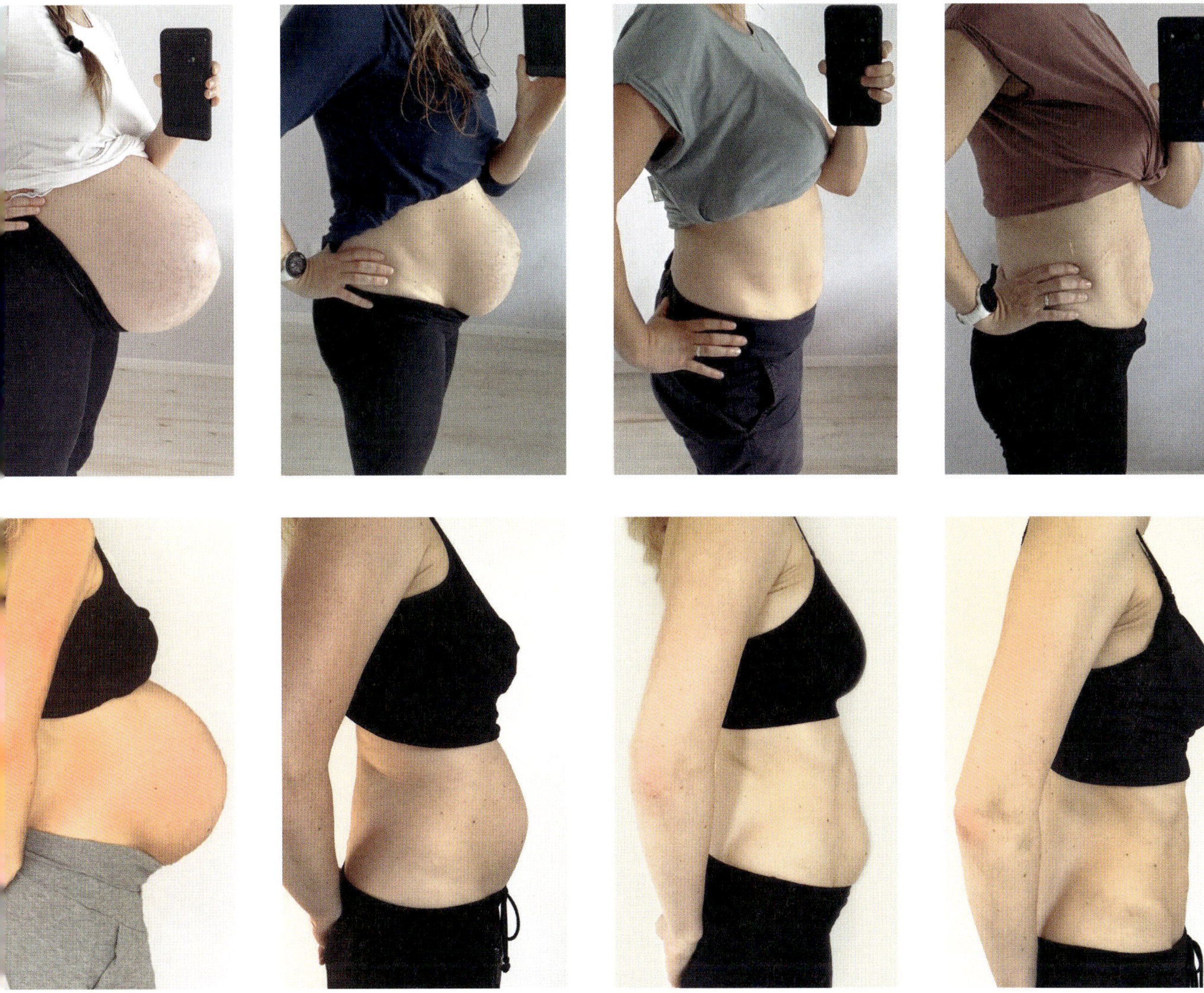

Beispiele von Frauen, die mit dem Programm »Stabile Körpermitte« ihre Rektusdiastase stabilisiert haben. Das erste Bild zeigt die Frauen jeweils kurz vor der Geburt.

DEIN PROGRAMM »STABILE KÖRPERMITTE«

Mit dem Programm »Stabile Körpermitte« wirst du viel über deinen Körper lernen, du wirst ihn besser wahrnehmen und ökonomischer einsetzen können. Du wirst Schritt für Schritt dein Alltagsverhalten optimieren und mithilfe der regelmäßigen Übungen Stabilität, Funktionalität und Kraft gewinnen. Der Aufwand wirkt anfänglich vielleicht abschreckend, aber du hast ja alle Zeit der Welt. Du kannst das zwölfwöchige Programm ohne Weiteres auch strecken und die einzelnen Wochen mehrfach wiederholen, bis du weiter vorgehst.

Wichtig: Am Anfang müssen die Muskeln erst einmal Zeit haben, um umzulernen. Stelle dir vor, du bist Rechtshänderin und sollst nun plötzlich alles mit links machen ... es wird seine Zeit dauern, bis du die Muskeln auf die richtige Weise ansteuern und bedienen kannst. Nimm dir ausreichend Zeit, die Muskeln der Körpermitte kennen- und bedienen zu lernen. Erst dann kannst du mit der intensiveren Kräftigung beginnen.

Wie viele Wochen du insgesamt benötigst, hängt von deiner körperlichen Ausgangssituation, deinen zeitlichen Möglichkeiten, deiner Disziplin und deinem sozialen Umfeld ab, das dich hoffentlich unterstützt und motiviert.

Den Wochenplan kannst du in deinem Tempo abarbeiten. Er erfordert nicht viel Zeit fürs Training, aber eine konsequente Regelmäßigkeit ist für die Zielerreichung absolut notwendig. Es dauert lange, bis sich die Körpermitte verändert, sei daher geduldig und erwarte nicht zu viel auf einmal. Wenn du es irgendwann geschafft hast, wirst du froh und glücklich über den Erfolg sein!

Und denke daran, dass du regelmäßig visualisierst, wie es dir gehen wird, wie stabil und fit und schön du dich fühlen wirst. Die innere Einstellung ist mindestens so wichtig wie die Übungen. Unterschätze diese mentale Einstellung nicht! Es gab sogar schon Studien, die belegten, dass Muskeln nur durch meditatives Ans-Training-Denken stärker wurden.

Das 12-Wochen-Programm

Dein Plan

Vorbereitung »Status quo notieren« erledigt

Um später die Erfolge feiern zu können, ist es sinnvoll, den aktuellen körperlichen Zustand zu notieren:

- Welche Beschwerden habe ich aktuell?
- Bei bestehender Rektusdiastase notiere die Größe der Spalte sowie die Festigkeit. Mache den Rektusdiastasetest höchstens alle drei Wochen!
- Fotografiere die Körpermitte, aber höchstens alle drei Wochen, sonst siehst du keinen Effekt.

Vorbereitung »Persönliche Ziele« erledigt

Schreibe einen Text für dich selbst. Schreibe etwas auf zu folgenden Fragen:

- Warum mache ich das – welche Ziele möchte ich erreichen?
- Was wird sich für mich verändern, wenn ich mein Ziel erreicht habe?
- Wann kann ich die Zeitfenster für mich im Alltag einbauen? Auf was kann ich stattdessen verzichten, was kann ich weglassen, um Zeit und Raum für meine Übungen zu gewinnen?
- Was kann ich an Unterstützung auf Familie und Umfeld erwarten? Bin ich bereit, meine »Forderungen« durchzusetzen?
- Welches Etappenziel setze ich mir (zum Beispiel nach fünf Wochen)?
- Welche Belohnung gönne ich mir, wenn ich das erste Etappenziel erreicht habe?

Die eigens gesetzten Ziele darfst du täglich visualisieren, also dir vorstellen, wie du aussiehst und wie du dich bald fühlst.

Vorbereitung auf die Übungen erledigt

Lies das Kapitel »Die weibliche Anatomie«, sieh dir die zugehörigen Übung an und führe sie durch. Schwerpunkt: richtige Atmung, Beckenboden richtig anspannen.

Wenn du hier überall einen »erledigt«-Haken gesetzt hast, startest du mit dem Wochenplan.

WOCHENPLAN

Anleitung

- Wenn dir eine Woche besonders guttut, wiederhole sie sooft du möchtest und gehe danach weiter.
- Wenn dir die Übungen in einer Woche schwerfallen, wiederhole die Woche so lange, bis du dich sicher fühlst.
- Wenn du verhindert warst, gehe eine Woche zurück und steige wieder ins Training ein.
- Übungen mit Sternchen (*) kannst du bei akutem Zeitmangel weglassen.

Wochenplan	
Woche 1 – schreibe hier auf, wann du mit der Woche startest	erledigt
• Lies dir die Infos zum Alltag durch und überlege, wo du im Alltag Verbesserungspotenzial siehst. Lies dazu »Deine wichtigste Übung ist der Alltag« ab Seite 160. Täglich: • Du solltest im Liegen sowie im aufrechten Sitz oder Stand üben, mit der Ausatmung den Beckenboden zu aktivieren (siehe Übung »Den Beckenboden wieder wahrnehmen und anspannen« auf Seite 40ff.). • Du solltest im Liegen sowie im aufrechten Sitz oder Stand üben, entspannt bis zum Unterbauch einzuatmen (siehe dazu die Übung »Natürliche Atmung für Schwangere und Mütter« auf Seite 61).	
Woche 2 – schreibe hier auf, wann du mit der Woche startest	erledigt
• Gewöhne dir an, immer nach dem Toilettengang oder Händewaschen die Körperhaltung aufzurichten, zu lächeln und erhobenen Hauptes aus dem Bad zu schreiten. (Zur Körperhaltung siehe Übung »Verbesserung der Körperhaltung« ab Seite 168.) • Nimm dir erst einmal vor, eine einzige Alltagshandlung körpermittefreundlich zu verändern. Welche es sein soll, entscheidest du. Erst wenn du diese automatisiert hast, nimm dir die nächste vor. 5-mal wöchentlich die Übungsfolge • BellyMassage* • 2 Minuten im Stand in alle erdenklichen Richtungen recken, strecken, drehen* • DorsalPosition + PowerBreathing Level 1 • LatPress + Bridging Level 1 • PronePosition + PowerBreathing Level 1 • PronePosition + NaturalBreathing*	

Woche 3 – schreibe hier auf, wann du mit der Woche startest — erledigt

- Nach jedem Toilettengang oder Händewaschen gewöhnst du dir an: lächeln, Haltung aufrichten. Spanne den Beckenboden 3-mal so doll du kannst nach innen oben an, fokussiere den inneren Aufzug oder das Flugzeug, siehe Seite 31. Halte zum Abschluss den Beckenboden in der Anspannung, bis er erschöpft nachgibt (circa 10 Sekunden). Danach gehe mit aufrechter Haltung aus dem Bad.
  Tipp: Hänge dir Erinnerungszettel an den Spiegel.
- Nimm dir wieder eine neue Alltagshandlung vor, die du konsequent körpermittefreundlich veränderst. Die von der Vorwoche behältst du bei und die neue wird jetzt etabliert.

5-mal wöchentlich die Übungsfolge

- BellyMassage*
- 2 Minuten im Stand in alle erdenklichen Richtungen recken, strecken, drehen*
- DorsalPosition + PowerBreathing Level 2
- LatPress + Bridging Level 1
- PronePosition + PowerBreathing Level 2
- PronePosition + NaturalBreathing*

Woche 4 – schreibe hier auf, wann du mit der Woche startest — erledigt

- Nach dem Händewaschen integrierst du jetzt die Unterbauchspannung: lächeln, Haltung aufrichten, Beckenboden anspannen und gleichzeitig beide Beckenknochen Richtung Nabel spannen. Wiederhole dies 3-mal, halte zum Abschluss die maximale Anspannung circa 10 Sekunden und atme dabei nur flach.
- Nimm dir wieder eine neue Alltagshandlung vor, die du konsequent körpermittefreundlich veränderst.

4-mal wöchentlich die Übungsfolge

- BellyMassage*
- Sitting + PowerBreathing Level 1
- 2 Minuten im Stand in alle erdenklichen Richtungen recken, strecken, drehen*
- EllbowBenchPosition + PowerBreathing Level 1
- BenchPosition + BodyMobility
- DorsalPosition + PowerBreathing Level 3
- LatPress + Bridging Level 1
- PronePosition + PowerBreathing Level 3
- PronePosition + NaturalBreathing*

Woche 5 – schreibe hier auf, wann du mit der Woche startest	erledigt
○ Nun solltest du deine Händewaschgewohnheit leicht ändern! Beim »Pffff« ab jetzt gilt: Beckenboden innerlich hochspannen, der Unterbauch bewegt sich ebenfalls Richtung Nabel und der Nabel spannt Richtung Brustbein, am Ende noch die Rippenbögen wie eine Aufzugtür schließen. Dies solltest du 3-mal wiederholen und dann 10 Sekunden die Spannung halten.	
○ Nimm dir wieder eine neue Alltagshandlung vor, die du konsequent körpermittefreundlich veränderst.	
4-mal wöchentlich die Übungsfolge	
○ BellyMassage*	
○ Sitting + PowerBreathing Level 2	
○ 2 Minuten im Stand in alle erdenklichen Richtungen recken, strecken, drehen*	
○ LateralPosition + PowerBreathing Level 1 rechts	
○ LatPress + Bridging Level 2	
○ LateralPosition + PowerBreathing Level 1 links	
○ EllbowBenchPosition + PowerBreathing Level 2	
○ PronePosition + NaturalBreathing*	

Woche 6 – schreibe hier auf, wann du mit der Woche startest	erledigt
○ Du wechselst von der Händewaschgewohnheit zur Duschgewohnheit: Wenn du duschst, machst du die Übung Standing + PowerBreathing Level 1.	
○ Ziehe in dieser Woche mal eine Zwischenbilanz: Was hat sich für dich schon geändert? Fühlst du dich stabiler? Konntest du im Alltag ein paar Gewohnheiten ändern? Lobe dich für jede Kleinigkeit, denn dein System freut sich über Lob und wird automatisch mehr in diese Richtung tendieren.	
4-mal wöchentlich die Übungsfolge	
○ BellyMassage*	
○ Standing + PowerBreathing Level 1	
○ 2 Minuten im Stand in alle erdenklichen Richtungen recken, strecken, drehen*	
○ LateralPosition + PowerBreathing Level 2 rechts	
○ LatPress + Bridging Level 2	
○ LateralPosition + PowerBreathing Level 2 links	
○ EllbowBenchPosition + PowerBreathing Level 3	
○ PronePosition + NaturalBreathing*	

Woche 7 – schreibe hier auf, wann du mit der Woche startest erledigt

- Immer unter der Dusche machst du die Übung Standing + PowerBreathing Level 1.
- Gibt es im Alltag noch etwas, das du ändern möchtest? Schau noch einmal in den Abschnitt über den Alltag und nimm dir diese Woche noch eine Sache vor.

4-mal wöchentlich die Übungsfolge

- Standing + PowerBreathing Level 2
- 2 Minuten im Stand in alle erdenklichen Richtungen recken, strecken, drehen*
- LateralPosition + LegMoves rechts
- LatPress + Bridging Level 2
- LateralPosition + LegMoves links
- BenchPosition + Moving Level 1
- PronePosition + NaturalBreathing*

Woche 8 – schreibe hier auf, wann du mit der Woche startest erledigt

- Bleibe bei der Gewohnheit, unter der Dusche die Übung Standing + PowerBreathing Level 2 zu machen.
- Wie sieht es denn aktuell mit der Ernährung aus? Kannst du da noch etwas verbessern?

3-mal wöchentlich die Übungsfolge

- 1 Minute am Platz marschieren, dann 2 Minuten in alle erdenklichen Richtungen recken, strecken, drehen*
- Squat Level 1
- LateralPosition + LegMoves rechts
- SidePlank Level 1 rechts
- DorsalPosition + KneesOut Level 1
- LateralPosition + LegMoves links
- SidePlank Level 1 rechts
- DorsalPosition + KneeMoves Level 1
- BenchPosition + Moving Level 1
- BenchPosition + BodyMobility
- PronePosition + NaturalBreathing*

Woche 9 – schreibe hier auf, wann du mit der Woche startest	erledigt
○ Die Übung Standing + PowerBreathing Level 2 bleibt jetzt bis zum Oma-Alter dein Begleiter.	
○ Wie steht es denn aktuell um deinen Flüssigkeitshaushalt? Mütter vergessen oft zu trinken, weil sie ständig beschäftigt sind. Stelle dir eine Wasserflasche an einen Ort, wo du oft vorbeikommst, und lege eine Flasche stets ins Auto oder in den Kinderwagen.	
3-mal wöchentlich die Übungsfolge	
○ 1 Minute am Platz marschieren, dann 2 Minuten in alle Richtungen recken, strecken, drehen*	
○ Squat Level 1	
○ Sitting + SpineTwist	
○ SidePlank Level 1 rechts	
○ DorsalPosition + KneesOut Level 2	
○ SidePlank Level 1 links	
○ DorsalPosition + KneeMoves Level 1	
○ BenchPosition + Moving Level 2	
○ BenchPosition + BodyMobility	
○ PronePosition + NaturalBreathing*	

Woche 10 – schreibe hier auf, wann du mit der Woche startest	erledigt
○ Du arbeitest weiter an deinem Alltag und schaust mal in deine Aufzeichnungen vom Anfang. Was hat sich schon verändert?	
2-mal wöchentlich die Übungsfolge	
○ 1 Minute am Platz marschieren, dann 2 Minuten in alle Richtungen recken, strecken, drehen*	
○ Squat Level 2	
○ Sitting + SpineTwist	
○ Sitting + BodyMobility	
○ Sitting + ArmMoves Level 1	
○ SidePlank Level 2 rechts	
○ LatPress + Bridging Level 2	
○ DorsalPosition + KneeMoves Level 2	
○ SidePlank Level 2 links	
○ BenchPosition + Moving Level 3	
○ BenchPosition + BodyMobility	
○ PronePosition + NaturalBreathing*	

Woche 11 – schreibe hier auf, wann du mit der Woche startest erledigt

- Du steuerst auf die Ziellinie zu, du kannst dich diese Woche mal täglich für dein Durchhaltevermögen loben!

2-mal wöchentlich die Übungsfolge

- 1 Minute am Platz marschieren, dann 2 Minuten in alle Richtungen recken, strecken, drehen*
- Squat Level 2
- Sitting + ArmMoves Level 2
- Sitting + BodyMobility
- SidePlank Level 2 rechts
- LatPress + Bridging Level 2
- DorsalPosition + KneeMoves Level 2
- SidePlank Level 2 links
- BenchPosition + BodyMobility
- DorsalPosition + CrossPress
- PronePosition + NaturalBreathing*

Woche 12 – schreibe hier auf, wann du mit der Woche startest erledigt

- Was hast du alles erreicht? Schreibe mal ein paar Zeilen für dich auf und genieße alles, was sich für dich verbessert hat.

2-mal wöchentlich die Übungsfolge

- 1 Minute am Platz marschieren, dann 2 Minuten in alle Richtungen recken, strecken, drehen*
- Squat Level 2
- Standing + BicepsCurl
- Standing + PelvicMoves rechts herum
- Standing + TrizepsKick rechts
- Standing + PelvicMoves links herum
- Standing + TrizepsKick links
- Sitting + SpineTwist
- Sitting + BodyMobility
- SidePlank Level 2 rechts
- LatPress + Bridging Level 2
- DorsalPosition + KneeMoves Level 3
- SidePlank Level 2 links
- BenchPosition + BodyMobility
- BenchPosition + Moving Level 3
- PronePosition + NaturalBreathing*

Die Woche 12 kannst du beibehalten und damit solange du möchtest weitertrainieren. Auf diese Weise wird sich deine aktuelle Fitness erhalten.

Empfehlenswert ist aber auch, neue Trainingsreize zu setzen und dich körperlich weiterzuentwickeln. Dazu mehr im Abschnitt »Wie geht es nach dem Programm weiter?«.

Deine wichtigste Übung ist der Alltag

Während des 12-Wochen-Programms soll die Körpermitte in sämtlichen Alltagssituationen sowie im Sport geschont, also vor Beanspruchung geschützt werden. Gleichzeitig sollen körpermittefreundliche Bewegungsabläufe eingeübt und im Laufe der Zeit automatisiert werden. Du kannst nicht alles auf einmal umsetzen, nimm dir daher am besten jede Woche einen Alltagstipp vor.

Nach Abschluss des Programms bist du wieder stabil genug, um im Alltag wie im Sport schrittweise wieder mehr Belastung aufzunehmen.

Schicke deine Körpermitte mal zur Kur

Du kennst bestimmt die »Mutter-Kind-Kur«, aber du gehst jetzt in »Mutter-Körpermitte-Kur«. Je mehr Anstrengung du in den nächsten Wochen vermeiden kannst, desto besser kann der Trainingsplan seine Wirkung entfalten. Stelle dir vor, du schickst deine Körpermitte in eine Wellnesskur, ohne Anstrengungen, aber mit vielen wohltuenden neuen Bewegungen.

- Schone die Körpermitte, indem du hohe Belastungen oder Anstrengungen im Alltag vermeidest.
- Vermeide, etwas Großes zu ziehen oder zu schieben, wie zum Beispiel eine Getränkekiste.
- Bitte um Hilfe, wenn schwere Dinge zu heben oder zu tragen sind, zum Beispiel der Kinderwagen in den Kofferraum. Wenn körperliche Alltagsbelastung unvermeidbar ist (zum Beispiel Heben der Autoschale), musst du vor der Belastung bewusst die Körpermitte anspannen, dann stelle den Gegenstand so schnell wie möglich wieder irgendwo ab.

- Meide unbedingt Bewegungen, die den Rumpf aus der Rückenlage gerade aufrollen beziehungsweise aufrichten! Achte in allen Lebenslagen darauf, zum Beispiel beim Aufstehen vom Sofa oder aus dem Auto. Drehe dich immer auf die Seite und bewege dich dann über die Körperseite aufwärts oder abwärts.

Bei einer weichen, instabilen oder größeren Rektusdiastase (größer als drei Zentimeter) oder extrem schwacher, nicht kontrollierbarer Bauchwand:

- Trage bei Alltagsbelastungen wie dem Wocheneinkauf eine stützende Bauchbandage.
- Nimm ohne Bandage möglichst keine Körperposition ein, bei der sich der Rumpf waagerecht zum Boden befindet und die Bauchwand unkontrollierbar nach unten »durchhängt«. Ein Beispiel wäre, wenn du unter dem Esstisch krabbelnd eine Sauerei wegwischst.

Unterstützung durch Slips, Bauchbandage oder Bengkung Belly Binding

Stützende, haltgebende Slips und Bauchbandagen hast du bereits in Kapitel 4 im Abschnitt »Entlastung durch stützende Slips und Bauchbandagen« auf Seite 126ff. kennengelernt. Daneben gibt es weitere Optionen.

Ein stützender Slip besteht auf festem, aber doch elastischem Material und reicht mindestens bis zum Nabel oder sogar höher. Sehr billige Produkte leiern schnell aus, machen Druckstellen oder sind unangenehm auf der Haut. Investiere daher lieber in einen hochwertigen Slip, trage dann vielleicht darunter noch einen kleinen, dünnen Slip, damit du den Stützslip nicht so oft waschen musst.

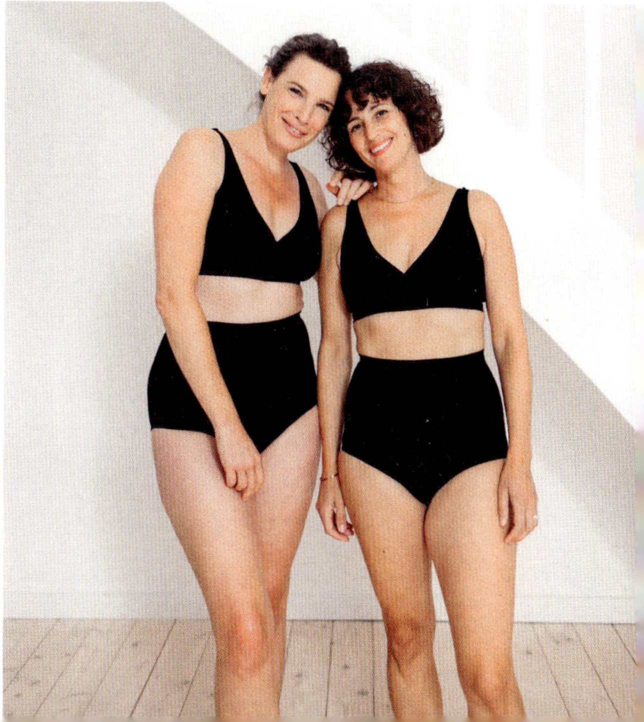

Modische high-waisted Stützslips (Bild mit freundlicher Genehmigung von Kaiserschluepfer.de)

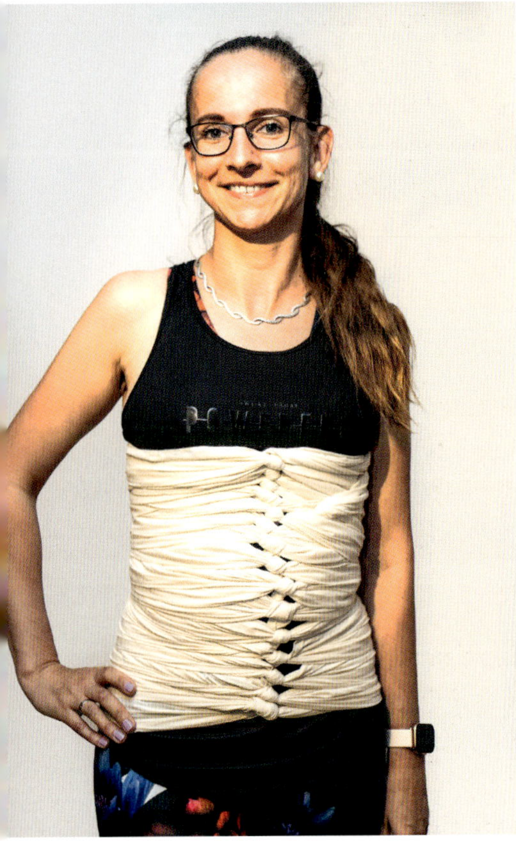

Bengkung Belly Binding zur Unterstützung der Körpermitte

Wenn du mehr Unterstützung durch eine Bandage benötigst, ist eine weitere sehr gute Variante das Bengkung Belly Binding. Hier wird ein sehr langes, festes Tuch mithilfe einer speziellen Technik vom Becken bis zum Brustkorb um die Körpermitte gewickelt. Die Bauchwand wird entlastet und die Organe werden an ihrem vorgesehenen Platz gehalten. In der Kombination mit den Übungen ist das Bengkung Belly Binding sehr hilfreich. Das Wickeln zu erlernen, kostet zunächst etwas Geduld und vor allem Anleitung. Das ist lohnenswert, weil das Tuch sich angenehm anschmiegt und dich wirklich gut unterstützt, ohne schwitzig oder einengend zu wirken. Diese Methode kommt aus Asien und ist hier noch nicht sehr verbreitet. Im Abschnitt »Expertensuche und Tipps« auf Seite 216 findest du Anlaufstellen für diese Einwickelmethode.

Achtung: Beim Tragen sollte kein Druck im Beckenboden nach unten spürbar sein. Achte auch auf Symptome im Beckenboden.

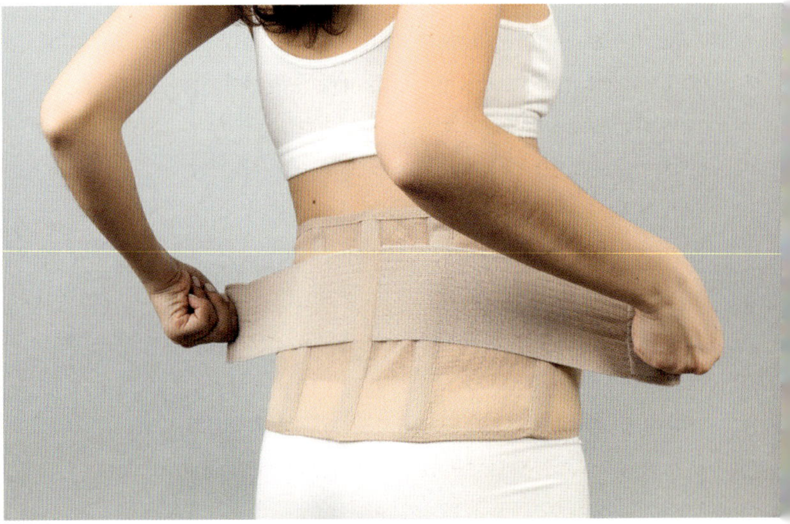

Die günstigere und schnellere Alternative kann man online kaufen, sie ist jedoch weniger angenehm zu tragen.

Wenn du das Bengkung Belly Binding zu aufwendig findest, kannst du alternativ eine Bauchbandage (siehe Seite 162 unten) verwenden. Eine solche ist wesentlich fester als ein stützender Slip. Allerdings schwitzt man aufgrund des Materials darunter, deshalb solltest du unbedingt ein Unterhemd tragen. Manche Frauen vertragen diese Bandagen gut, andere finden das Material sehr unangenehm und einengend. Die Bandage sollte das Becken einbeziehen und dann bis zu den Rippenbögen reichen. Beim Tragen sollte kein Druck im Beckenboden nach unten spürbar sein.

Um Hilfe bitten

Junge Frauen sind es gewöhnt, selbstbestimmt und tough durchs Leben zu gehen, und jetzt soll man hier ständig um Hilfe bitten? Ist vielleicht ein Perspektivwechsel notwendig? Ist es denn eigentlich emanzipiert, alles allein zu »wuppen«? Ist es nicht schon genug Leistung, einem Menschlein das Leben zu schenken und es nun großzuziehen?

In früheren Zeiten, als wir noch in Großfamilien oder Dorfgemeinschaften lebten, war sicherlich nicht alles besser, aber einen klaren Vorteil gab es: Mütter hatten nicht alles allein an der Backe. Ein bisschen mehr gemeinsames Tun und Aufgabenteilung tut nicht nur dir, sondern auch dem Gemeinschaftssinn gut. Vielleicht kann der Nachbar die Getränke mitbringen und du kochst abends etwas mehr Suppe und er muss sich darum nicht kümmern? Oder vielleicht passt du auf alle Nachbarskinder mit auf, während jemand deinen Sperrmüll rausstellt? Wir versuchen manchmal, einfach nur zu funktionieren, obwohl eine andere Lösung eine gute Sache für alle wäre. Man hat in der aktuellen Zeit oft das Gefühl, dass die Menschen relativ achtlos aneinander vorbeihetzen und aufmerksame Hilfsbereitschaft Mangelware geworden ist. Früher musste man regelmäßig Passanten nach dem Weg fragen, heute bemühen wir das Navi. Früher ging man zum Nachbarn, um gemeinsam eine neue DVD zu gucken, heute kann jeder allein streamen. Vielleicht ist es wohltuend für alle, mal mehr um Hilfe zu bitten. Viele Mütter in der »Körpermittekur« berichten, dass die angesprochenen Menschen sich nahezu freuen, wenn sie jemandem einen kleinen Gefallen tun können. Manchmal entsteht sogar ein kurzer Schwatz. Das bringt so ein bisschen mitmenschliche Normalität in den Alltag, den sich unterbewusst jeder Mensch irgendwie wünscht.

Entlastung der Körpermitte

Deine Körpermitte braucht regelmäßig Entlastung. Im Alltag als Mama ist die Körpermitte oft überanstrengt, aber weil du dich den lieben langen Tag um Kinder, Haushalt, Job und sonstige Verpflichtungen kümmerst, spürst du das vielleicht nicht. Doch es ist ein Fakt: Bei aufrechter Körperhaltung entsteht vertikaler Druck von oben und drückt den Beckenboden runter und den Bauch raus.

Entlastung wird hergestellt, indem du dich aus der Vertikalen herausbegibst. Einfach mal aus der aufrechten Rumpfhaltung rausgehen und sich auf die Seite, den Rücken oder den Bauch legen! Im allerbesten Fall lagerst du das Becken sogar hoch, dann rutschen die Organe vom Beckenboden weg in den Rumpf hinein, das ist die effektivste Entlastung. Kinder gewöhnen sich an Routinen der Pausengestaltung, genießen es und lernen automatisch, dass Pausen wichtig sind im Leben.

Dazu kannst du die folgende Übung durchführen.

DorsalPosition + PelvicRelax

1. Nimm eine Rückenlage ein und lege einen weichen Ball, einen Ballon oder ein Kissen unter das Kreuzbein. Der Hals ist lang. Die Schultern sind entspannt. Die Lendenwirbelsäule wird etwas gedehnt beziehungsweise verlängert. Beine und Rücken sind unangestrengt. Atme durch die Nase ein und durch den Mund aus.
2. Der Atem fließt locker ohne Kraftanstrengung immer hinunter bis zum Beckenboden und wieder hinaus. Führe keine vertieften Atemzüge durch.
3. Bewege das Becken auf dem Ball in kleinen Kreisen 10-mal im Rechtskreis, dann 10-mal im Linkskreis.
4. Zum Schluss solltest du das Becken nach Wohlgefühl auf dem Ball leicht hin und her schütteln oder bouncen.

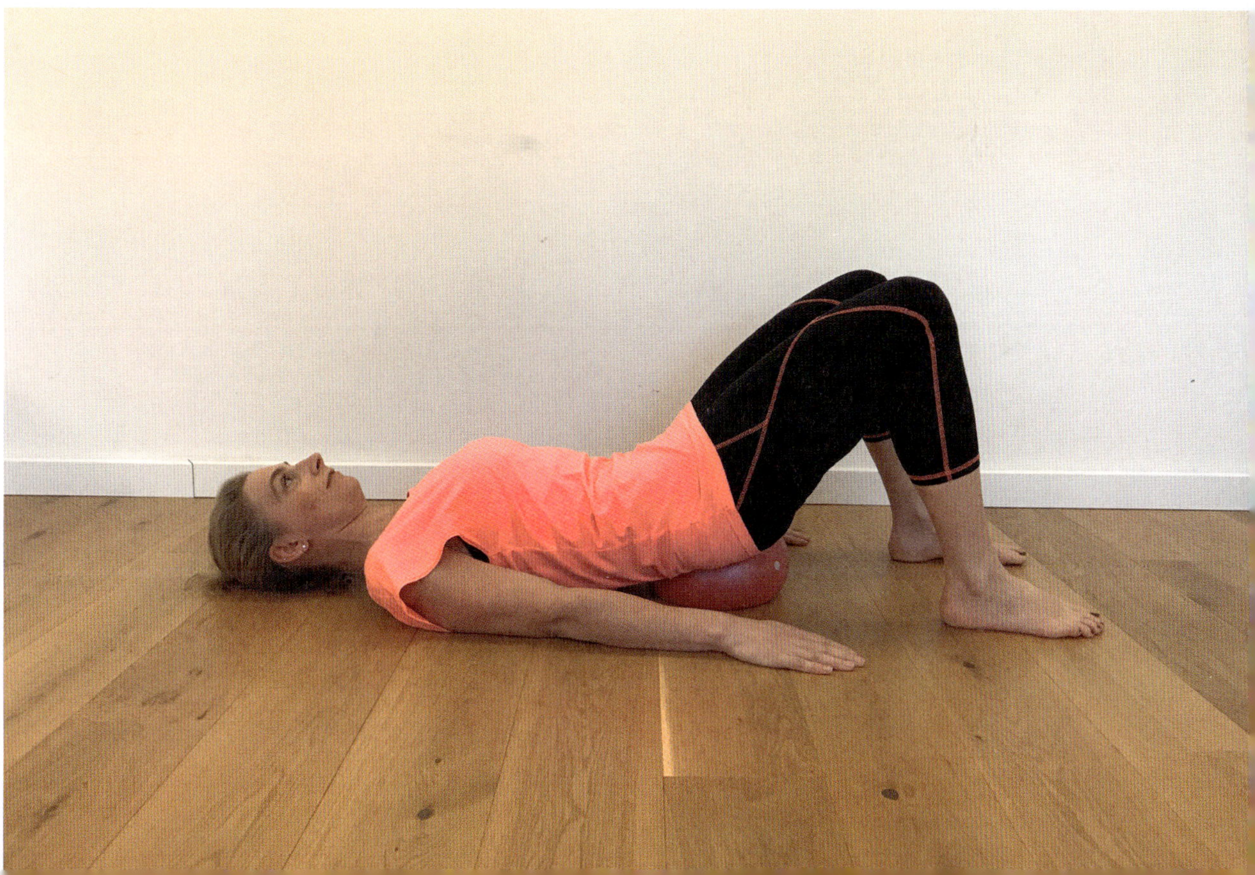

Neue unterstützende Bewegungsabläufe etablieren

Körperfreundliche Bewegungsabläufe bringen sehr viel im Alltag. Dabei ist es ähnlich wie bei der Ernährung – wenn wir uns grundsätzlich ausgewogen und frisch ernähren, dann schaden kleine Sünden nicht. Also versuche grundsätzlich, gute Bewegungsgewohnheiten zu etablieren, ohne dass alles immer perfekt sein muss. Bringe deinem Körper nach und nach förderliche Bewegungsabläufe bei. Wir sind Gewohnheitstiere und können uns Gutes wie Schlechtes angewöhnen. Es dauert eben nur eine Weile, sei daher geduldig mit dir, aber bleibe dran.

- Arbeite an einer guten, aufrechten, spannungsvollen Körperhaltung.
- Beim Herumtragen des Kindes gerät die Haltung immer wieder aus dem Lot und automatisch werden körperliche Schwachstellen überlastet. Versuche hierfür Lösungen zu finden. Natürlich musst du dein eventuell noch kleines Kind tragen, aber vielleicht kannst du das Tragen im Sinne deiner Körpermitte optimieren? Vielleicht kannst du dein Kind statt im Stand im Sitzen beruhigen? Vielleicht kannst du es öfter ablegen oder -setzen, sobald es zufrieden ist? Vielleicht kannst du beim Spaziergang auch mal Tante, Papa, Oma oder Freundin tragen lassen?
- Wenn dein Kind getragen werden möchte, kannst du auf eine gute Haltung und körpermitteschonende Trageweisen achten. Bei längeren Tragezeiten solltest du eine ergonomische Tragehilfe verwenden und möglichst auf dem Rücken tragen. Eine Trageberaterin kann dir in all diesen Fragen Hilfestellung leisten, Infos zu geeigneten Beraterinnen findest du im Abschnitt »Expertensuche und Tipps« auf Seite 216.
- Bei allen Rumpf- oder Ganzkörperbewegungen, die Körpermittestabilität erfordern, solltest du die Körpermittemuskulatur bewusst mit Grundspannung einsetzen: beim Hinsetzen oder Aufstehen, Wäschekorbheben, Spielzeug-Aufräumen,
- Bobbycar-in-den-Kofferraum-Heben und so weiter.
- Versuche, bei alltäglichen Tätigkeiten die Wirbelsäule mehr gestreckt zu halten. Wir neigen zu einer ständig vorgebeugten Rumpfposition und du solltest dieser Tendenz entgegenwirken und mehr Streckung in den Alltag bringen, zum Beispiel beim Schaukel-Anschubsen oder beim Staubsaugen.
- Bei plötzlichem Bauchinnendruck (zum Beispiel beim Husten oder Niesen) solltest du die Körpermitte anspannen.

Anpassung des Sportverhaltens

Während des Programms ist es besser, keine andere Sportart zu betreiben, damit der Körper alte Haltungs- und Bewegungsmuster loslassen und neue etablieren kann. Konzentriere dich möglichst auf die Adaptionen im Alltag und die neuartigen Übungen. In einer Kur würdest du auch nur das von der Klinikleitung vorgegebene Sportprogramm mitmachen. Wenn es dir jedoch ein großes Bedürfnis ist, parallel noch anderes Training zu machen, dann beachte am besten die folgenden Hinweise.

- Achte bei Bodenübungen darauf, dich über die Körperseite hinzulegen beziehungsweise aufzustehen.
- Mache keine Übungen, die den Rumpf aus der Rückenlage gerade aufrichten, zum Beispiel Crunch oder Klappmesser.
- Führe auch keine Übungen oder Bewegungen durch, bei denen der Rumpf aus dem Stand nach vorne geneigt wird und dabei intensiv arbeiten muss, zum Beispiel Golf oder Tennis.
- Mache keine Stützübungen mit langen Hebeln, bei denen man sich auf Händen und Füßen abstützt, zum Beispiel Liegestütz.
- Auch Übungen oder Bewegungen, die ein starkes Rückwärtsbeugen des Rumpfes bewirken, zum Beispiel Volleyball oder die Kobra-Pose im Yoga, solltest du vermeiden.
- Es dürfen keine Übungen gemacht werden, die den Beckenboden nach unten oder den Bauch nach außen schieben. Die Körpermitte muss immer spannungsvoll nach innen oben arbeiten. Intensives Krafttraining oder intensive Fitnesskurse sind nicht empfehlenswert.
- Ausdauertraining mit vertikaler Stoßbelastung ist tabu, also alles mit Laufschritten oder Sprüngen. Geeigneter wäre sanftes Ausdauertraining im aeroben Pulsbereich, bei dem der Rumpf aufrecht beziehungsweise gerade bleibt – möglich sind Crosstrainer (Ellipsentrainer), Walking, Radeln (auf einem Rad, das aufrechtes Sitzen ermöglicht), Aquajogging. Kraulen geht auch, weil der Wasserwiderstand der Bauchwand Halt gibt.

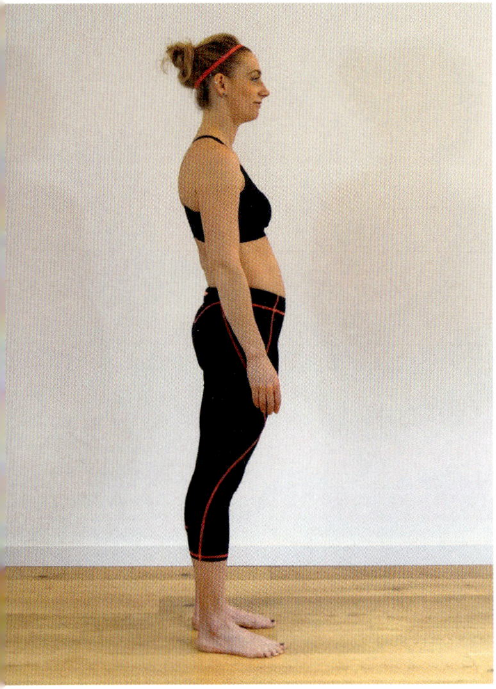

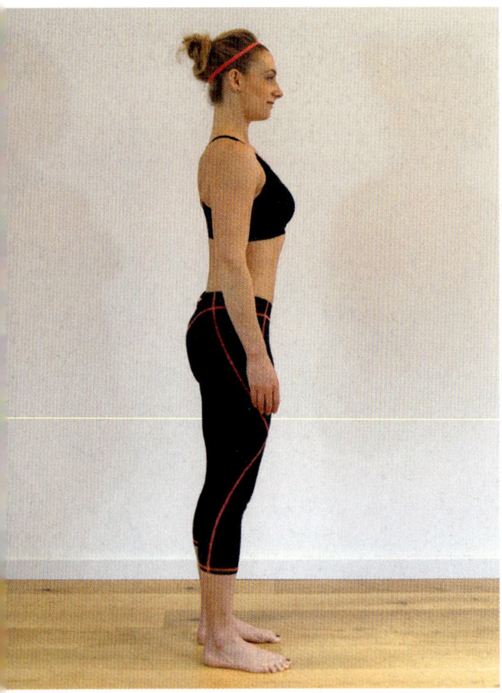

Schlechte Körperhaltung (oben), gute spannungsvoll-dynamische Körperhaltung (unten)

VERBESSERUNG DER KÖRPERHALTUNG

Mit einer spannungsvoll-dynamisch aufgerichteten Körperhaltung tust du nicht nur etwas für deine Gesundheit, sondern auch für die Optik. Gehe für den Haltungsaufbau wie folgt vor:

1. Nimm einen hüftschmalen Stand ein, belaste gleichmäßig Fersen, Fußballen und Fußaußenkanten, hebe das Fußgewölbe etwas durch sanfte Fußmuskelaktivierung. Stelle dir vor, du saugst dich barfuß am Boden fest, das Fußgewölbe spannt sich leicht auf.
2. Deine Knie sollten in einer neutralen Knieposition sein, dabei sind die Knie weder überstreckt noch gebeugt. Stelle dir vor, Kniekehle und Kniescheibe etwas hochzuziehen, es entsteht leichte Beinspannung. Dein Becken sollte in einer neutralen Beckenposition sein, dabei befinden sich Beckenknochen und Schambein in einer frontalen Ebene, das Steißbein sinkt etwas Richtung Boden.
3. Die Körpermitte solltest du sanft aktivieren, indem du den Damm etwas in den Körper hebst und den Bauchnabel Richtung Brustbein straffst. Die sanfte Körpermittespannung soll haltgebend, aber nicht anstrengend sein.
4. Strecke nun die Wirbelsäule, hebe das Brustbein und lasse die Schultern entspannt nach hinten unten sinken.

Haltung mit Baby

Eine spannungsvolle Körperhaltung ohne Fehlbelastung ist im Alltag als Mama nicht einfach umzusetzen. Daher möchte ich dir einige Tipps an die Hand geben.

Verwende beim Tragen eine ergonomische Tragehilfe. Das sind sowohl Tragetücher als auch Komforttragen, sie ermöglichen eine entspannte, bindungsorientierte, natürliche Umgehensweise mit dem Kind und erleichtern den Müttern den Alltag. Eine ergonomische Tragehilfe fördert und unterstützt die körperliche Entwicklung des Säuglings und schont den mütterlichen Rücken. Wenn die Tragehilfe unbequem ist oder dich beziehungsweise dein Kind stört, liegt es meist am Modell oder der Bindeweise. Ein Kurs oder eine Einzelberatung bei einer Trageberaterin kann hier Wunder bewirken.

Beispiele für ergonomische Tragehilfen

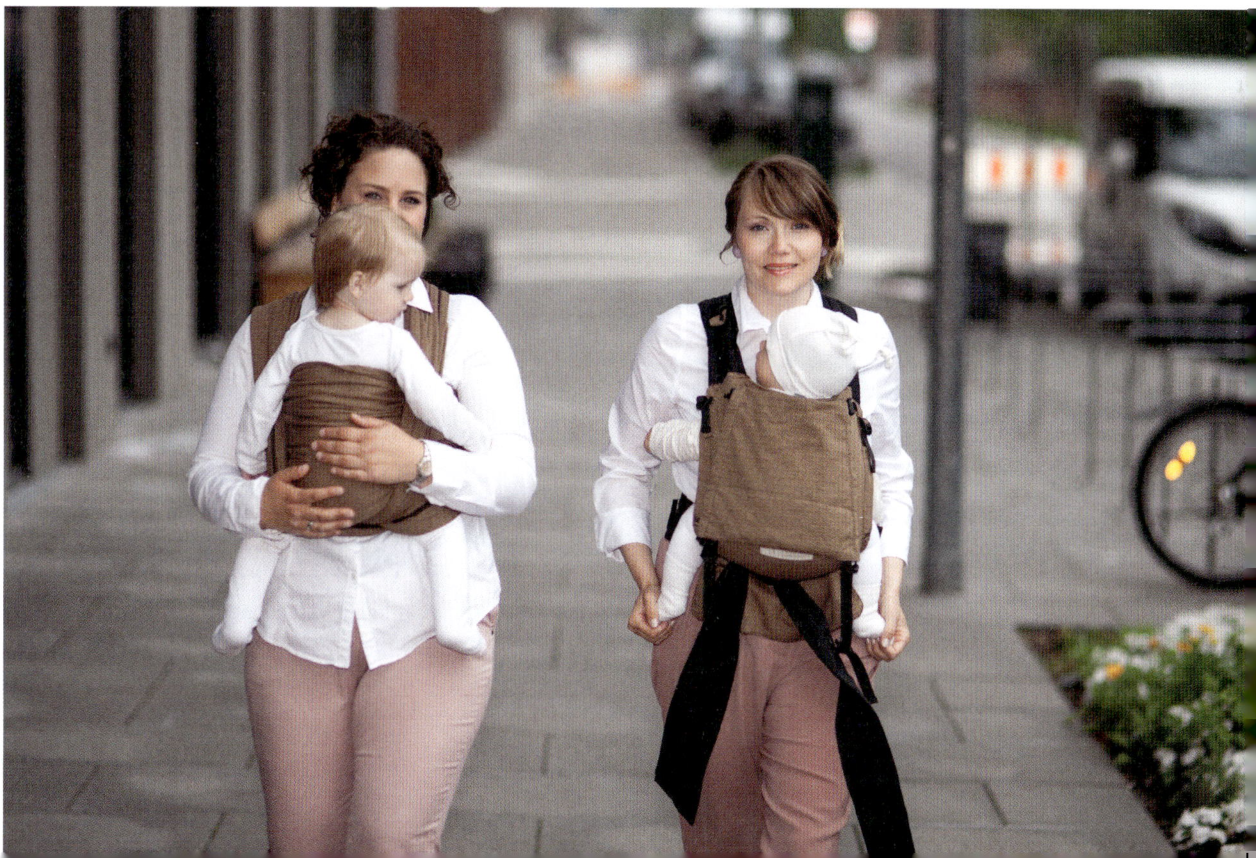

Wichtig für die Trägerin:

- Die Trageweise verteilt das Gewicht gleichmäßig auf beide Körperseiten.
- Breite Schulterträger sind zwischen Hals und Schultergelenk verteilt und sorgen für eine gute Gewichtsverteilung auf Schultergürtel und oberem Rücken. Du kannst den Schultergürtel rückwärts und abwärts sinken lassen und den Kopf frei bewegen.
- Bei Komforttragen mit geschwungenem Hüftgurt sitzt dieser unmittelbar auf dem Beckenkamm, um eine optimale Gewichtsverteilung zu gewährleisten.
- Das Baby hockt auf einer für dich angenehmen Tragehöhe. Das Baby ist so eng am Körper, dass es sich beim Vorbeugen kaum von deinem Körper entfernt.
- Sobald du das Gewicht belastend empfindest, solltest du über eine andere Trageposition nachdenken. Das Tragen auf dem Rücken ist beispielsweise deutlich weniger belastend.
- Das Tragen stellt immer eine Belastung für die Körpermitte dar, deshalb sollten auch andere Vertrauenspersonen das Tragen übernehmen.

Zwei Beispiele einer Frau mit guter Haltung

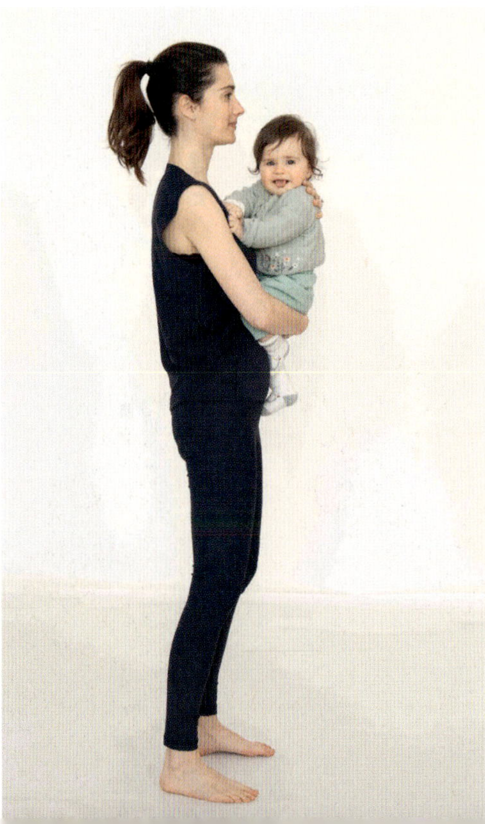

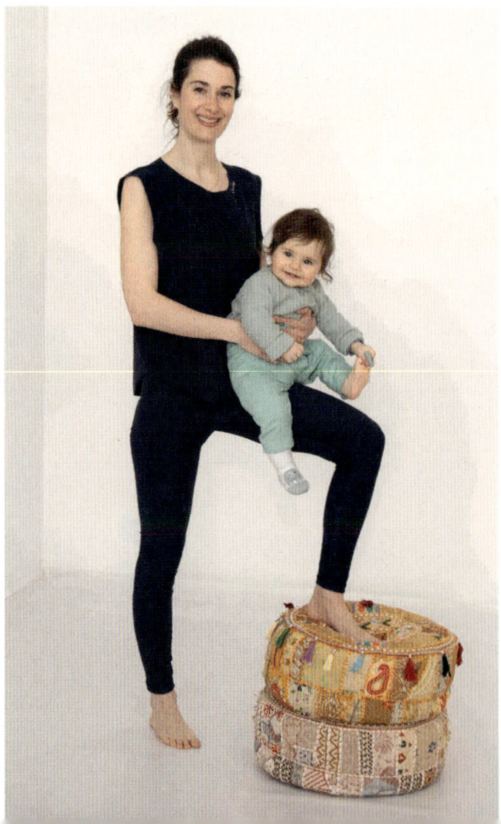

Je schwerer das Kind wird, desto anspruchsvoller ist es, die Haltung zu wahren. Ein wichtiger Tipp: Suche dir in der Umgebung einen Gegenstand, auf dem du deinen Fuß abstellst, sodass du das Gewicht auf deinen Oberschenkel übertragen kannst.

Während du das Baby ohne Tragehilfe trägst, achte auf Folgendes:

- eine spannungsvolle, aktive, aufrechte Haltung,
- das Gewicht mit dem Armbizeps tragen, Schultergürtel möglichst entspannen und absenken,
- beide Körperhälften gleichmäßig belasten,
- das Baby möglichst oft zentriert vor dem Körper tragen,
- die Griffweise häufig wechseln, keine Lieblingstrageweise angewöhnen,
- regelmäßig die Arm- und Körperseite wechseln.

Suche Möglichkeiten, das Gewicht »loszuwerden« und die Körpermitte dadurch zu entlasten: Stelle dich zum Beispiel nahe an einen Tisch, setze das Kind ab und halte es nur mit den Armen. Setze deinen Fuß auf eine Stufe, einen Hocker, eine Mauer oder Ähnliches und nutze deinen Oberschenkel für das Babygewicht.

Den Reißverschluss straffen

In vielen Alltagssituationen musst du dich bücken, runterbeugen, Gegenstände aufheben oder dein Kind hochheben. Hier kann folgendes vorgestelltes Bild dein Leitmotiv sein: Stelle dir vor, du trägst ein Kapuzensweatshirt mit Reißverschluss und diesen Zipper willst du immer so gerade und straff wie möglich halten. Das gelingt nicht

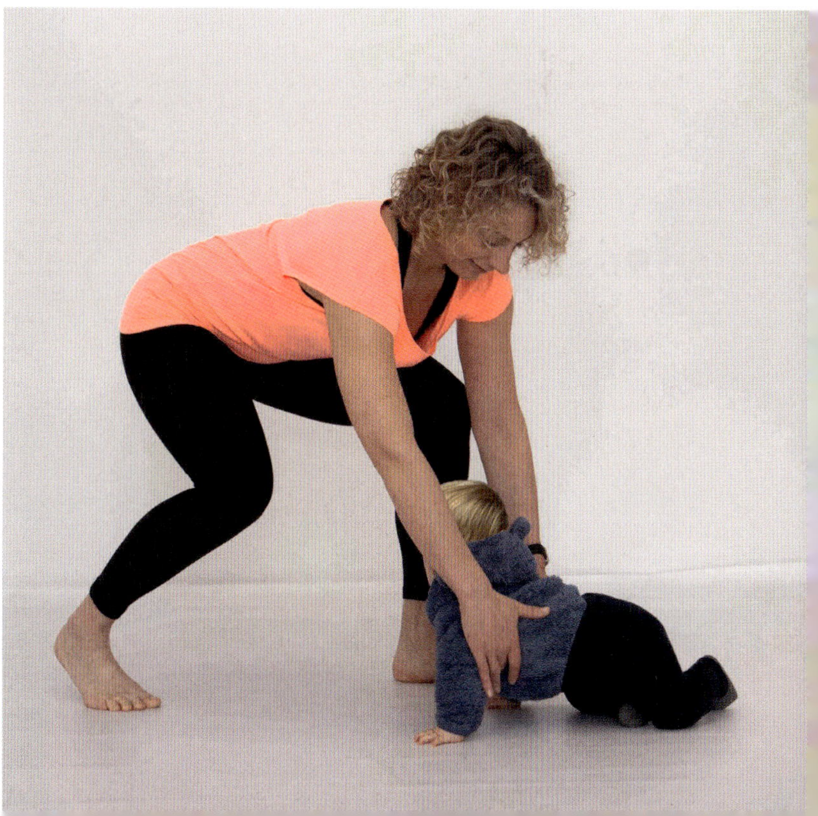

In einer leicht geöffneten Schrittstellung kannst du die Beine gut beugen und den Rumpf gestreckter halten.

immer, aber vielleicht immer öfter. Du kennst das von Reißverschlüssen: Je mehr man den Rücken beugt, desto mehr wölbt sich der »Stoffbauch« und alles schiebt nach außen. Natürlich darf man den Rücken im Alltag auch beugen und verdrehen, aber im Alltag als Mama ist es wichtig, so oft wie möglich mit stabiler Körpermitte zu agieren.

Um den Reißverschluss zu strecken, gewöhne dir an, die Beine beugend mit einzusetzen, um rauf- und runterzukommen. Je mehr die Beine an Last übernehmen, desto besser ist es für die Körpermitte. Je gestreckter der Reißverschluss ist, desto besser kannst du die Körpermitte aktivieren.

Eine geöffnete Schrittstellung sowie die richtige Haltung helfen dir in folgenden Alltagssituationen:

- beim Kind-aus-dem-Babybett- oder -Kinderwagen-Heben,
- beim Aufräumen,
- beim Heben und Tragen einer Autoschale,
- beim Stillen oder Fläschchen geben.

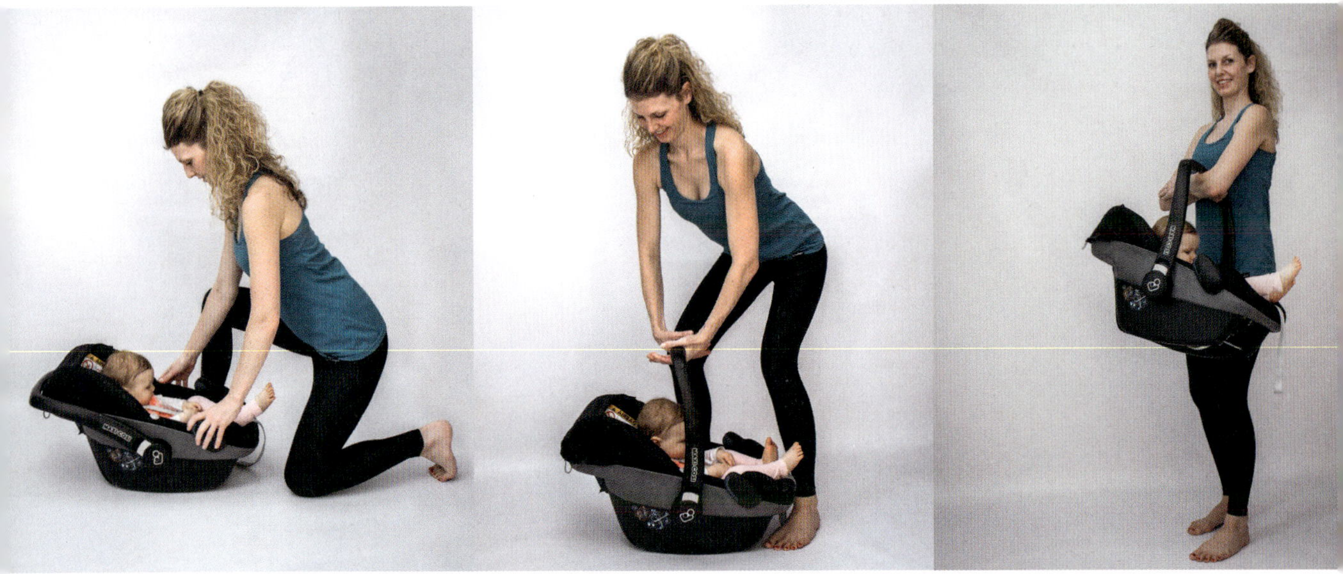

Die Autoschale ist der Körpermitte-Feind Nummer eins.

Ernährung und Verdauung

Es liegt nahe, dass auch die Ernährung und Verdauung wichtig sind, wenn man sich um die Körpermitte kümmern möchte.

Der Körper braucht für Heilungsprozesse verschiedene Vitamine, Mikronährstoffe und vor allem auch den Körperbaustoff Eiweiß, denn du willst ja Muskeln aufbauen. Eine vollumfängliche, die Heilung unterstützende Ernährungsberatung würde den Rahmen des Buches sprengen. Ich gebe hier ein paar Tipps, aber grundsätzlich empfehlenswert ist eine individuelle Beratung durch entsprechende Ernährungsexpertinnen.

Diese Tipps sind auf jeden Fall hilfreich:

- Trinke mindestens zwei Liter Wasser täglich.
- Junkfood, Fertiggerichte, Süßigkeiten und ähnliche Dinge nur in wirklich kleinen Dosen genießen.
- Meide Lebensmittel, die bei dir blähend wirken.
- Kaufe möglichst Bioprodukte.
- Führe über Gemüse, Obst und vollwertiges Getreide möglichst viele Makro- und Mikronährstoffe zu.
- Achte auf reichlich Eiweißzufuhr. Zwei Gramm Eiweiß pro Kilogramm Körpergewicht pro Tag solltest du zu dir nehmen. Im Internet erfährst du, wie viel Eiweiß einzelne Lebensmittel enthalten. Mit normaler Ernährung schafft man das selten, deswegen gibt es hierfür Nahrungsergänzungsmittel. Diese müssen dringend qualitativ hochwertig sein.
- Gelatinepulver enthält tierisches Kollagen und damit essenzielle Aminosäuren, die für den Kollagenaufbau im Bindegewebe notwendig sind. Dieses sollte man immer mit Vitamin C aufnehmen.

Viele betroffene Frauen haben Probleme mit der Verdauung. Es ist wichtig, sich mittels ausgewogener verdauungsfreundlicher Ernährung darum zu kümmern, weil ein geblähter Darm natürlich ungünstig ist. Auch die Regeln für gesundheitsorientiertes Toilettenverhalten helfen dir, keinen unnötigen Druck gegen den Beckenboden zu verursachen.

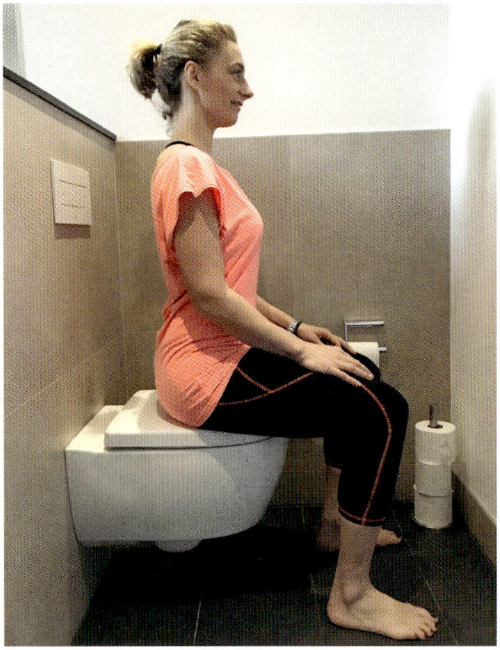

Beim Wasserlassen ist es am besten, gerade zu sitzen und ohne Druck rauslaufen zu lassen.

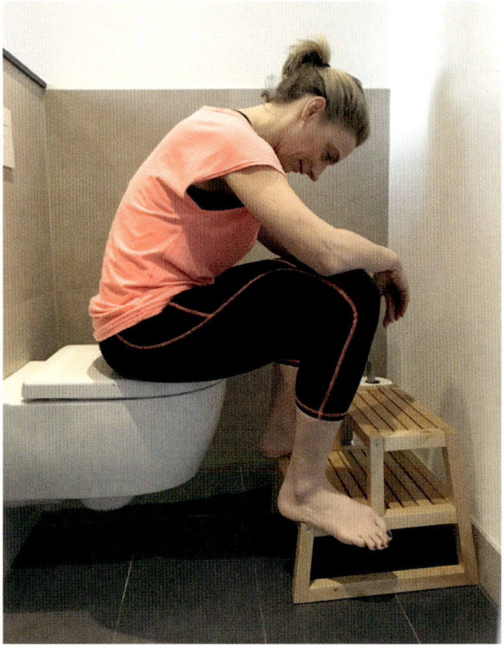

Beim Stuhlgang ist es besser, den Rücken zu runden und die Füße auf einen Hocker zu stellen.

Korrektes Verhalten auf der Toilette ist wichtig für die Verdauung und die Muskulatur:

- Wasserlassen: gerade sitzen, Beckenboden entspannen, abwarten und laufen lassen, nicht pressen.
- Stuhlgang: rund sitzen, Füße eventuell auf einem Hocker, möglichst nicht pressen.
- Harndrang muss vorhanden sein, keine prophylaktischen Toilettengänge, das bringt die Blasenfunktion durcheinander.
- Wenn Stuhldrang vorhanden ist, möglichst sofort gehen. Wenn man verhält, sagt das zentrale Nervensystem der Verdauung: »Verlangsame die Vorgänge, denn wir können gerade nicht ausscheiden.« Außerdem wird der Stuhl härter.

ÜBUNGEN ZUM PROGRAMM »STABILE KÖRPERMITTE«

In diesem Abschnitt werden alle Übungen für das 12-Wochen Programm sehr detailliert beschrieben. Am Anfang kann es mühsam erscheinen, sich so kleinteilig in eine Übung zu vertiefen. Jedoch erreicht man exakt die richtigen Muskeln, wenn man sich genau an die Übungsbeschreibung hält. Nach ein paarmal üben kann man die Übung dann auch auswendig und man spürt die Effektivität. Wer sich zu Beginn etwas mehr Zeit für ein genaues Durcharbeiten nimmt, wird die besten Ergebnisse erzielen.

TIPP: Um es handlicher zu machen, fotografiere immer die Übungen ab, die in der aktuellen Woche gerade dran sind. Alternativ kannst du auch Haftnotizen in die Seiten heften, die gerade dran sind.

BellyMassage

1. Nimm eine bequeme Liege- oder Sitzposition ein, in der du gut an den Bauch kommst. Die Wirbelsäule ist lang, nicht eingerundet oder verdreht. Wenn nötig, kannst du den Rücken mit Kissen unterstützen. Atme durch die Nase ein und durch den Mund aus. Der Atem fließt entspannt bis in den Unterleib und entspannt hinaus.
2. Greife eine kleine Speck- oder Hautrolle unterhalb des Bauchnabels und rolle oder massiere diese hoch bis zum Oberbauch, wiederhole dies 2- bis 3-mal.
3. Greife dann mit beiden Händen links an die Taille und streiche die Flanke von der Seite Richtung Bauchmittellinie aus. Wiederhole dies auf der anderen Körperseite.
4. Lege die rechte Hand auf die rechte Bauchseite und die linke Hand an die linke Bauchseite und streiche immer von der Seite Richtung gerade Bauchmuskulatur, stelle dir vor, die beiden geraden Bauchmuskelstränge aufeinander zuzumassieren. Führe dies 2 bis 10 Minuten durch, je nach verfügbarer Zeit.

TIPP: Falls die Haut wegen Trockenheit schmerzt, kannst du einen Spritzer Körperöl, zum Beispiel Babyöl, verwenden.

WIRKUNG

Das Ziel der Therapie ist ja, dass sich Muskeln und Faszien verändern, dafür sollten sie gut durchblutet und nachgiebig sein. Verklebungen im Gewebe blockieren die Veränderung, sie halten die Muskeln und Faszien in ihrer jetzigen Position fest. Die Massage bewirkt eine gute Durchblutung und löst Verklebungen im Gewebe, dadurch sind die Bindegewebe bereit, ihre derzeitige Position zu verändern. Am Anfang kann die Massage unangenehm sein, das ändert sich nach einigen Tagen konsequenter Durchführung.

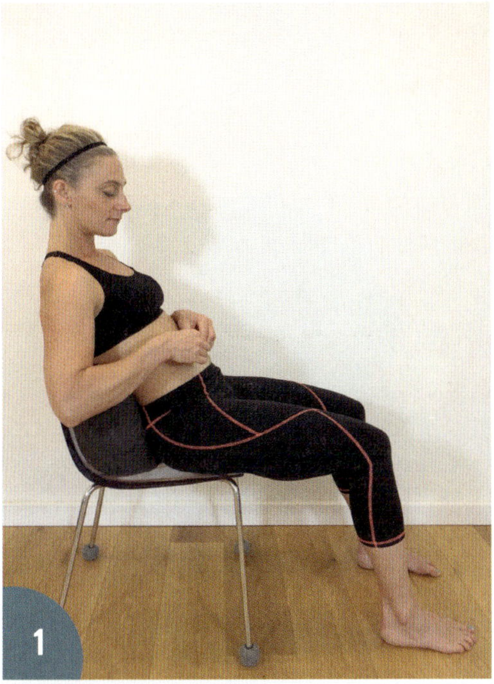
1

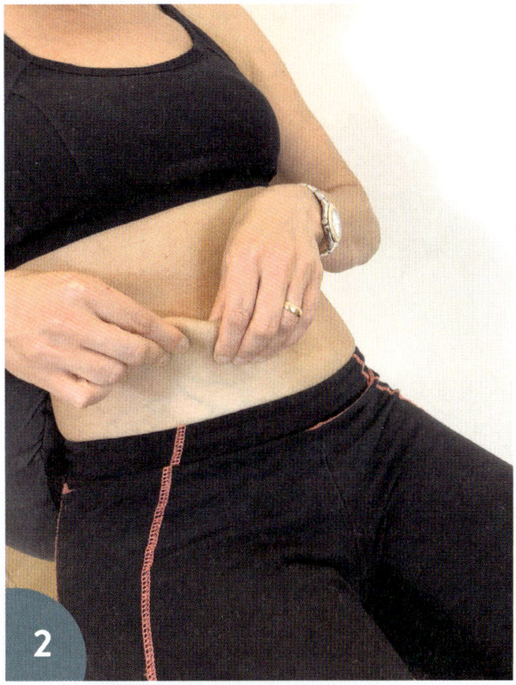
2

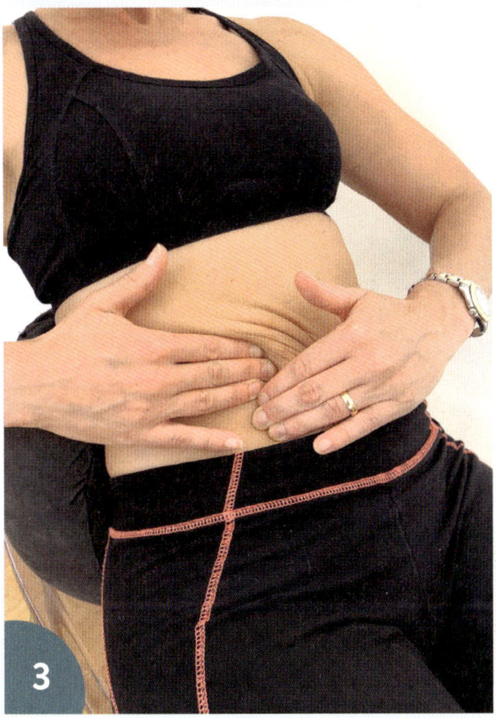
3

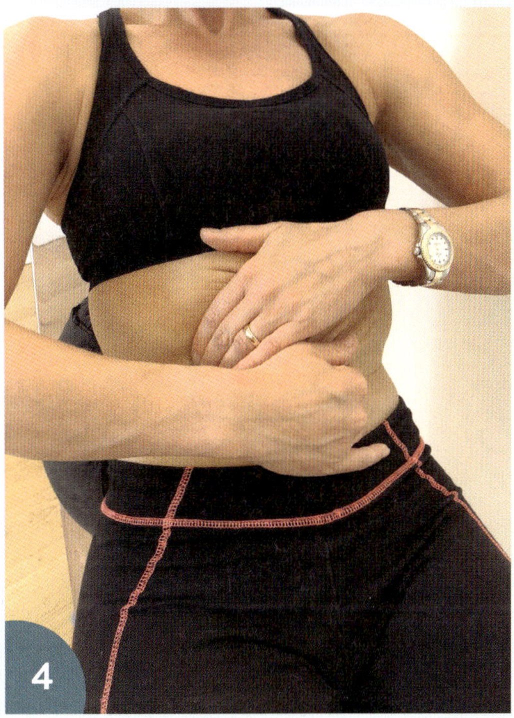
4

PronePosition + NaturalBreathing

1. Nimm eine Bauchlage ein, schiebe dann mit der rechten Hand unter dem Rumpf den rechten Bauchmuskelstrang Richtung Mitte, dann das Gleiche mit links, lege dann den Kopf auf dem Handrücken ab. Lege, wenn möglich, ein flaches Kissen oder Ähnliches zwischen Brustkorb und Schambein. Ziehe die Schulterblätter Richtung Gesäß, strecke die Wirbelsäule lang. Atme durch die Nase ein und durch den Mund aus.
2. Führe keine tiefen Atemzüge durch, du solltest nur normal viel Luft einatmen.
3. Einatmen: Der Atem fließt durch den Brustkorb, durch den Oberbauch, durch den Unterbauch bis hinunter zum Beckenboden; stelle dir vor, mit dem Atem den Damm zu berühren. Verfolge mit der Aufmerksamkeit den Atemfluss, spüre, wie der Atem durch den Oberbauch, dann den Unterbauch bis zum Beckenboden fließt.
4. Ausatmen: Der Atem entweicht ohne Anstrengung durch den Mund.
5. Führe dies 2 bis 5 Minuten durch. Je schwerer es dir fällt, desto mehr Minuten solltest du üben.

Hinweis: Hast du Schmerzen dabei, lege dich stattdessen auf den Rücken.

WIRKUNG

Die Bauchlage platziert die Bauchmuskeln passiv an ihrer vorgesehenen Position und »erinnert« das Nervensystem daran, wo die Bauchmuskeln hingehören.

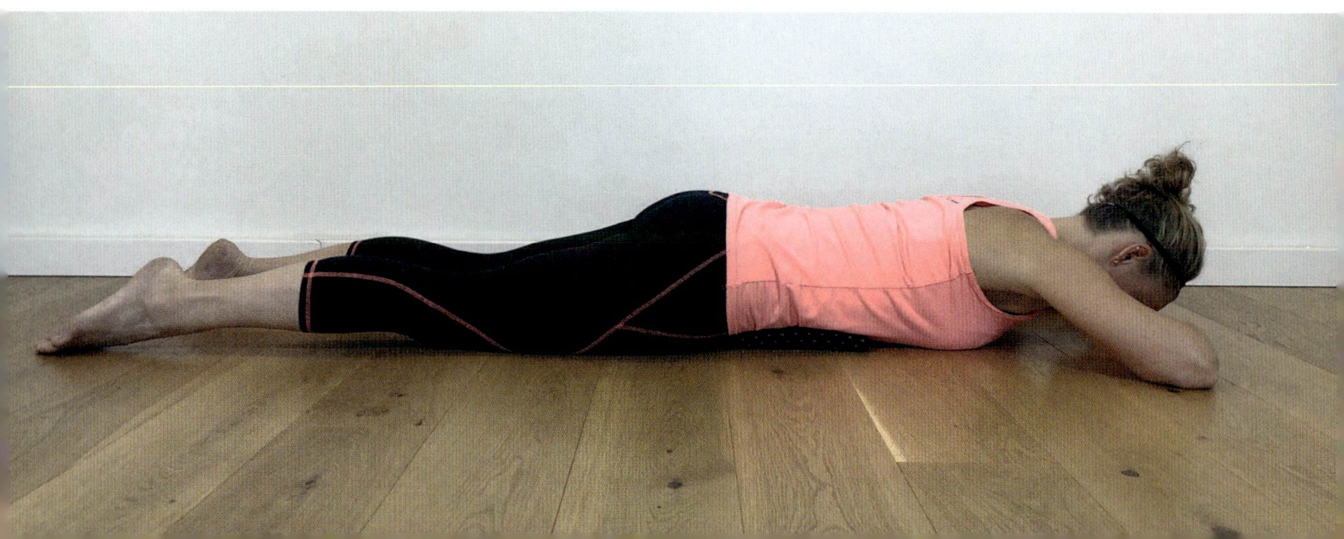

DorsalPosition + KneeMoves

Ausgangsposition

1. Begib dich in eine Rückenlage, die Füße sind am Boden abgestellt, die Wirbelsäule ist aufgespannt.
2. Nimm eine neutrale Beckenstellung ein: Schambein und Beckenknochen sind auf einer Ebene (man könnte ein Weinglas auf das Dreieck zwischen Schambein und Beckenknochen abstellen). Die Lendenwirbelsäule ist leicht nach innen gewölbt, dadurch gibt es eine kleine Lücke zwischen Boden und Lendenwirbelsäule, es könnte eine Ameisenstraße darunter herlaufen.
3. Halte eine Grundspannung in der Körpermitte. Es geht bei der Übungsausführung um das Stabilisieren der Körpermitte gegen die Beinbewegung. Beckenboden und Muskelkorsett müssen zusammenarbeiten, der Bauch muss stets flach und fest bleiben.

LEVEL 1 2 3

1. Einatmen: Halte eine Grundspannung in der Körpermitte, die Füße sind auf dem Boden.
2. Ausatmen: Intensiviere die Spannung der Körpermitte und führe ein Knie über den Bauchnabel, halte dabei die Körpermitte ruhig und flach (eventuell mit der Hand am Unterbauch kontrollieren). Setze den Fuß noch während der spannungsvollen Ausatemphase wieder ab.
3. Einatmen: Verringere die Spannung der Körpermitte etwas, aber nicht ganz, und führe dabei keine Beinbewegung aus.
4. Ausatmen: Führe das Gleiche mit dem anderen Knie durch.
5. Wiederholde dies 5- bis 10-mal pro Bein. Kann die Körpermitte nicht mehr flach, fest und ruhig gehalten werden, solltest du sofort aufhören.

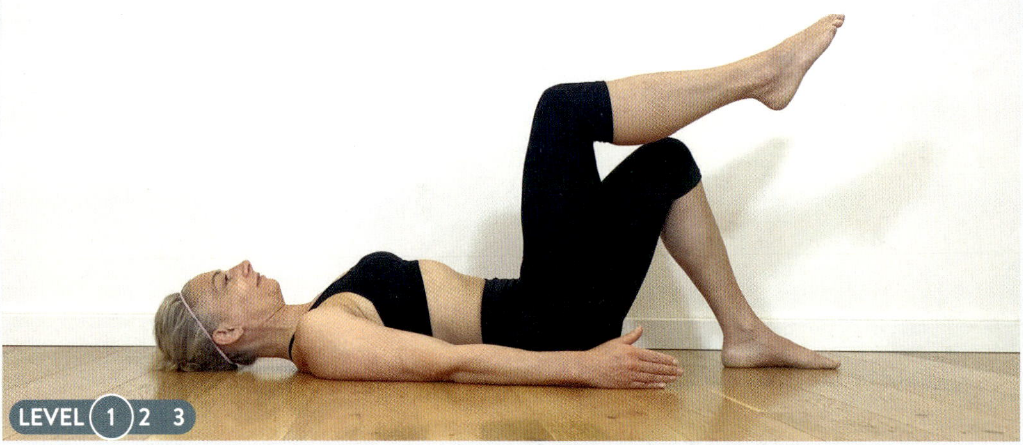
LEVEL 1 2 3

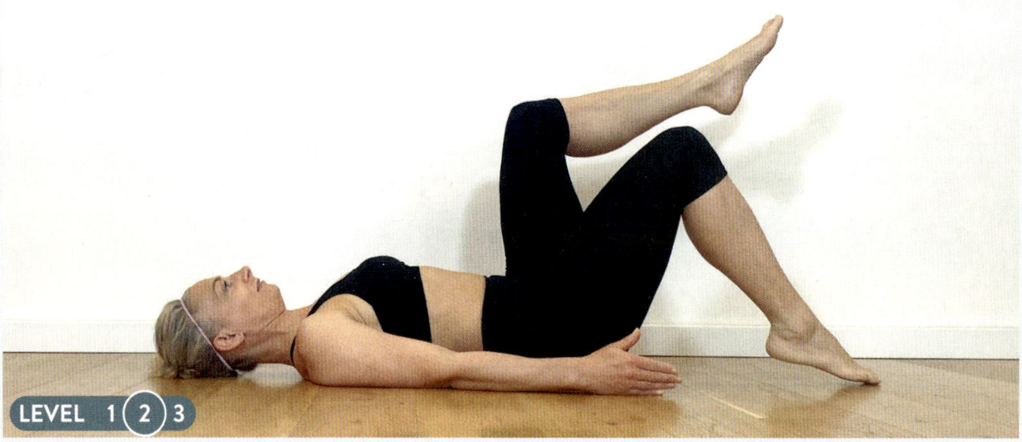
LEVEL 1 2 3

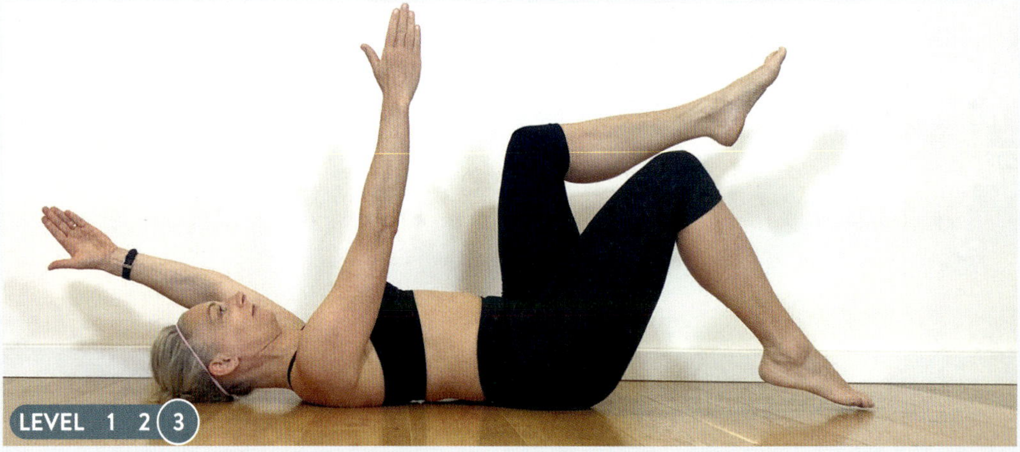
LEVEL 1 2 3

LEVEL 1 (2) 3

1. Einatmen: Halte eine Grundspannung in der Körpermitte, die Knie sind über dem Unterbauch. (Wer das schwer halten kann, platziert ein Kissen unterm Kreuzbein und bringt das Schambein dadurch mehr Richtung Nabel.)
2. Ausatmen: Intensiviere die Spannung der Körpermitte, tippe dabei mit der Fußspitze einmal auf den Boden und führe sie wieder zurück. Halte die Körpermitte stabil und flach (eventuell mit der Hand am Unterbauch kontrollieren).
3. Einatmen: Führe keine Beinbewegung durch, verringere die Spannung der Körpermitte etwas, aber nicht ganz.
4. Ausatmen: Führe das Gleiche mit dem anderen Bein durch.
5. Wiederholde dies 5- bis 10-mal pro Bein. Kann die Körpermitte nicht mehr flach, fest und ruhig gehalten werden, solltest du sofort aufhören.

LEVEL 1 2 (3)

1. Einatmen: Halte eine Grundspannung in der Körpermitte, die Knie befinden sich über der Hüfte, die Arme sind zur Decke gestreckt. (Wer das schwer halten kann, platziert ein Kissen unterm Kreuzbein und nimmt die Knie über den Unterbauch.)
2. Ausatmen: Spanne die Körpermitte maximal an, tippe dabei rechten Fuß zum Boden und führe den linken Arm nach hinten, halte die Körpermitte stabil (eventuell mit der rechten Hand am Unterbauch kontrollieren), führe noch mit der spannungsvollen Ausatemphase den Arm und das Bein zurück in die Ausgangsposition.
3. Einatmen: Atme in den Brustkorb, stoppe die Beinbewegung und versuche, die Grundspannung der Körpermitte aufrechtzuerhalten.
4. Führe dies 5- bis 10-mal pro Bein durch (abwechselnd). Kann die Körpermitte nicht mehr flach, fest und ruhig gehalten werden, solltest du sofort aufhören.

DorsalPosition + PowerBreathing

Ausgangsposition

1. Nimm eine bequeme Rückenlage ein, die Beine sind aufgestellt. Die Wirbelsäule ist lang und entspannt abgelegt, die Lendenwirbelsäule sollte nicht auf den Boden drücken.
2. Finde die Neutralstellung im Becken: Schambein und Beckenknochen sind auf einer Ebene (man könnte ein Weinglas auf das Dreieck zwischen Schambein und Beckenknochen abstellen), zwischen Boden und Lendenwirbelsäule ist ein wenig Platz (eine Ameisenstraße könnte darunter herlaufen). Diese Rückenposition darf sich nie verändern.
3. Der Hals ist lang, Scheitel und Schultergürtel entfernen sich voneinander. Schultergürtel und Kiefer sind entspannt, die Zunge liegt locker am Mundboden.
4. Atme durch die Nase ein und durch den Mund aus. Du musst nicht zwingend bei jedem Ausatemzug anspannen, du kannst auch »zwischenatmen«.

Sanftes Schließen und Hineinspannen des Beckenbodens

LEVEL 1 2 3

1. Einatmen: Der Atem fließt durch Brustkorb und Bauch bis zum Beckenboden und berührt gefühlt das Schambein. Bauch und Beckenboden dehnen sich minimal, nicht den Bauch aufblähen.

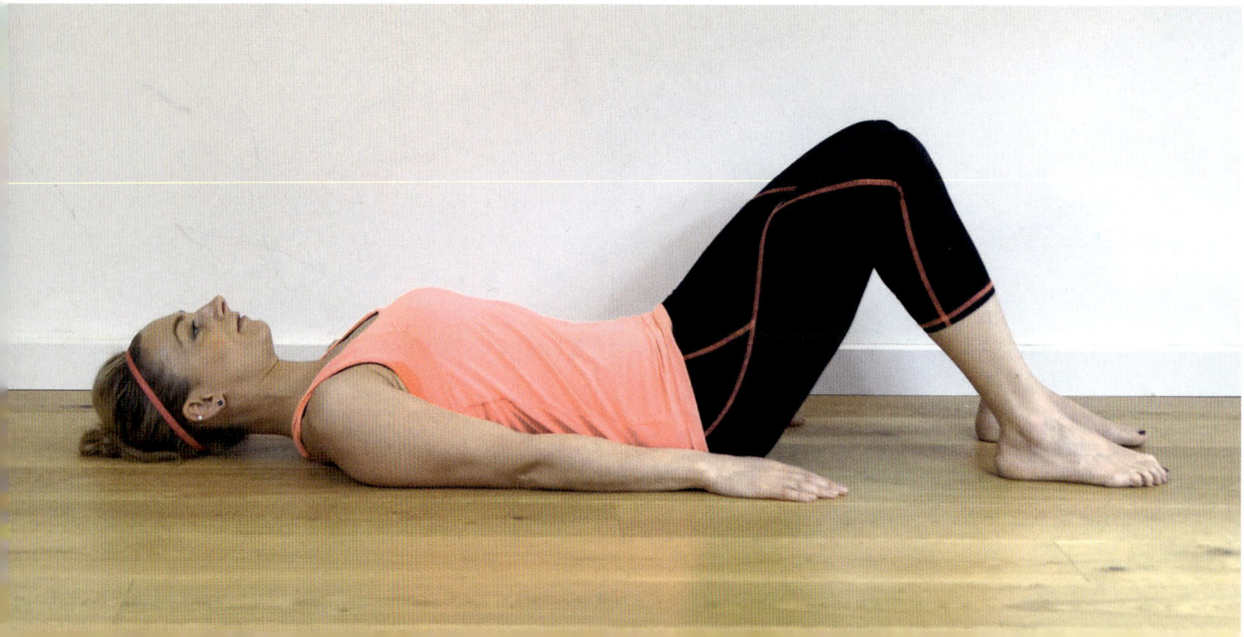

2. Ausatmen: Du atmest durch die Lippenbremse mit sanftem »Pfffffff« aus: Du verschließt After, Vagina und Harnröhre und bewegst sie etwas in den Körper hinein. Becken und Wirbelsäule hältst du ruhig. Aktiviert sich der Unterbauch automatisch, ist das gut, aber nicht den Bauch extra anspannen.
3. Führe dies 5- bis 10-mal durch. Fällt dir das Anspannen der Muskeln schwerer, ist die passende Wiederholungszahl erreicht, die letzte Wiederholung solltest du einmal statisch für 10 Sekunden halten.

Intensives Hineinspannen des Beckenbodens mit Unterbauchaktivierung

LEVEL 1 **2** 3

1. Einatmen: Der Atem fließt durch Brustkorb und Bauch bis zum Schambein, Bauch und Beckenboden dehnen sich minimal.
2. Ausatmen: Du atmest durch die Lippenbremse mit sanftem »Pfffffff« aus. Den Beckenboden spanst du intensiv nach innen: Umschließe fest einen Tampon und sauge ihn maximal in den Körper hinein. Gleichzeitig spürst du in der Tiefe des Unterbauchs sanfte Spannung. Der Unterbauch wird flach, kurz und schmal. Die Lendenwirbelsäule bleibt in Neutralstellung, führe keine Bauchpresse Richtung Boden aus.
3. Führe dies 10- bis 15-mal durch. Fällt dir das Anspannen der Muskeln schwerer, ist die passende Wiederholungszahl erreicht, die letzte Wiederholung solltest du einmal statisch 10 Sekunden halten.

Intensives Anspannen der gesamten Körpermitte

LEVEL 1 2 **3**

1. Einatmen: Der Atem fließt durch Brustkorb und Bauch bis zum Schambein.
2. Ausatmen mit Lippenbremse »Pffff«: Der Beckenboden wird schnell angespannt, dann mache den Unterbauch flach und ziehe ihn wie eine zu enge Strumpfhose spannungsvoll bis zum Brustbein, am Ende schließe die Rippenbögen, sodass der gesamte Bauch kompakt und flach wird. Du spürst Maximalspannung in der gesamten Bauchdecke. Den Rücken und das Becken unbedingt ruhig halten.
3. Führe dies 10- bis 15-mal durch. Fällt dir das Anspannen der Muskeln schwerer, ist die passende Wiederholungszahl erreicht, die letzte Wiederholung solltest du einmal statisch für 10 Sekunden halten.

LatPress + Bridging

Ausgangsposition

Nimm eine Rückenlage ein, ziehe die Schulterblätter zum Gesäß. Den Schultergürtel solltest du weit ausgebreitet am Boden spüren. Die Oberarme liegen neben dem Rumpf, die Unterarme zeigen zur Decke. Ziehe die Wirbelsäule innerlich lang wie eine Ziehharmonika. Atme durch die Nase ein und durch den Mund aus.

LEVEL (1) 2 3

1. Ausatmen: Schiebe die Schulterrückseite und Oberarmrückseite gegen den Boden, sodass die Brust sich etwas hochwölbt, ziehe dann das Schambein zum Nabel, bis das Becken sich einrollt, rolle dann Wirbel für Wirbel auf in die Schulterbrücke.
2. Einatmen: Halte oben und kneife die Pomuskeln zusammen.
3. Ausatmen: Rolle Wirbel für Wirbel ab.
4. Führe dies 10- bis 15-mal durch. Fällt dir das Anspannen der Muskeln schwerer, ist die passende Wiederholungszahl erreicht.

LEVEL 1 (2) 3

1. Führe genau die gleiche Technik wie in Level 1 aus, wobei nun die Fersen auf einer flexiblen Unterlage platziert sind (zum Beispiel gerollte Gymnastikmatte, Schaumstoffmatte oder Sofakissen). Beim Beckenheben drückst du die Fersen in den Untergrund.
2. Führe dies 10- bis 15-mal durch. Fällt dir das Anspannen der Muskeln schwerer, ist die passende Wiederholungszahl erreicht.

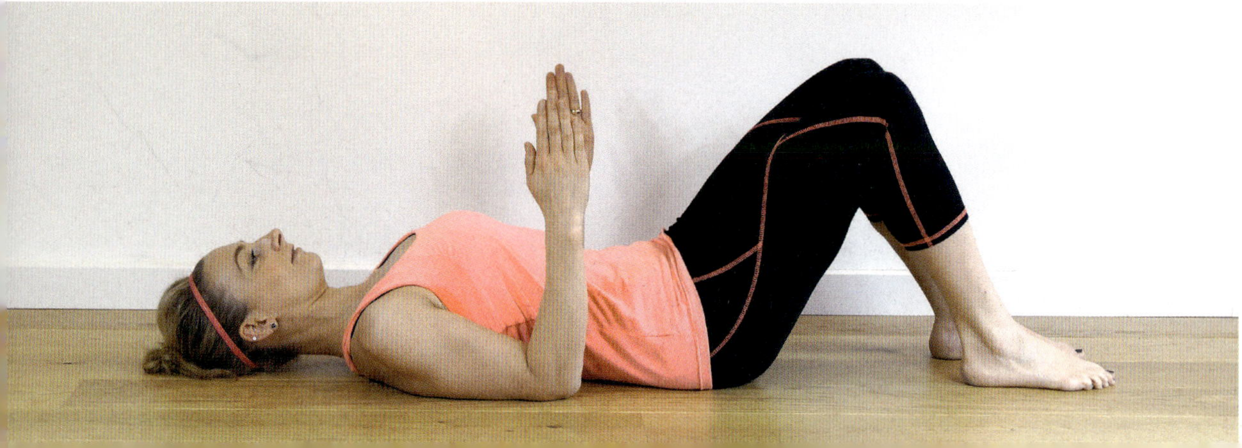

DorsalPosition + KneesOut

Ausgangsposition

1. Drücke in der Rückenlage die Oberarme leicht gegen Boden, damit eine Rückenspannung entsteht. Achte auf eine unveränderliche Neutralstellung im Becken und in der Wirbelsäule.
2. Wickle ein festes Gymnastikband um die Oberschenkel. Spanne das Gesäß leicht an und drücke die Oberschenkel leicht nach außen gegen den Widerstand. Atme durch die Nase ein und durch den Mund aus.

LEVEL 1 2 3

1. Ausatmen: Drehe mit Gesäßspannung die Oberschenkel und Knie auswärts und baue eine maximale Spannung seitlich gegen das Band auf, so entsteht Muskelspannung tief im Po und an den Beinaußenseiten.
2. Einatmen: Löse die Spannung etwas.
3. Führe dies 10- bis 15-mal durch. Fällt dir das Anspannen der Muskeln schwerer, ist die passende Wiederholungszahl erreicht.

LEVEL 1 2 3

1. Führe genau die gleiche Technik wie in Level 1 durch, hebe nun aber beim Nach-außen-Drücken der Oberschenkel gleichzeitig das Becken hoch in die Brücke. Kneife die Pomuskeln maximal zusammen, als wolltest du zwischen den Pobacken eine Nuss knacken, und drücke dabei noch intensiver die Oberschenkel nach außen gegen den Widerstand.
2. Führe dies 10- bis 15-mal durch. Fällt dir das Anspannen der Muskeln schwerer, ist die passende Wiederholungszahl erreicht.

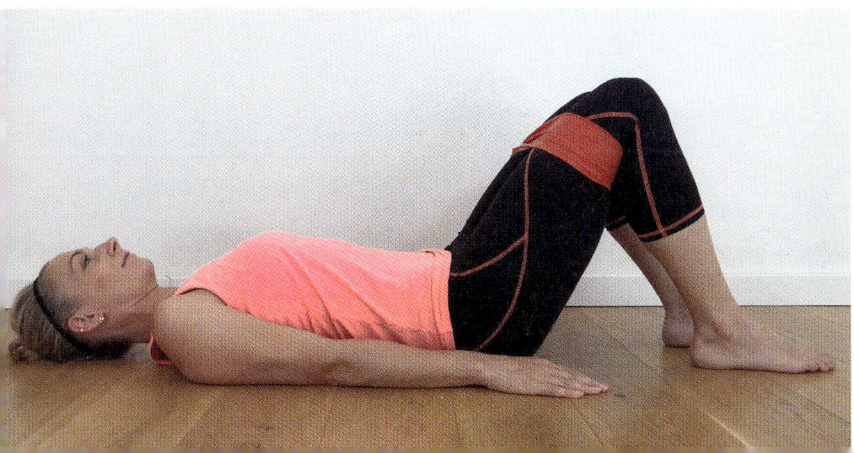

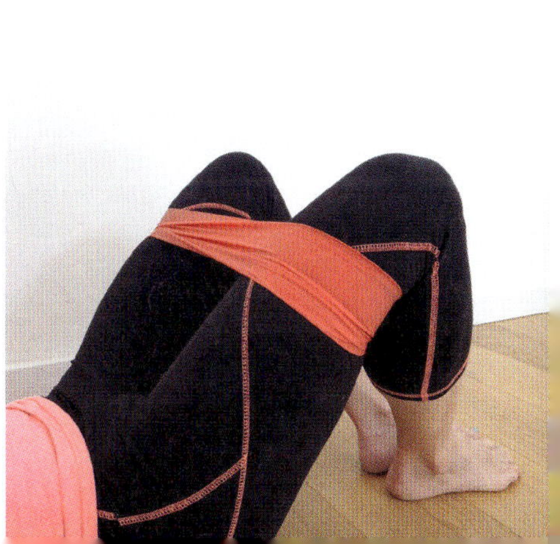

DorsalPosition + CrossPress

1. Begib dich in die Rückenlage, ziehe das Schambein Richtung Nabel und flache die Lendenwirbelsäule ab. Der rechte Fuß liegt auf dem linken Knie. Der rechte Innenschenkel drückt einen weichen Ball (oder Luftballon) gegen die linke Hand. Der Kopf bleibt während der Übung stets am Boden, Atme durch die Nase ein und durch den Mund aus.
2. Ausatmen: Spanne den Beckenboden intensiv nach innen, quetsche dann den Ball zusammen. Der rechte Beckenknochen spannt zur linken untersten Rippe, die schrägen Bauchmuskeln arbeiten intensiv.
3. Einatmen: Löse die Spannung etwas.
4. Führe dies 5- bis 10-mal je Seite durch. Fällt dir das Anspannen der Muskeln schwerer, ist die passende Wiederholungszahl erreicht.

Achtung: Höre bei einem Druckgefühl nach unten Richtung Beckenboden oder nach außen (Bauchwölbung) sofort auf!

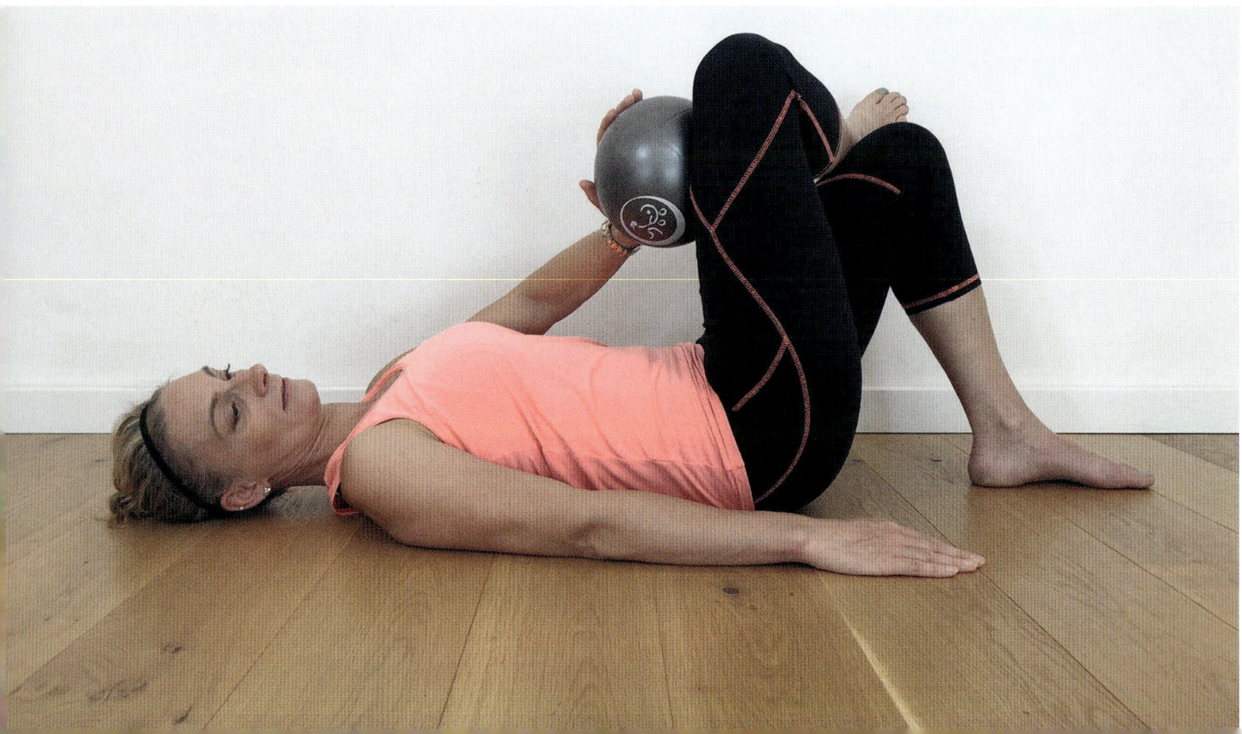

LateralPosition + LegMoves

1. Begib dich in eine Seitlage, die Wirbelsäule ist in Neutralstellung aufgespannt, Halswirbelsäule und Kopf sind in Neutralstellung abgelegt (auf Arm oder Kissen). Wichtig ist, dass die Wirbelsäule nicht überstreckt oder gerundet ist, sondern parallel zum Mattenrand liegt. Schiebe nun den oberen Beckenknochen so von dir weg, dass er exakt senkrecht über dem unteren Beckenknochen steht, es entsteht leichte Spannung in der Taille.
2. Drücke die Faust vor dem Nabel in den Boden oder ein dickes Kissen und lasse eine leichte Grundspannung in der Körpermitte entstehen, der Bauch fällt nicht unkontrolliert heraus. Atme durch die Nase ein und durch den Mund aus.
3. Das untere Bein liegt gebeugt am Boden.
4. Ausatmen: Spanne die Körpermitte maximal an und mache gleichzeitig mit dem oberen Bein leichte Pendelbewegung vor und zurück. Halte dabei die Körpermitte absolut ruhig und stabil.
5. Einatmen: Der Körper bewegt sich nicht, die Körpermitte bleibt in Grundspannung.
6. Führe dies 10- bis 15-mal durch. Kann die Körpermitte nicht mehr stabil bleiben, ist die passende Wiederholungszahl erreicht.

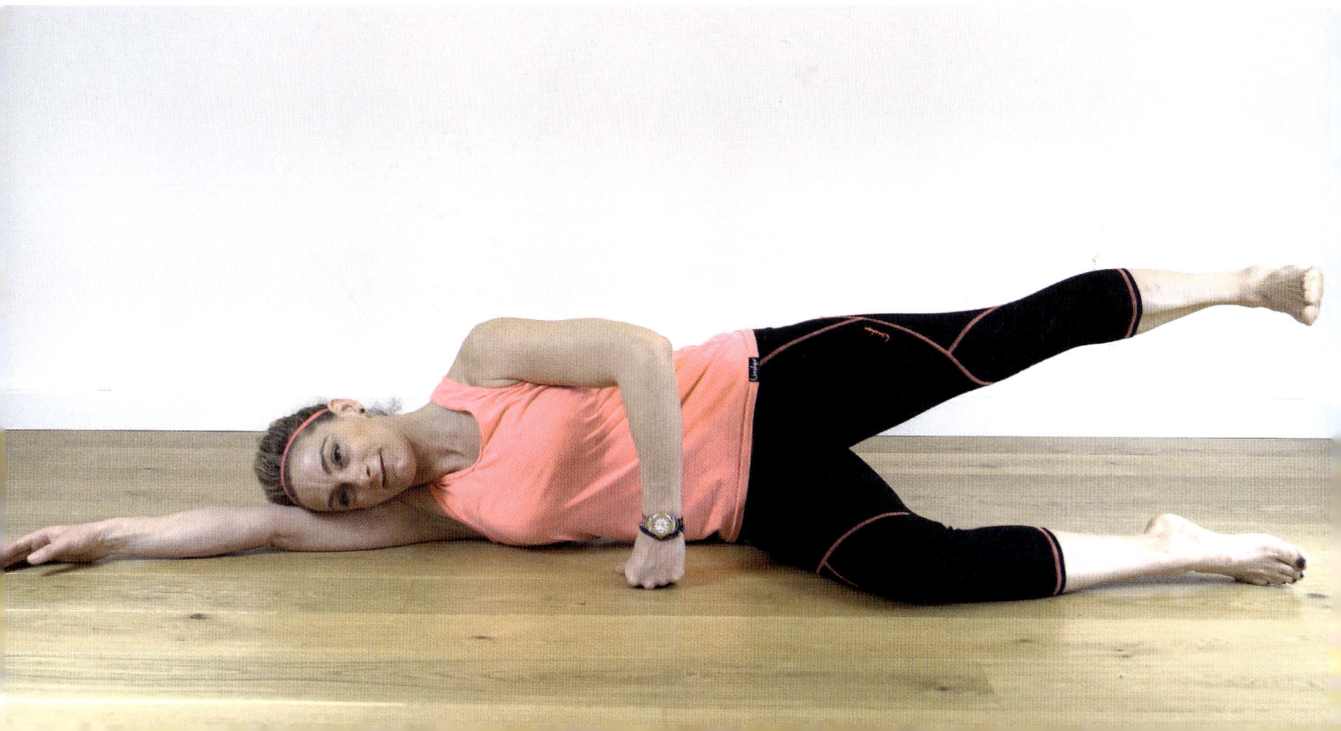

LateralPosition + PowerBreathing

Ausgangsposition

1. Begib dich in die Seitlage, die Wirbelsäule in Neutralstellung, den Kopf auf dem Oberarm, den Hals in Verlängerung der Wirbelsäule. Wichtig ist, dass die Wirbelsäule nicht überstreckt oder gerundet ist, sondern parallel zum Mattenrand in ihrer Neutralstellung aufgespannt liegt. Die Hüftgelenke sind gebeugt, Oberkörper und Oberschenkeln liegen in einem Winkel von circa 100 Grad.
2. Schiebe den oberen Beckenknochen so von dir weg, dass er exakt senkrecht über dem unteren Beckenknochen steht, auch Knie und Fußsohlen stehen exakt aufeinander. Dadurch streckt sich die Lendenwirbelsäule und es entsteht leichte Spannung in der Taille. Drücke die obere Hand leicht gegen den Ball oder ein dickes Kissen und halte dabei die Körpermitte in Grundspannung. Atme durch die Nase ein und durch den Mund aus.

Hinweis: Wenn der Bauch in der Seitlage unkontrolliert nach vorne fällt, dann hilf ihm mit einer Bauchbandage, siehe Seite 126ff.

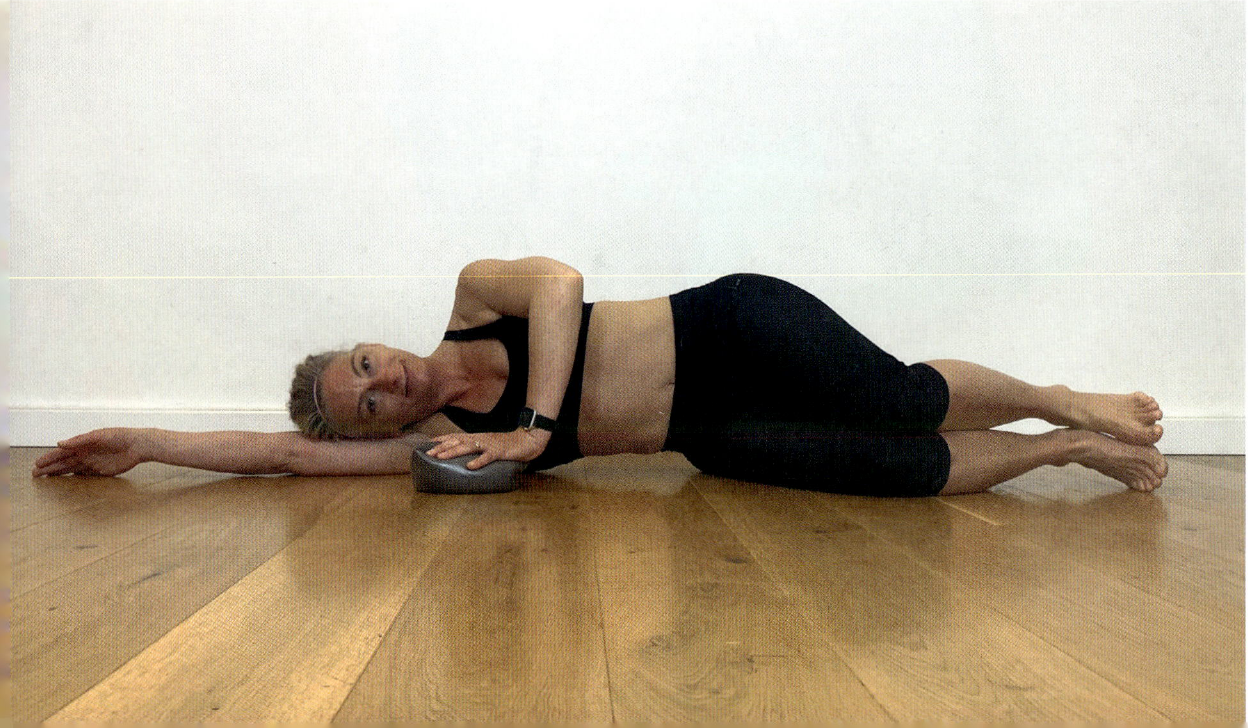

Beckenboden, Unterbauch und Taille anspannen

LEVEL 1 2 3

1. Einatmen: Der Atem fließt bis in den Unterbauch, der Bauch wölbt sich leicht, fällt aber nicht raus.
2. Ausatmen durch die Lippenbremse mit »Pfffff«: Spanne den Beckenboden an vom Steißbein nach vorn zum Schambein. Stelle dir vor, du schließt einen Reißverschluss an der Hosennaht entlang vom Steißbein beginnend bis zum Schambein und weiter hinauf bis zum Nabel und dann zum Brustbein. Drücke gleichzeitig den Ball sanft in den Boden. Der Bauch wird flach, die Taille wird schmal.
3. Führe dies 10- bis 15-mal durch. Fällt dir das Anspannen der Muskeln schwerer, ist die passende Wiederholungszahl erreicht. Halte zum Abschluss einmal 10 Sekunden die Maximalspannung.

Intensives Anspannen der gesamten Körpermitte

LEVEL 1 2 3

1. Einatmen: Der Atem fließt durch Brustkorb und Bauch bis zum Beckenboden.
2. Ausatmen: Der Beckenboden hat die ganze Zeit Grundspannung. Mache den Unterbauch so flach und fest wie möglich, der Nabel zieht Richtung Brustbein. Schließe die Rippenbögen wie eine Aufzugtür. Drücke intensiv den Ball in den Boden. Der Bauch wird kompakt und flach. Spüre Maximalspannung in der gesamten Bauchdecke und Taille.
3. Führe dies 5- bis 10-mal durch. Am Ende der Übung solltest du noch 10-mal nachspannen: Schubse das Kissen mit kleinen, starken Ausatemstößen mit dem Unterbauch ruckartig noch näher zum Brustbein.

SidePlank

Ausgangsposition

1. Begib dich in den Seitstütz, Schultergürtel, Becken und Knie befinden sich in einer Linie.
2. Der untere Ellbogen liegt unter der Schulter, Unterarm und Faust drücken auf den Boden, sodass Spannung in der Taille entsteht. Die Taille ist möglichst weit weg vom Boden. Atme durch die Nase ein und durch den Mund aus.

LEVEL 1 2 3

1. Ausatmen: Drücke die Faust in den Boden, sodass die Taille sich noch mehr vom Boden entfernt. Das Schambein spannt zum Nabel, die Rippenbögen sind geschlossen.
2. Einatmen: Der Atem fließt nur in den Brustkorb, die Muskelspannung im Bauch bleibt erhalten.
3. Halte diese Position 10 bis 15 Atemzüge lang. Wenn Kraft und Technik nachlassen, solltest du aufhören.

LEVEL 1 2 3

1. Führe alles genauso wie in Level 1 durch, halte nun aber das obere Bein in der Luft ausgestreckt.
2. Halte diese Position 10 bis 15 Atemzüge lang. Wenn Kraft und Technik nachlassen, solltest du aufhören.

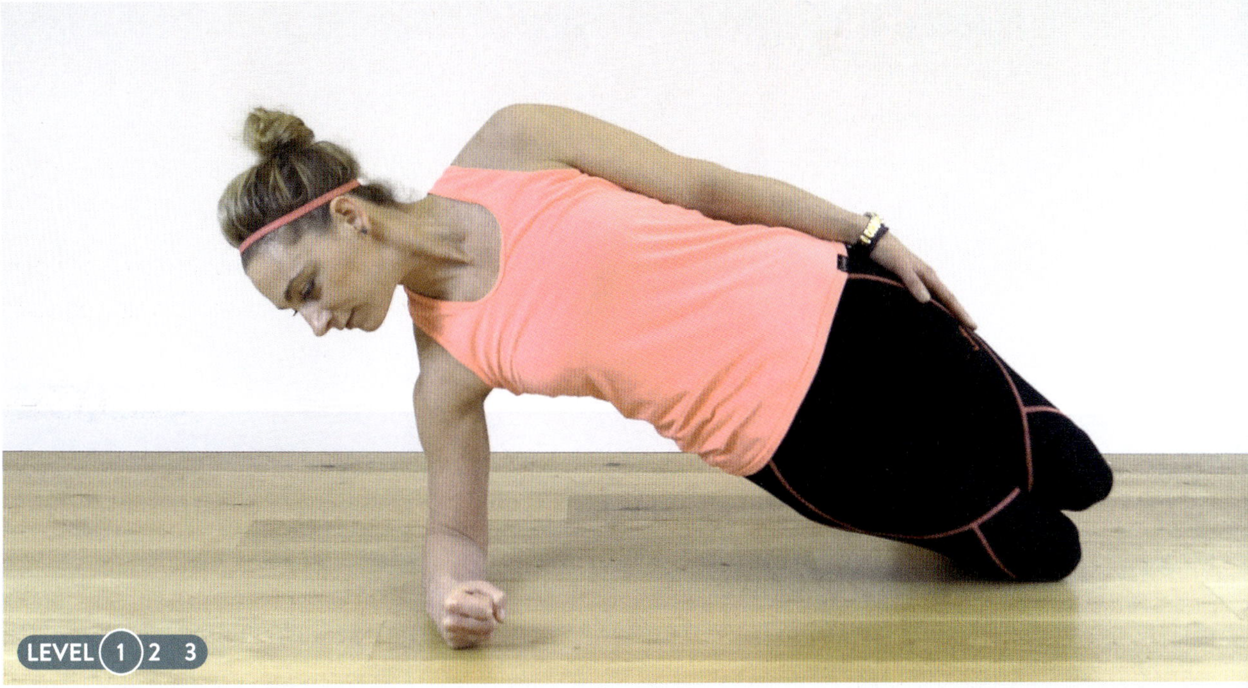
LEVEL 1 2 3

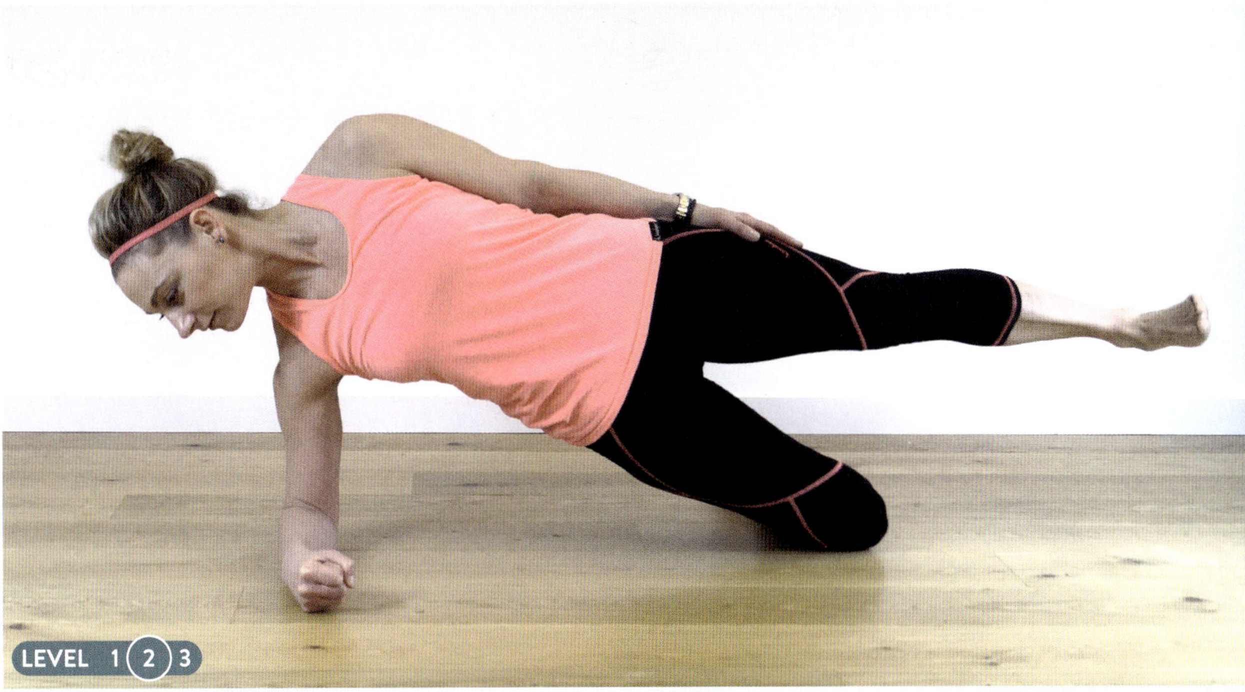
LEVEL 1 2 3

EllbowBenchPosition + PowerBreathing

Ausgangsposition

1. Nimm eine Bankstellung ein, bei der du auf den Unterarmen abgestützt bist. Achtung: Wenn der Bauch unkontrolliert hinausfällt, führe die Übung in der Bauchlage durch.
2. Die Ellbogen sind unter der Schultern, die Knie unter der Hüfte. Die Wirbelsäule ist lang, du darfst im Rücken nirgendwo auch nur ansatzweise rund sein, eher ein wenig ein Hohlkreuz machen. Atme durch die Nase ein und durch den Mund aus.

LEVEL 1 2 3

1. Spanne den Beckenboden intensiv an und nimm den Unterbauch hinzu. Du willst intensive Beckenbodenunterbauchspannung entwickeln. Wichtig: Lasse keine Bewegung im Körper zu!
2. Ausatmen mit »Pffff«: Spanne den Damm so stark wie möglich in den Körper hinein, als würde er sich auf einer Rutschbahn abwärts bewegen. Gleichzeitig wird der Bauch innerlich aktiv und du bemerkst, wie er flach und fest wird.
3. Einatmen: Löse die Spannung langsam ein wenig, lasse den Atem entspannt bis zum Unterbauch fließen, atme nicht übermäßig viel Luft ein.
4. Wiederhole dies 10- bis 15-mal. Du darfst auch zwischenatmen, wenn es sonst zu anstrengend wird.

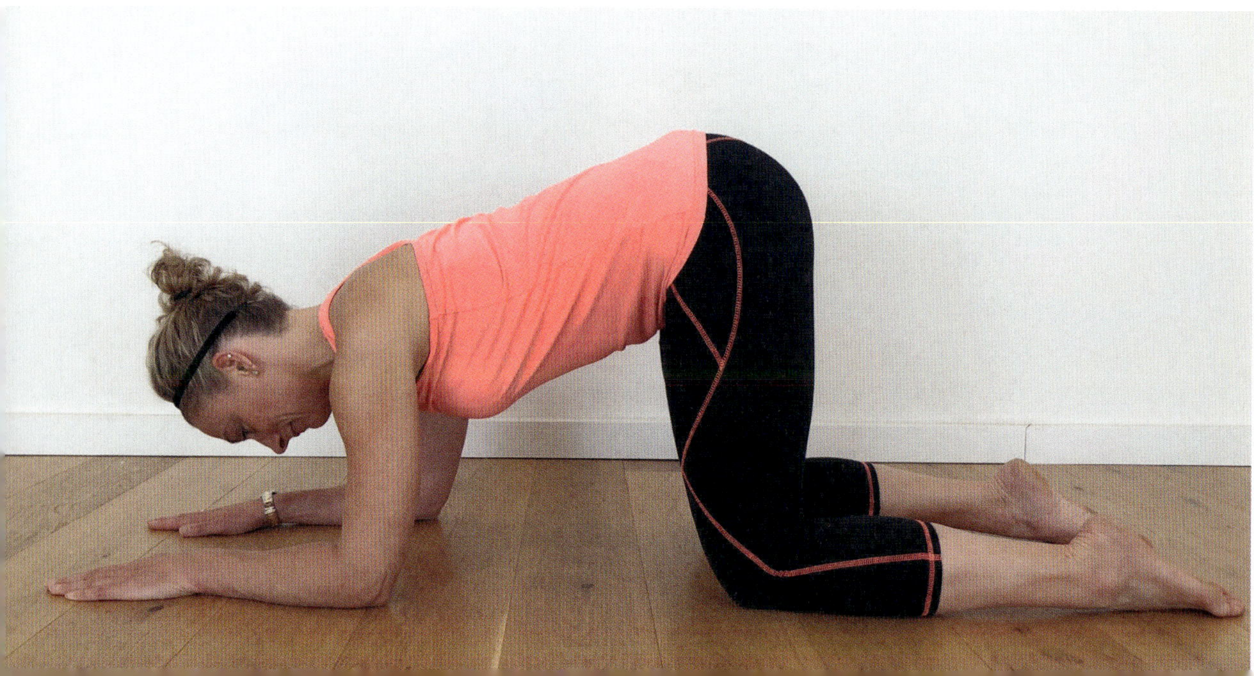

LEVEL 1 (2) 3

1. Spanne die gesamte Körpermitte intensiv an. Das Muskelkorsett funktioniert wie ein Schnürkorsett oder wie ein zu enger Neoprenanzug. Bei der Übung sollst du nicht den Bauch einziehen, sondern das Muskelkorsett wie einen Neoprenanzug eng machen.
2. Ausatmen: Spanne den Beckenboden und den Unterbauch nach innen. Straffe dann den Bauch Richtung Brustbein, als würdest du einen Neoprenanzug schließen (nicht einziehen, sondern Spannung aufbauen).
3. Einatmen: Verringere die Spannung in der Körpermitte etwas, um die Luft einströmen zu lassen.
4. Wiederhole dies 10- bis 15-mal. Du darfst auch zwischenatmen, wenn es sonst zu anstrengend wird.

LEVEL 1 2 (3)

1. Spanne die gesamte Körpermitte intensiv an. Die Übung ist eine Erweiterung von Level 2, am Ende des Spannungsaufbaus setzt du einen intensiven Trainingsreiz durch explosive Ausatemstöße.
2. Einatmen: Der Atem fließt entspannt ein.
3. Ausatmen: Aktiviere den Beckenboden schnell, setze dann den Fokus auf das Reißverschluss-Schließen vom Schambein bis zum Brustbein, schließe am Ende intensiv die Rippenbögen. Es entsteht Maximalspannung im Inneren. Wichtig: Der Rücken bleibt in neutraler Stellung, kein bisschen runden!
4. Führe dies 5- bis 10-mal durch. Am Ende solltest du noch mal nachspannen: Mit kurzen Ausatemstößen maximierst du die Körpermittespannung 10-mal hintereinander. Mit kleinen, starken Ausatemstößen spannst du impulshaft den queren Bauchmuskel nach.

BenchPosition + Mobility

Achtung: Lasse diese Übung weg, wenn der Bauch in der Bankstellung unkontrollierbar nach unten »rausfällt«.

1. Nimm eine stabile Bankstellung ein.
2. Bewege den Körper aus dieser Position heraus in allen Gelenken in alle Richtungen, sodass es sich angenehm mobilisierend anfühlt. Atme entspannt.
3. Bewege in deinem Rhythmus und in deiner größtmöglichen Bewegungsweite den Schultergürtel, die Wirbelsäule, das Becken, die Hüftgelenke. Den Schultergürtel solltest du weich vor und zurück bewegen, kreisen, rotieren, die Wirbelsäule beugen, lang ziehen und/oder wie eine Ellipse drehen. Das Becken kannst du rechts und links verschieben und kreisen.
4. Führe dies so lange durch, wie es angenehm ist.

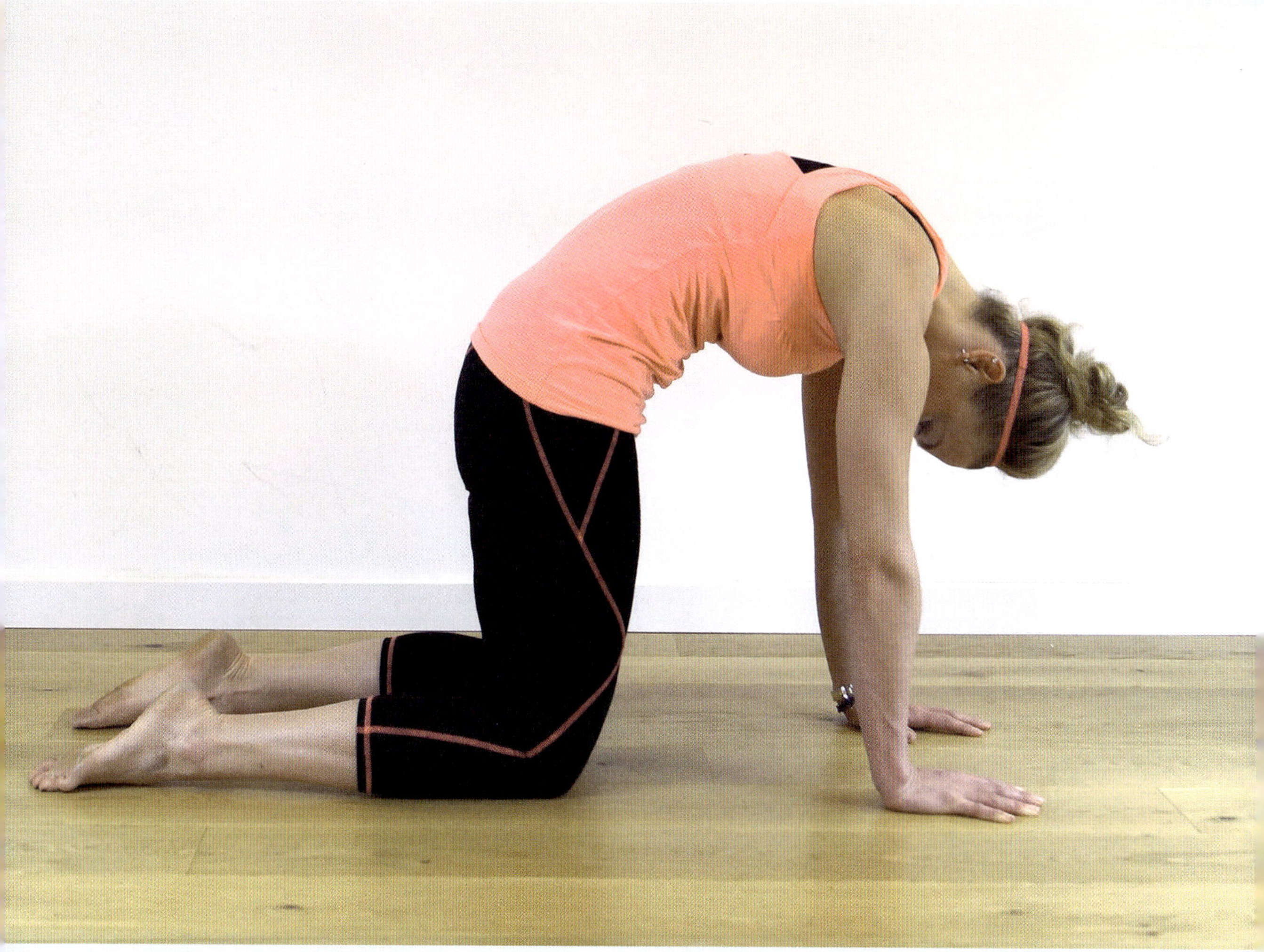

BenchPosition + Moving

Ausgangsposition

1. Nimm eine Bankstellung mit natürlicher Wirbelsäulenaufspannung ein, dabei ist der Rücken nicht durchhängend, auch nicht gerundet. Baue eine Grundspannung in der Körpermitte auf, dein Bauch gibt den Organen guten Halt.
2. Atme durch die Nase ein und durch den Mund aus.

Achtung: Wenn der Bauch unkontrolliert herausfällt, lasse diese Übung komplett weg oder ersetze sie durch EllbowBenchPosition + PowerBreathing oder PronePosition + PowerBreathing.

WIRKUNG

Das Ziel ist es hier, Rumpfkontrolle über die Körpermittearbeit zu erarbeiten.

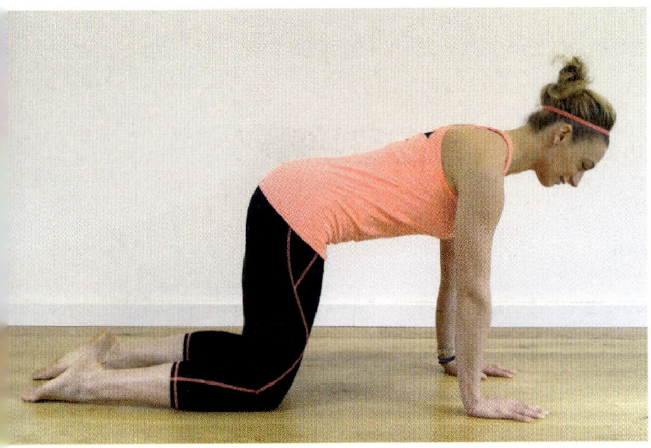

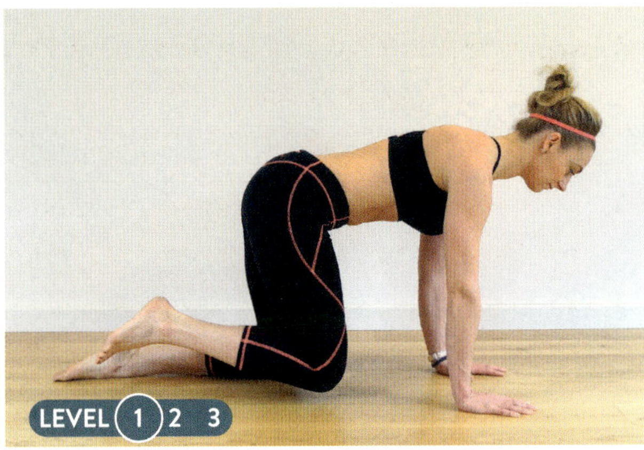

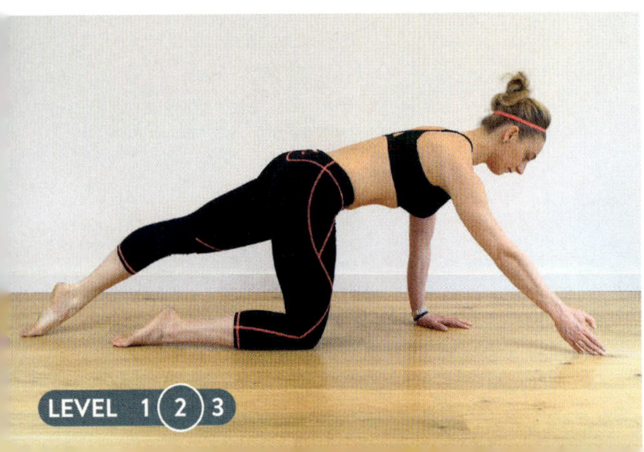

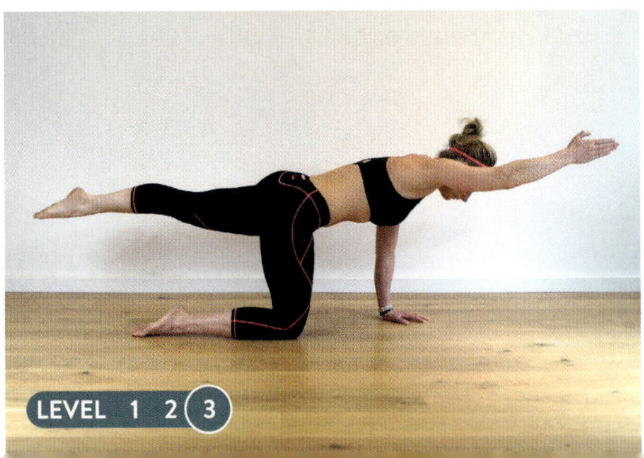

LEVEL 1 2 3

1. Lasse den Atem fließen und versuche, die ganze Zeit Grundspannung im Muskelkorsett zu halten.
2. Krabbele wie ein Baby, aber ganz langsam, einen Meter nach vorne und rückwärts zurück.
3. Halte den Rücken gerade und die Körpermitte stabil. Zur Kontrolle lege vielleicht ein dickes Buch auf den Rücken, das nicht herunterfallen darf.
4. Krabbele 3-mal im Zeitlupentempo vor und zurück.

LEVEL 1 2 3

1. Ausatmen: Verstärke die Spannung der Körpermitte, lasse die rechte Hand und den linken Fuß über den Boden Richtung Mattenanfang beziehungsweise -ende schleifen und halte dabei den Rumpf absolut ruhig.
2. Einatmen: Der Atem fließt hinein und die Körpermittespannung lässt geringfügig nach, Hand und Knie setzt du zurück unter dem Körper ab.
3. Führe dies anschließend mit der anderen Hand und dem anderen Fuß durch.
4. Wiederhole dies 10- bis 15-mal pro Seite. Du darfst auch zwischenatmen, wenn es sonst zu anstrengend wird.

LEVEL 1 2 3

1. Ausatmen: Verstärke die Spannung der Körpermitte, strecke den rechten Arm und das linke Bein aus, bilde zwischen Hand und Fuß eine Gerade.
2. Einatmen: Der Atem fließt hinein und die Körpermittespannung lässt geringfügig nach, Hand und Knie setzt du ab.
3. Führe dies anschließend mit der anderen Hand und dem anderen Fuß durch.
4. Wiederhole dies 10- bis 15-mal pro Seite. Du darfst auch zwischenatmen, wenn es sonst zu anstrengend wird.

PronePosition + PowerBreathing

Ausgangsposition

1. Nimm eine Bauchlage ein, schiebe dann mit der rechten Hand unter dem Rumpf den rechten Bauchmuskelstrang Richtung Mitte, dann das Gleiche mit links und lege anschließend den Kopf auf den Handrücken ab. Lege eventuell ein flaches Kissen oder Ähnliches zwischen Brustkorb und Schambein. Ziehe die Schulterblätter Richtung Gesäß, die Wirbelsäule ist lang.
2. Atme durch die Nase ein und durch den Mund aus. Nimm keine tiefen Atemzüge, atme nur normal viel Luft ein.
3. Einatmen: Der Atem fließt durch den Brustkorb, durch den Oberbauch, durch den Unterbauch bis hinunter zum Beckenboden, stelle dir vor, mit dem Atem den Damm zu berühren.
4. Ausatmen: Der Atem entweicht durch die leicht geöffneten Lippen.

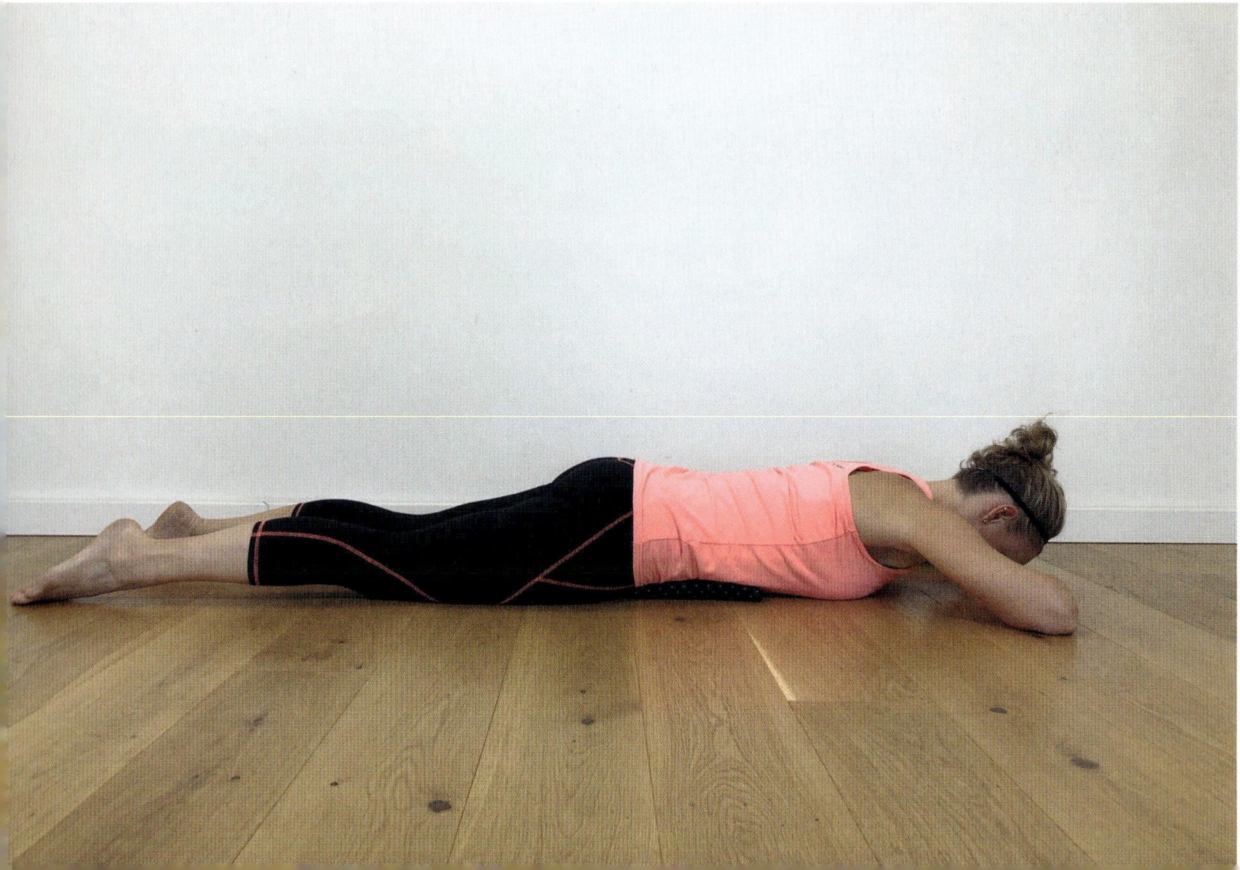

Sanftes Schließen und Hineinspannen des Beckenbodens LEVEL 1 2 3

1. Einatmen: Der Atem fließt hinunter bis zum Beckenboden, stelle dir vor, die Einatemluft fließt durch ein vorgestelltes Rohr von der Nase bis zum Beckenboden.
2. Ausatmen mit »Pffffff«: Schließe die Körperöffnungen sanft und entwickle diese Spannung nach innen weiter. Spüre nach, ob automatisch der Unterbauch sich etwas vom Kissen wegspannt, spanne den Bauch nicht extra an.
3. Führe dies 5- bis 10-mal durch. Fällt das Anspannen der Muskeln schwerer, ist die passende Wiederholungszahl erreicht. Nach der letzten Wiederholung solltest du die Spannung einmal 10 bis 20 Sekunden halten.

Intensives Schließen und Hineinspannen des Beckenbodens mit Unterbauchaktivierung LEVEL 1 2 3

1. Einatmen: Der Atem fließt durch Brustkorb und am Kissen vorbei zum Beckenboden, blähe nicht den Bauch auf.
2. Ausatmen durch die Lippenbremse: Verschließe die Körperöffnungen fest und sauge sie maximal nach innen. Gleichzeitig versucht der Unterbauch, das Kissen Richtung Brustkorb zu schieben.
3. Führe dies 10- bis 15-mal durch. Fällt dir das Anspannen der Muskeln schwerer, ist die passende Wiederholungszahl erreicht. Nach der letzten Wiederholung solltest du die Spannung einmal 10 Sekunden halten.

Intensives Anspannen der Körpermitte LEVEL 1 2 3

1. Führe 5-mal das Gleiche durch wie in Level 2.
2. Am Ende der Übung hältst du die Körpermittespannung und verstärkst diese nochmals 10-mal: Schubse mit kleinen, starken Ausatemstößen mit dem Unterbauch das Kissen ruckartig noch näher zum Brusbein. Der Rumpf bewegt sich nicht, arbeite nur innerhalb der Muskulatur mit Spannungsverstärkung.

Sitting + PowerBreathing

Ausgangsposition

1. Setze dich auf einen harten Stuhl, die Füße stehen unter den Knien, das Gewicht ruht auf beiden Sitzhöckern, das Becken ist aufgerichtet, die Wirbelsäule ist lang gezogen, der Schultergürtel liegt locker auf deinem Rumpf, wie eine Jacke auf einem Kleiderbügel.
2. Atme durch die Nase ein und atme durch den Mund aus.

Beckenboden anspannen, indem du ihn schließt und hebst LEVEL 1 2 3

1. Stelle dir den Beckenboden unterhalb der Organe vor, wie er zwischen Schambein, Steißbein und Sitzhöckern aufgespannt ist. Du willst das Loch zwischen Sitzhöckern, Schambein und Steißbein schließen durch Zueinanderspannen aller Knochen und dann diese innere Spannung wie einen Aufzug nach innen oben heben.
2. Ausatmen mit »Pffff«: Schließe und hebe den Beckenboden. Unter den Organen schließt du den Beckenboden und hebst die Organe innerlich hoch, die Organe fahren mit einem inneren Fahrstuhl in den ersten Stock. (Wenn der Unterbauch jetzt automatisch anspringt, ist das gut. Aber spanne bitte noch nicht den Bauch extra an.)
3. Einatmen: Der Beckenboden sinkt ganz langsam wieder herunter, die Spannung verringert sich etwas.
4. Wiederhole dies 10- bis 15-mal. Wenn du keine Spannung mehr aufbauen kannst, höre auf.

Den Beckenboden intensiv von hinten nach vorne oben anspannen und den Unterbauch hinzunehmen LEVEL 1 2 3

1. Stelle dir vor, dass du den Beckenboden vom Steißbein beginnend nach vorne oben Richtung Nabel anspannen willst. Die Bewegung der Beckenbodenspannung soll sich wie ein startendes Flugzeug anfühlen, das über After, Vagina und Harnröhre Fahrt aufnimmt und dann innerlich Richtung Nabel abhebt. Die Wirbelsäule sollte sich nicht bewegen.
2. Ausatmen mit »Pffff«: Spanne das Steißbein Richtung Schambein an und schließe dabei alle Körperöffnungen, mache dann eine sehr starke Aufwärtsbewegung innerlich Richtung Nabel. Stelle dir vor, wie ein Flugzeug vom Steißbein über den Damm zum Schambein hin Fahrt aufnimmt und dann zum Nabel abhebt. Gleichzeitig wird der Unterbauch vom Schambein zum Nabel hin kurz und fest.

3. Einatmen: Löse die Spannung langsam etwas, der Atem fließt sanft bis in den Unterbauch. Den Bauch solltest du nicht aufblähen!
4. Ausatmen: Spanne zügig den Beckenboden nach innen oben an, du merkst die automatisch entstehende Unterbauchspannung. Verstärke diese, indem du von unten her die restliche Luft Richtung Ausgang schiebst (bleibe dabei gerade sitzen). Spüre, wie der Unterbauch sich nach innen oben bewegt.
5. Wiederhole dies 10- bis 15-mal. Du darfst auch zwischenatmen, wenn es sonst zu anstrengend wird. Wenn es möglich ist, halte am Ende 10 Sekunden die Maximalspannung.

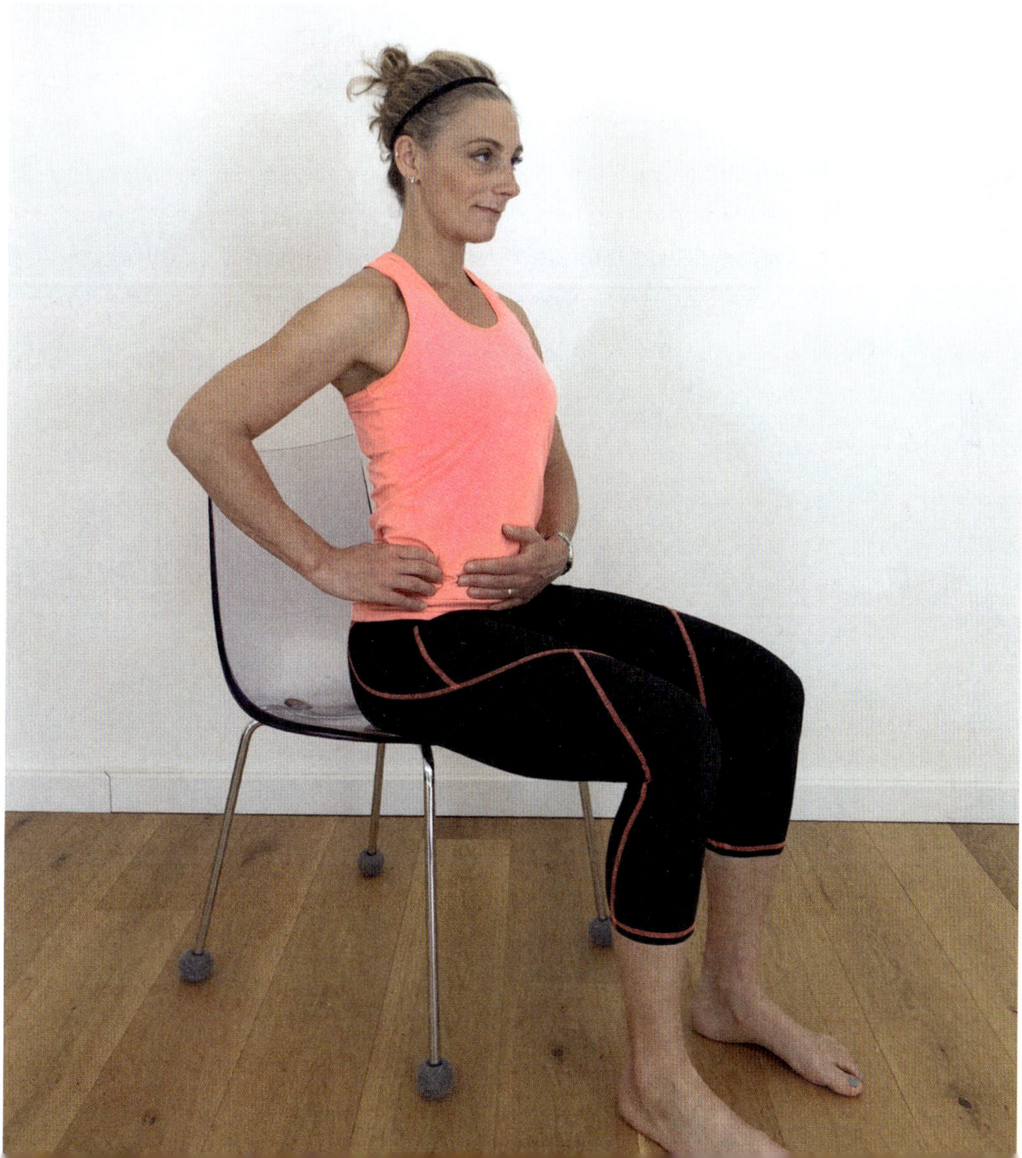

Sitting + ArmMoves

Ausgangsposition

1. Nimm einen aufrechten Sitz auf einem Hocker oder Kissen ein und belaste dabei beide Sitzhöcker gleichmäßig.
2. Das Schambein und Steißbein sinken Richtung Hocker, die Wirbelsäule strebt aufwärts in der Vorstellung, dass du größer erscheinen willst. Strecke die Arme nach vorn oder seitlich aus und halte den Schultergürtel tief. Atme durch die Nase ein und durch den Mund aus.

LEVEL (1) 2 3

1. Bringe die Körpermitte auf Grundspannung und halte diese.
2. Führe mit den Armen kleine, impulshafte, zackige Bewegungen in verschiedene Richtungen aus. Versuche dabei, Becken und Rumpf ruhig und stabil zu halten, die Sitzhöcker sind auf der Unterlage festgeklebt und wackeln möglichst nicht.
3. Führe dies 20 Sekunden durch, mache denn 20 Sekunden Pause und wiederhole das Ganze 3-mal.

LEVEL 1 (2) 3

1. Halte die Maximalspannung in der Körpermitte und halte in den Händen zwei kleine Wasserflaschen (zu drei Vierteln gefüllt).
2. Führe mit den Armen kleine, impulshafte, zackige Bewegungen aus, sodass das Wasser hin- und herschwappt. Versuche dabei, Becken und Rumpf ruhig und stabil zu halten. Kontrolliere auch die Sitzhöcker: Sind sie am Stuhl fixiert? Sie dürfen nicht wackeln.
3. Führe dies 20 Sekunden durch, mache denn 20 Sekunden Pause und wiederhole das Ganze 3-mal.

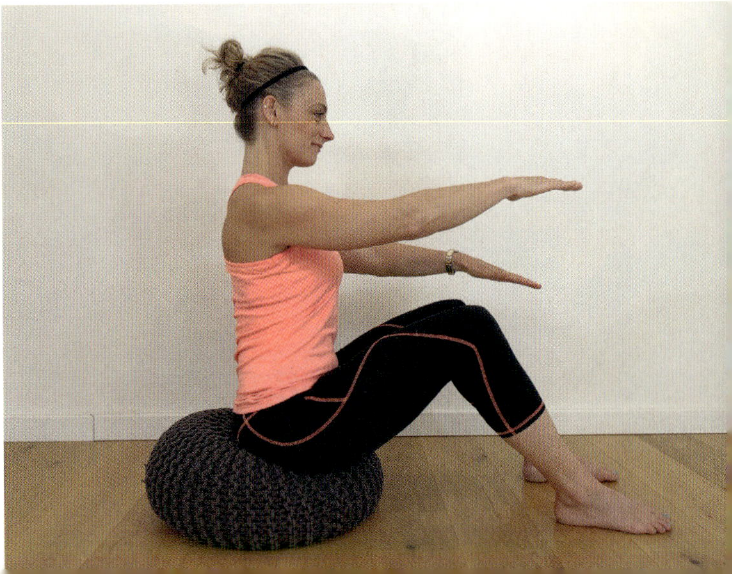

Sitting + SpineTwist

1. Du sitzt auf einem Hocker, spürst die Sitzhöcker, die Wirbelsäule ist aufgerichtet. Schiebe den Scheitel zur Decke, wie in der Vorstellung, jemand ziehe dich an den Haaren nach oben. Automatisch entsteht Spannung in der Körpermitte. Hebe innerlich die Organe mit dem Beckenboden an. Halte in den Händen einen Gymnastikball oder Ähnliches fest und drücke ihn zusammen.
2. Ausatmen: Spanne die gesamte Körpermitte intensiv an und drehe dich dabei: Das Muskelkorsett aus allen Bauch-, Taillen- und Rückenmuskeln wird wie ein Schnürkorsett zusammengezurrt, gleichzeitig drehst du den Rumpf.
3. Einatmen: Drehe dich nach vorne und verringere die Körpermittespannung etwas.
4. Ausatmen: Drehe den Rumpf nach rechts, bleibe mit beiden Sitzhöckern auf der Sitzfläche verankert, du bewegst nur die Wirbelsäule, nicht das Becken. Beim Drehen stellst du dir den Beckenboden vor wie einen Weinkorken, der durch das Drehen des Korkenziehers hochgeschraubt wird, gleichzeitig drehst du deine Körpermitte wie einen Waschlappen beim Auswringen.
5. Einatmen: Drehe dich zurück nach vorne, verringere die Spannung in der Körpermitte etwas, um die Luft einströmen zu lassen.
6. Führe dies in jede Richtung 5- bis 10-mal durch. Fällt das Anspannen der Muskeln schwerer, ist die passende Wiederholungszahl erreicht.

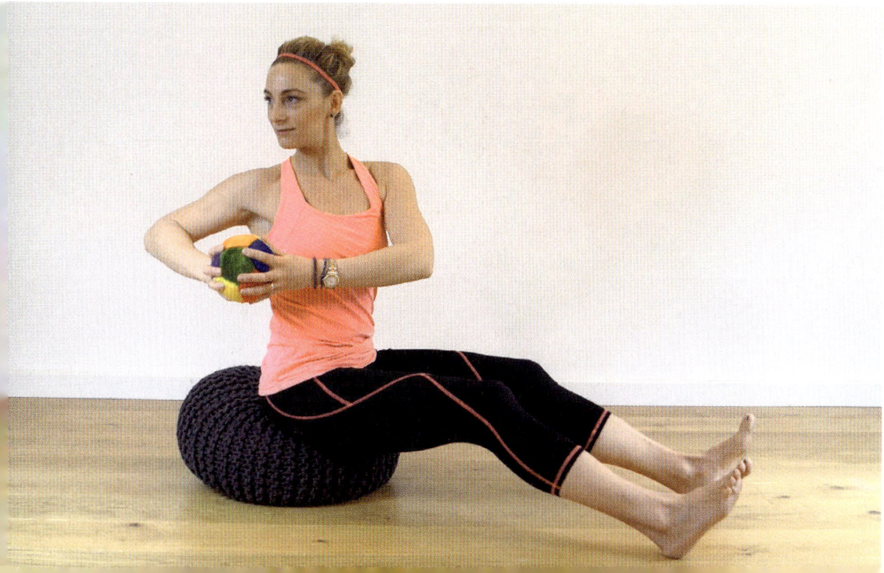

Sitting + BodyMobility

1. Nimm einen aufrechten Sitz auf einem Hocker oder Kissen ein. Stelle dir vor, du wolltest größer erscheinen.
2. Recke und strecke dich in alle Richtungen. Bewege in deinem Rhythmus und in deiner größtmöglichen Bewegungsweite die Arme, den Schultergürtel und die Wirbelsäule in alle erdenkliche Richtungen.
3. Führe dies so lange durch, wie es angenehm ist.

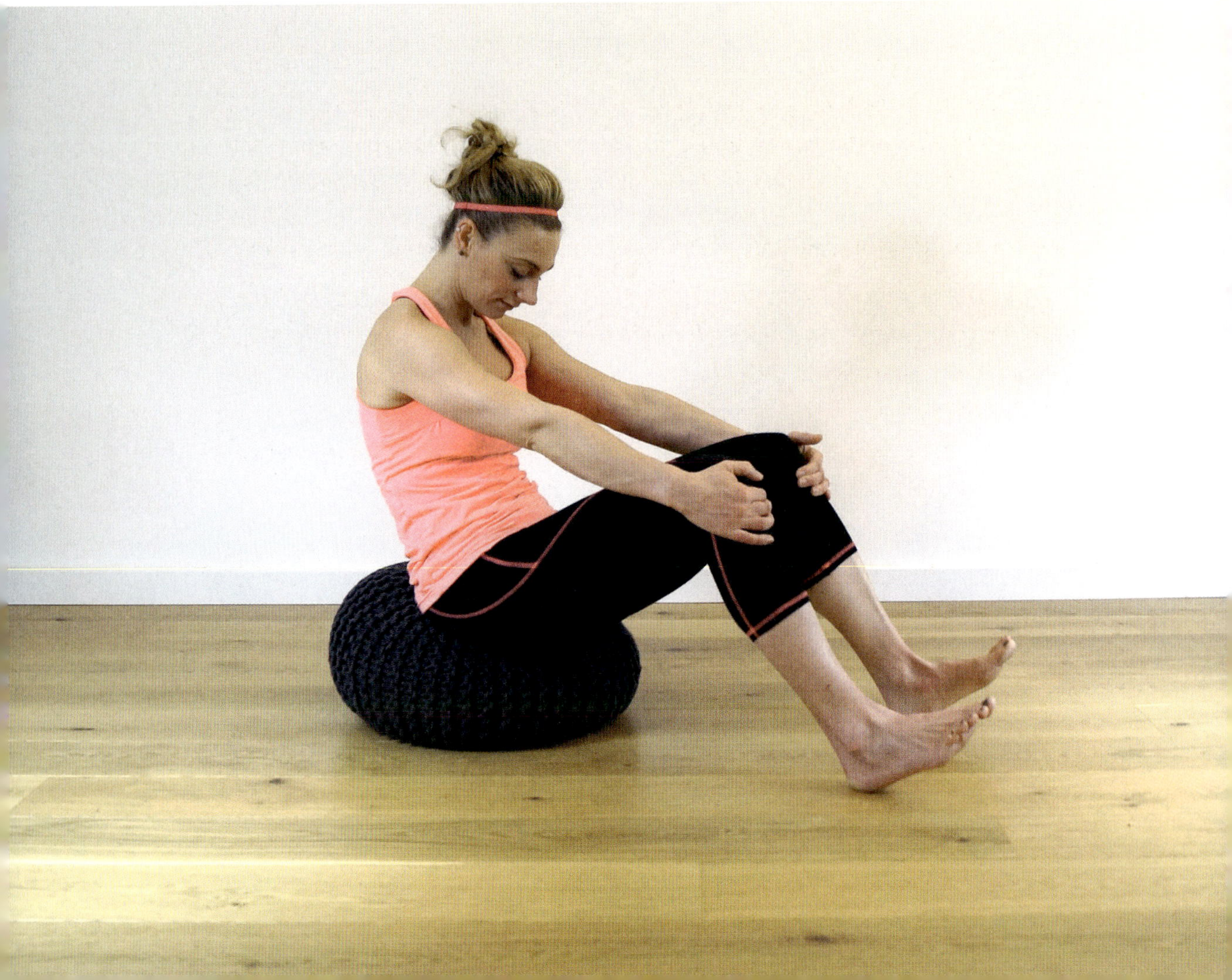

Standing + PowerBreathing

Ausgangsposition

1. Die Füße stehen unter den Hüftgelenken. Belaste gleichmäßig Fersen, Vorfüße, Fußaußenkanten, hebe die Fußgewölbe durch sanfte Fußspannung. Richte das Becken so aus, dass Hüftknochen und Schambein in einer frontalen Ebene liegen.
2. Strecke die Wirbelsäule, hebe das Brustbein, entspanne den Schultergürtel nach hinten und unten. Bringe die Körpermitte in eine Grundspannung. Entspanne den Kiefer. Atme durch die Nase ein und durch den Mund aus.

Beckenboden intensiv anspannen und den Unterbauch hinzunehmen

LEVEL 1 2 3

Wichtig ist die gute Körperhaltung und keinerlei äußere Bewegung von Becken oder Rücken. Der Beckenboden wird dann schnell wie ein startendes Flugzeug über die Startbahn vom Steißbein zum Schambein und dann innerlich hoch zum Nabel aktiviert. Danach spannt sich die innere Bauchmuskulatur nach oben Richtung Brustbein.

1. Einatmen: Der Atem fließt in den Unterbauch, ohne dass dieser nach vorne herausfällt.
2. Ausatmen: Hebe den Beckenboden schnell vom Steißbein über den Damm nach vorn oben Richtung Innenseite des Nabels wie ein startendes Flugzeug. Der Unterbauch bewegt sich automatisch nach innen oben. Setze diese Spannung nach oben bis zum Brustbein fort und bringe dort noch beide Rippenbögen wie eine Aufzugtür zueinander. Der Bauch wird flacher, die Taille wird schmaler.
3. Einatmen: Verringere langsam und kontrolliert die Spannung der Körpermitte. Der innere Aufzug fährt langsam herunter und der Unterbauch gibt etwas nach, die Körpermittemuskeln plumpsen nicht unkontrolliert in die Entspannung.
4. Wiederhole dies 10- bis 15-mal. Fällt dir das Anspannen schwerer, ist die passende Wiederholungszahl erreicht. Halte am Schluss 10 Sekunden die Spannung.

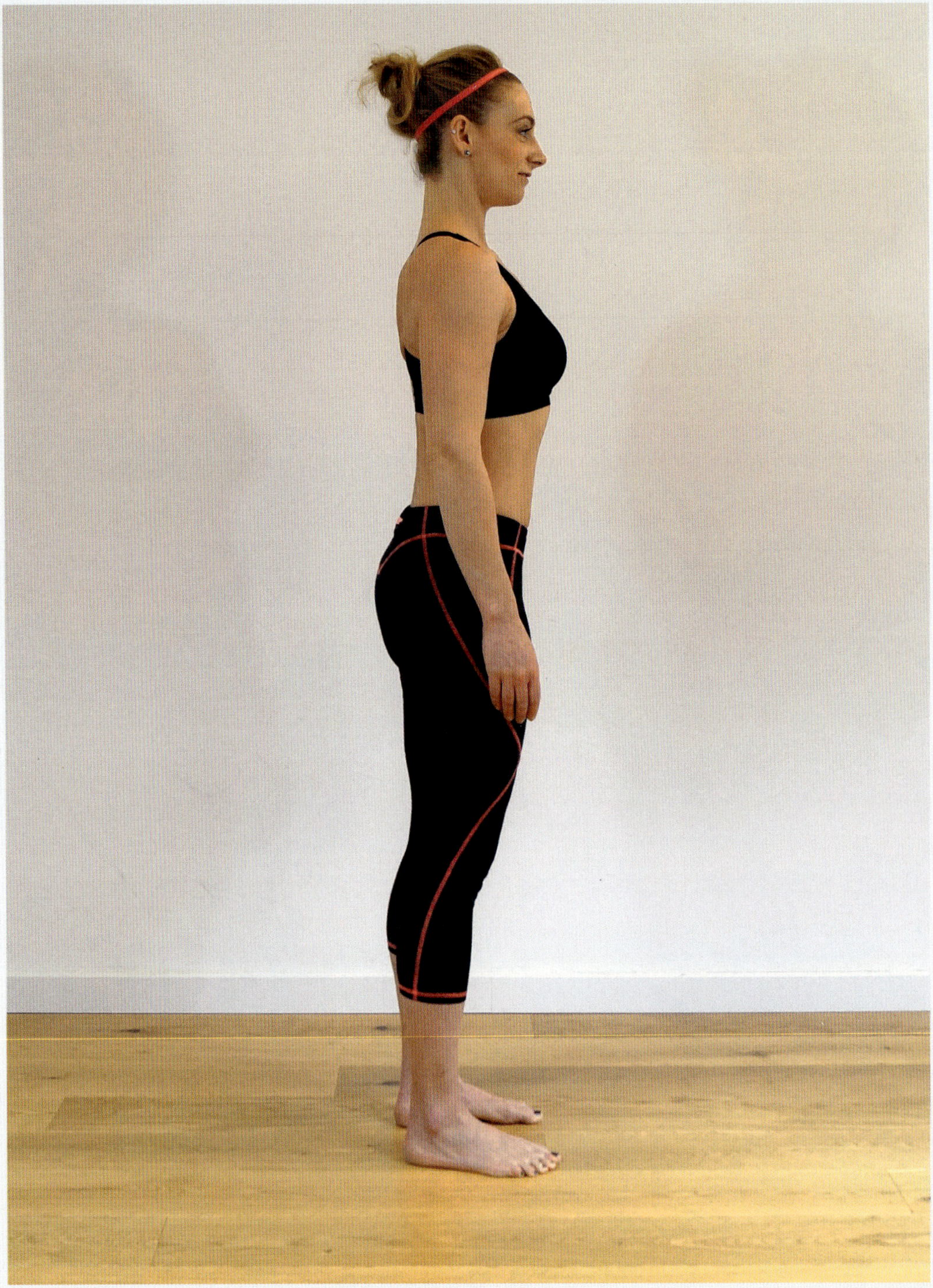

Gesamte Körpermitte intensiv von unten hoch bis zum Brustbein anspannen LEVEL 1 (2) 3

Der Beckenboden spielt jetzt nur eine untergeordnete Rolle, du konzentrierst dich aufs Muskelkorsett. Das Muskelkorsett aus allen Bauch-, Taillen- und Rückenmuskeln funktioniert wie ein Schnürkorsett aus dem 18. Jahrhundert. Bei der Übung ziehst du nicht den Bauch ein, sondern machst das Muskelkorsett wie ein Schnürkorsett straff.

1. Ausatmen: Spanne schnell den Beckenboden nach innen oben. Dann straffe den Unterbauch, es fühlt sich an, als würde man die Luft mithilfe des Unterbauchs rausschieben. Die Taille wird schmal, als würde sie von einem Korsett zusammengeschnürt. Schließe am Ende die Rippenbögen
2. Einatmen: Verringere die Spannung in der Körpermitte etwas, um die Luft einströmen zu lassen.
3. Mache insgesamt 5 bis 10 Wiederholungen (zwischenatmen ist erlaubt).
4. Am Ende der Übung solltest du noch 10-mal nachspannen: Du hältst die Anspannung und verstärkst diese nochmals maximal mit verstärkenden »Pffff«-Ausatemstößen. Das Korsett ist schon straff, aber die Zofe zurrt mit aller Kraft noch nach.

Squat

Ausgangsposition

1. Die Füße stehen unter den Hüftgelenken.
2. Das Gesäß ist tief, schiebe aber die Knie nicht nach vorne (die Knie bleiben hinter den Fußspitzen). Der Rücken ist gestreckt, das Brustbein zeigt nach vorn. Atme durch die Nase ein und durch den Mund aus.

LEVEL 1 2 3

1. Ausatmen: Baue unten in der Hocke maximale Körpermittespannung auf und richte dich dann mit viel Po-Bein-Kraft in den Stand auf.
2. Einatmen: Komme langsam in die Ausgangsposition und erhalte dabei etwas Grundspannung in der Körpermitte aufrecht.
3. Wiederhole dies 10- bis 15-mal. Fällt dir das Anspannen der Muskeln zunehmend schwerer, solltest du aufhören.

LEVEL 1 2 3

Führe die Übung genauso aus wie in Level 1, stehe dabei aber auf einer flexiblen Unterlage wie zum Beispiel einem Sofakissen.

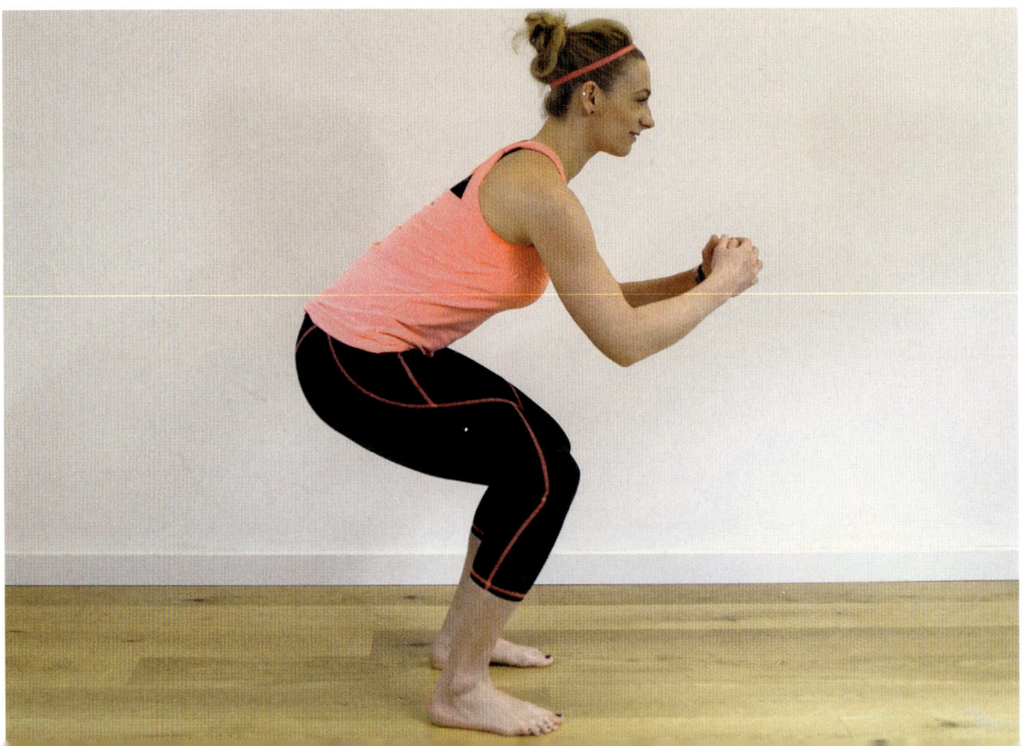

Standing + TrizepsKick

1. Aus einer spannungsvollen aufrechten Haltung begibst du dich in eine Schrittstellung, der Rumpf ist in einer Linie mit dem hinteren Bein. Baue wie bekannt Grundspannung in der Körpermitte auf und ziehe die Wirbelsäule zwischen Steißbein und Scheitel auseinander. Fixiere ein Gymnastikband unter dem vorderen Fuß und ziehe dies mit viel Gummispannung hinter die Längsachse.
2. Einatmen: Der Atem fließt in den Unterbauch, ohne dass dieser nach vorne herausfällt, halte also die Grundspannung. Beuge nur den Ellbogen, bis die Hand ungefähr neben der Taille ist, den Oberarm solltest du nicht bewegen, sondern hinten fixieren. Es ist immer noch etwas Spannung auf dem Gummi. Halte die Körpermitte ruhig.
3. Ausatmen: Maximiere die Körpermittespannung und strecke die Ellbogen. Halte dabei den gesamten Körper ruhig und stabil.
4. Führe dies 10- bis 15-mal durch. Fällt das Anspannen schwerer, ist die passende Wiederholungszahl erreicht. Am Schluss solltest du die Spannung 10 Sekunden halten.

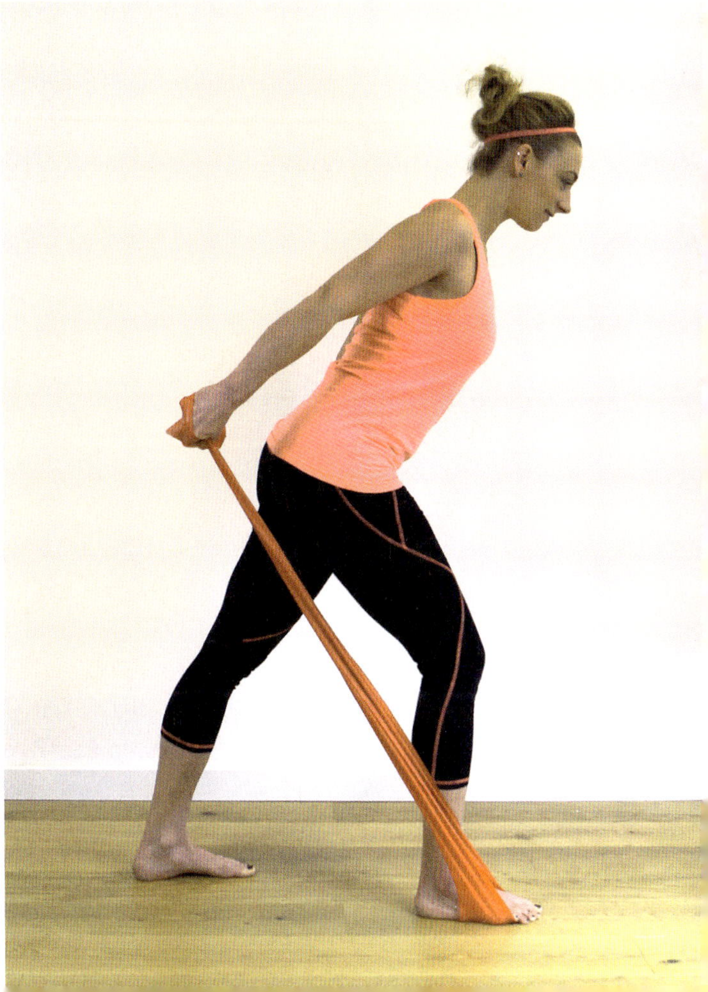

Standing + BicepsCurl

1. Nimm eine gute Haltung mit der Körpermitte in Grundspannung ein, bei der du ein Gymnastikband unter den Füßen fixierst und mit viel Gummispannung Richtung Nabel ziehst.
2. Einatmen: Der Atem fließt in den Unterbauch, ohne dass dieser nach vorne herausfällt, halte also die Grundspannung. Senke nur den Unterarm langsam, der Oberarm bleibt in der Position und es muss die ganze Zeit noch etwas Gummispannung vorhanden bleiben. Halte die Körpermitte ruhig.
3. Ausatmen: Maximiere die Körpermittespannung und beuge die Ellbogen wieder. Halte den gesamten Körper dabei ruhig und stabil.
4. Wiederhole dies 10- bis 15-mal. Fällt das Anspannen schwerer, ist die passende Wiederholungszahl erreicht. Am Schluss solltest du die Spannung 10 Sekunden halten.

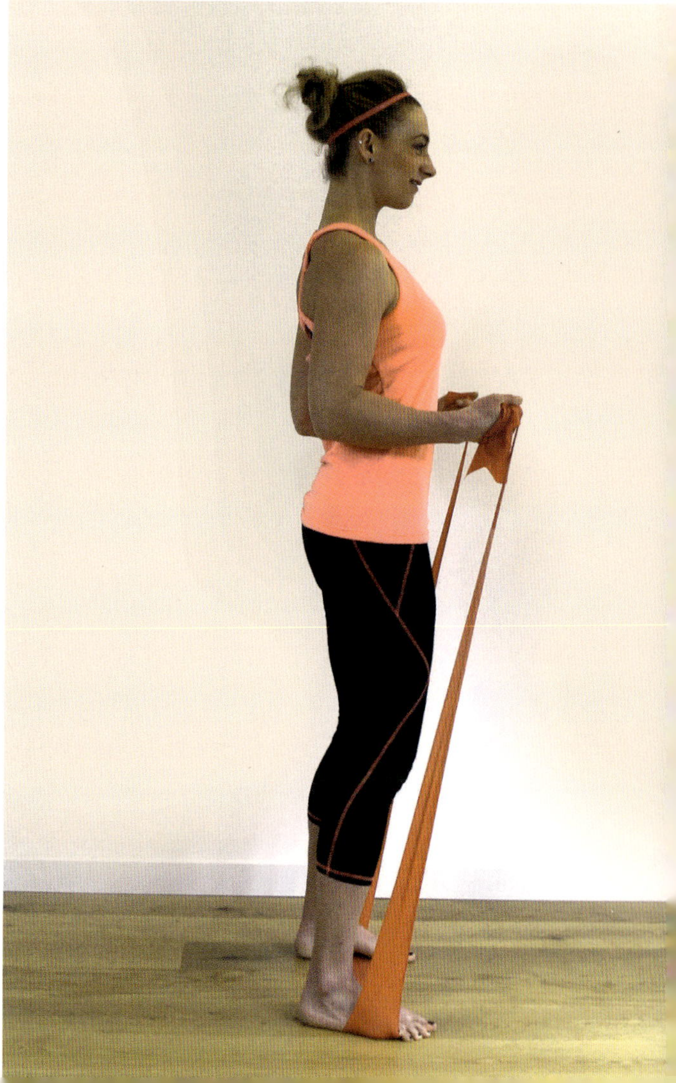

Standing + PelvicMoves

1. Stelle die Füße etwas breiter als schulterbreit auf.
2. Baue eine Grundspannung auf.
3. Lasse das Becken schwungvoll und locker kreisen, so wie es sich für dich gut anfühlt.
4. Du solltest eine Mobilisation im Bereich Becken und/oder Lendenwirbelsäule spüren.

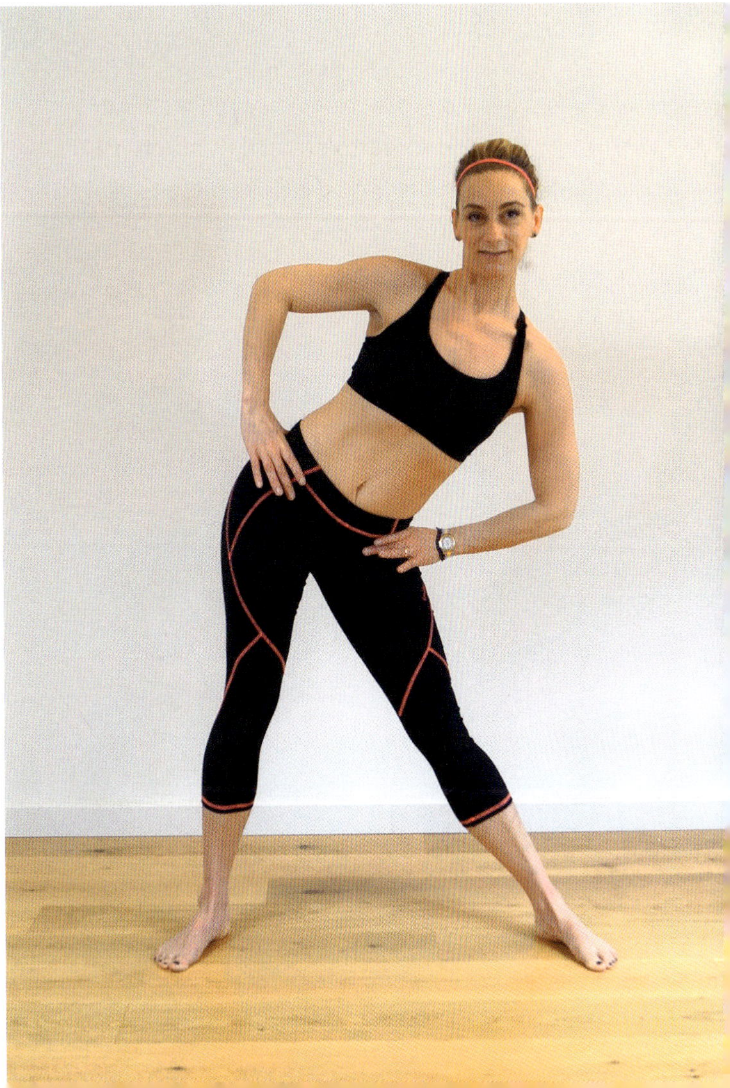

WIE GEHT ES NACH DEM PROGRAMM WEITER?

Hat sich die Rektusdiastase nach dem Programm verschmälert? Oder hat sich die *Linea alba* gefestigt? Kannst du besser Spannung in die Körpermitte bringen und die Muskeln funktional einsetzen? Haben die Beschwerden aufgehört oder sich zumindest verbessert? Diese Fragen solltest du dir selbst beantworten und dich basierend auf deinen Antworten für die nächsten Maßnahmen entscheiden.

Falls keine Besserung eingetreten ist, solltest du spätestens jetzt eine interdisziplinäre Zusammenarbeit mit Beckenboden- und Rektusdiastasespezialistinnen suchen. Spezialisierte Beckenbodenzentren oder Therapeutinnen können per Palpation oder Ultraschalluntersuchung genauer nach der Ursache forschen. Es ist zu überprüfen, ob bestimmte Muskelpartien eventuell gar nicht innervierbar sind. Auch ein verspannter Beckenboden oder eine verspannte schräge Bauchmuskulatur können ursächlich für die Problematik sein. Manchmal kommen wir nämlich mit der Trainingstherapie trotz aller Bemühungen nicht weiter. Falls alle konservativen Therapiemaßnahmen keine Wirkung zeigen, kann eine Operation in einer Hernien- oder Schönheitschirurgie in Betracht gezogen werden.

Wenn ein deutlicher Therapieerfolg eingetreten ist, dann ist das ein tolles Ergebnis, auf dem du nun aufbauen kannst. Du hast gelernt, die Körpermitte zu aktivieren, und hast funktionale Körpermittekraft aufgebaut. Du hast dich wochenlang sehr isoliert um die Beckenboden-, Bauch- und Rückenpartie gekümmert, und dies sollte nun in ein ganzheitliches Training integriert werden. In den nächsten Wochen kann die Körpermitte sowohl im Alltag als auch im Sport schrittweise wieder mehr Belastung aufnehmen. Hier ist wichtig zu wissen, dass sich die Problematik auch wieder verschlechtern kann, wenn man sich überstrapaziert. Behutsam und schrittweise muss die Körpermitte wieder an höhere Belastungen gewöhnt werden.

Kontraindikationen nach abgeschlossener Therapie

- Nach einer gelungenen Trainingstherapie sind extreme körperliche Belastungen grundsätzlich zu meiden, zum Beispiel einen Tag lang beim Umzug schwere Kisten schleppen oder beim Tragen eines sehr schweren Möbelstücks helfen. Leider kann es bei extremen körperlichen Anstrengungen passieren, dass es zur Beckenbodensenkung oder zu einem Bauchwandbruch (Riss in der Bauchwandfaszie) kommt. Wenn du schon einmal einen Kreuzbandriss im Knie hattest, weißt du, dass du nach einem solchen künftig immer mit Kniebelastungen aufpassen musst – und so ist es nach einer Körpermitteproblematik auch.
- Auch hochintensive Sportarten mit starken Stoßbelastungen oder sehr hohen Gewichten sind kontraindiziert, zum Beispiel: Marathonlaufen, extreme Sprungsportarten wie Jumping Fitness, Krafttraining mit sehr hohen Gewichten, Wettkampfsportarten, die es unmöglich machen, auf den Körper zu hören.
- Aufrollbewegungen aus der Rückenlage sollten im Sport nur noch wenig durchgeführt werden. Wenn du die gerade Bauchmuskulatur mit Aufrollübungen trainieren möchtest, dann spanne vorher und währenddessen sehr gründlich die Tiefenmuskulatur der Körpermitte an. Mache nur wenige Wiederholungen und diese ohne Schwung. Trainiere die Rumpfmuskulatur und auch die geraden Bauchmuskeln mittels funktionaler Rumpfübungen und beschränke die Aufrollübungen auf ein Minimum.

Empfehlungen nach erfolgreichem Therapieabschluss

Wer einmal eine Rektusdiastase oder Körpermitteschwäche hatte, sollte das restliche Leben darauf achten, dass die Körpermittemuskulatur stark und funktional bleibt. Ein regelmäßiges Kräftigungstraining der hier kennengelernten Körpermittemuskeln sollte von nun an zu deiner Trainingsroutine gehören. Folgende Tipps helfen dir dabei:

- Integriere täglich zwei bis drei der PowerBreathing-Übungen in den Alltag. Zum Beispiel kannst du täglich unter der Dusche Standing + PowerBreathing Level 2 machen. Oder du machst es dir zur Gewohnheit, vor der täglichen *Tagesschau* die Übung EllbowBench-Position + PowerBreathing Level 3 durchzuführen. Gewöhne dir eine Routine an, die sich wie Zähneputzen in deinen Alltag einfügt und nicht mehr wegzudenken ist.
- Die letzte Woche aus dem Programm »Stabile Körpermitte« kannst du einfach als Dauertraining beibehalten. Wenn du dieses Übungsprogramm weiterhin durchführst, wirst du dein körperliches Level halten – dazu solltest du es einmal wöchentlich absolvieren.

Du hast jetzt eine gute Stabilität in der Körpermitte aufgebaut und es ist unbedingt empfehlenswert, den Körper kraftmäßig weiter aufzubauen. Jetzt ist der ideale Zeitpunkt, sich körperlich weiterzuentwickeln. Direkt nach der Trainingstherapie solltest du erst einmal mit leichtem Krafttraining anfangen. Diese Kurse oder Trainingsformen sind ideal:

- Du kannst einen Rückbildungskurs, Beckenboden- beziehungsweise Körpermittekurs, einen Rücken-, Yoga- oder Pilateskurs besuchen, um die körperliche Situation zu stabilisieren. Sprich vorher mit der Kursleitung über deine Situation.
- Im Anschluss daran kannst du auch intensivere Kräftigungskurse wie beispielsweise Functional-Fitness-Workout anvisieren.
- Wenn Kurse dich nicht ansprechen, ist auch ein Krafttraining im Fitnessstudio sinnvoll, wobei du wirklich mit geringen Intensitäten starten und dich langsam steigern solltest.
- Bei jeglichem Kraftübungen ist es wichtig, die Techniken anzuwenden, die du hier im Buch erlernt hast. Wenn du unsicher bist, lass dir von ausgebildeten Mama-WORKOUT-Trainerinnen helfen und einen Trainingsplan schreiben.

Andere Sportarten

Wenn du dich jetzt fit und stabil fühlst und weiterhin regelmäßig Übungen für deine Körpermitte absolvierst, kannst du auch wieder in andere Trainingsformen einsteigen. Beachte dabei ein paar Regeln:

- Lege nicht sofort mit vollem Trainingspensum los, baue den Umfang und die Intensität schrittweise über mehrere Wochen auf.
- Spüre stets während und nach dem Training in deine Körpermitte, ob die Strukturen gut mithalten oder schlappmachen. Wenn du eine Überbeanspruchung spürst, reduziere die Trainingsintensität oder den -umfang.
- Besonders gut geeignet sind Sportarten, die weder Stoßbelastungen noch eine starke Bauchpresse verursachen, wie beispielsweise Schwimmen, Aquajogging, Radfahren, Crosstrainer oder Ähnliches. Auch ein ganzheitliches Muskeltraining mit Kraftaufbau und auch Dehnungs- beziehungsweise Mobilisationstraining sind unbedingt empfehlenswert.
- Wenn du unsicher bist, lasse dich am besten von qualifizierten Trainerinnen beraten.

SCHLUSSWORT

Als Mutter brauchst du mentale und körperliche Kraft, um den alltäglichen Herausforderungen zu begegnen, und körperliche Kraft ist wiederum abhängig von einer stabilen Körpermitte. Es gibt wirklich viele Mütter, die im Beckenboden-Bauch-Rücken-Bereich Beschwerden haben, doch es wird zu wenig darüber gesprochen und zu wenig Unterstützung angeboten. Es finden sich Unmengen an Fitnesskursen, die dich schlanker oder definierter machen wollen, aber einen Beckenbodenkurs musst du wie die Stecknadel im Heuhaufen suchen. Da versteckt sich doch noch die eine oder andere frauenfeindliche Nuance! Obwohl wir Frauen hier in der westlichen Hemisphäre schon recht emanzipiert leben, fehlt es uns diesbezüglich an Selbstbewusstsein und Durchsetzungsvermögen. Manche von uns schämen sich für die Symptome oder die Optik, andere wiederum finden keine Zeit oder keine Unterstützung für ihre Übungen. Das muss sich ändern!

Nachdem du dieses Buch gelesen hast, gehörst du zu den Menschen, die hier einen wesentlichen Beitrag leisten können. Lasst uns viel mehr über den weiblichen beziehungsweise mütterlichen Körper und seine Herausforderungen sprechen. Lasst uns Themen wie Inkontinenz, Gebärmuttersenkung oder Rektusdiastase enttabuisieren. Lasst uns weniger nach fremdgesteuerten Idealen und stattdessen nach stabilem Wohlgefühl streben. Und lasst uns uns gegenseitig unterstützen, sodass wir Zeit für Training, aber auch für Entspannung finden. In der Mitte liegt unsere Kraft und gemeinsam schaffen wir das viel leichter als allein.

EXPERTENSUCHE UND TIPPS

Auf der Website *www.mamaworkout.de* findest du ein Register mit Kursen und Spezialistinnen in deiner Stadt. Dort kannst du nach der Postleitzahl sortiert suchen, wer in deiner Umgebung Kurse oder Einzelcoachings beziehungsweise Einzeltherapie anbietet. Zum einen sind dort qualifizierte Kursleiterinnen für präventive Kursangebote verzeichnet, zum anderen auch Fachpersonen, die sich auf Einzelbetreuung für Rektusdiastase spezialisiert haben.

Auf der Website *www.mamaworkout-online.de* findest du außerdem Onlinekurse oder Online-Personal-Trainings von Expertinnen.

Für das Einwickeln der Körpermitte mithilfe von Bengkung Belly Binding schau bitte auf die Website *www.mamaworkout.de/bengkungbellybinding*.

Darüber hinaus findest du Expertinnen auf diesen Websites:
https://www.gloria-bonauer.de/expertinnensuche
https://www.gloria-bonauer.de/expertinnen-pessarberatung
https://www.ag-ggup.de/therapeutenliste/therapeutenliste-beckenboden/
www.rektusdiastase.info

Eine Trageberaterin für gesundheitsorientiertes Tragen in einer ergonomischen Tragehilfe findest du hier:
www.tragenetzwerk.de

Hochwertige stabilisierende Slips bekommst du hier:
www.kaiserschluepfer.de

Weiterführende Literatur

- Heller, Angela (2015): *Nach der Geburt: Wochenbett und Rückbildung*. Thieme, Stuttgart

SACHREGISTER

T

U

V

W

Z

ÜBUNGSREGISTER

M

N

P

S

ÜBER DIE AUTORIN

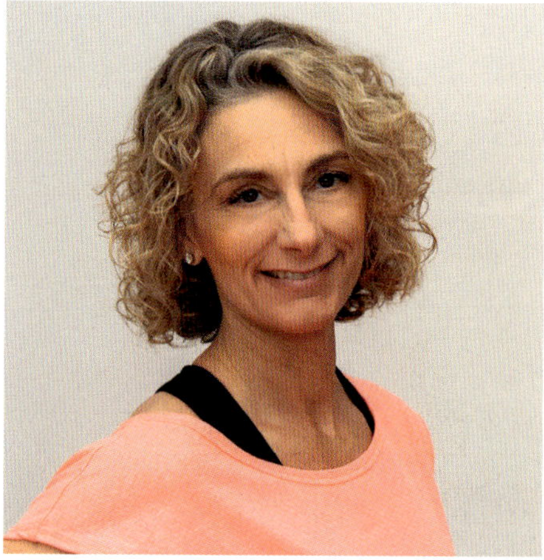

Verena Wiechers ist Diplom-Sportwissenschaftlerin, Fitness- und Gymnastiklehrerin sowie Expertin für prä- und postnatales Training. Ihr Spezialgebiet ist das Training bei Beckenboden- und Rektusdiastaseproblemen.

Verena leitet die Akademie für prä- und postnatales Training, wo sie mit ihrem Team jährlich Hunderte Hebammen, Physiotherapeutinnen und Trainerinnen ausbildet. Informationen unter *www.akademie-wiechers.de.*

An der Akademie wurde das MamaWORKOUT-Konzept entwickelt, ein Fitness- und Gesundheitskonzept speziell für Schwangere und Mütter.

Auf *www.mamaworkout.de* finden die Frauen alles, was sie für einen fitten, gesunden Lifestyle brauchen:

- kostenfreie Onlineberatung beim Expertenteam,
- Verzeichnis mit spezialisierten Kursleiterinnen und Physiotherapeutinnen in ihrer Stadt,
- Onlinekurse für zu Hause,
- Ratgeber-Bücher.

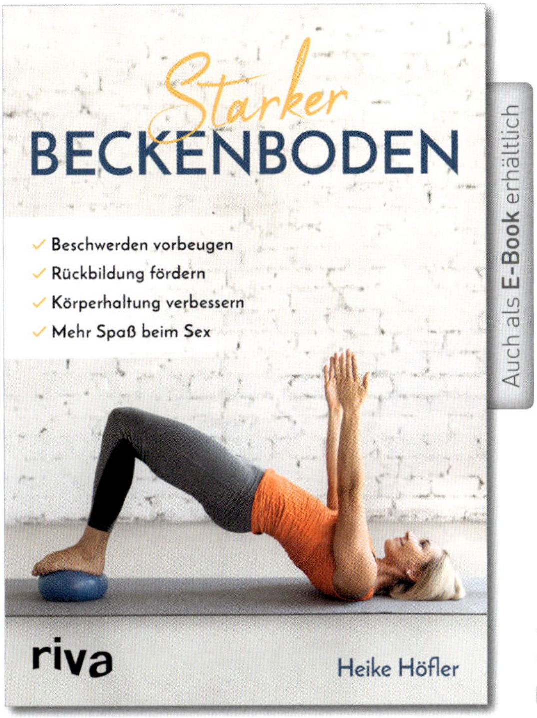

176 Seiten
15,00 € (D) | 15,50 € (A)
ISBN 978-3-7423-1705-6

Heike Höfler

Starker Beckenboden

Beschwerden vorbeugen, Rückbildung fördern, Körperhaltung verbessern, mehr Spaß am Sex

Ein starker Beckenboden kann so vieles bewirken: Er verhilft zu einer guten Körperhaltung, verbessert die Kontrolle über die Blase, sorgt für intensiveren Sex und steigert als Energiezentrum das Wohlbefinden. Dennoch wird dieser so wichtige Körperbereich häufig vernachlässigt, was zu Beschwerden wie Harnwegsinfekten und Inkontinenz führen kann. Gesundheitsexpertin Heike Höfler zeigt die besten Übungen, um die Muskulatur aufzubauen und die Körpermitte zu stärken. Die einfachen und abwechslungsreichen Übungsprogramme lassen sich ideal in den Alltag integrieren. So kann der Beckenboden gezielt trainiert, Beschwerden vorbeugt und auch Regeneration und Rückbildung nach einer gynäkologischen Operation oder einer Geburt unterstützt werden.

riva